本书受美国中华医学基金会项目（China Medical Board, Open Competition, CMB-OC项目，项目编号：155-277）、国家自然科学基金项目（项目编号：72164031）、国家自然科学基金项目（项目编号：72204128）和内蒙古自然科学基金项目（项目编号：2020BS07002）资助。

医疗联合体背景下
城市基层医疗服务质量研究

基于标准化病人法

STUDY ON THE QUALITY OF PRIMARY CARE IN URBAN
AREAS IN THE CONTEXT OF HEALTH ALLIANCE:
BASED ON STANDARDIZED PATIENT APPROACH

苏 敏◎著

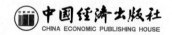

中国经济出版社
CHINA ECONOMIC PUBLISHING HOUSE

·北京·

图书在版编目（CIP）数据

医疗联合体背景下城市基层医疗服务质量研究：基于标准化病人法/苏敏著 . —北京：中国经济出版社，2022.10

ISBN 978 – 7 – 5136 – 7130 – 9

Ⅰ.①医… Ⅱ.①苏… Ⅲ.①城市 – 医疗卫生服务 – 服务质量 – 研究 – 中国 Ⅳ.①R199.2

中国版本图书馆 CIP 数据核字（2022）第 191325 号

责任编辑　李若雯
责任印制　马小宾

出版发行　中国经济出版社
印 刷 者　北京艾普海德印刷有限公司
经 销 者　各地新华书店
开　　本　710mm×1000mm　1/16
印　　张　17
字　　数　260 千字
版　　次　2022 年 10 月第 1 版
印　　次　2022 年 10 月第 1 次
定　　价　78.00 元
广告经营许可证　京西工商广字第 8179 号

中国经济出版社 网址 www.economyph.com 社址 北京市东城区安定门外大街 58 号 邮编 100011
本版图书如存在印装质量问题，请与本社销售中心联系调换（联系电话：010 – 57512564）

摘　要
ABSTRACT

基层医疗卫生机构是提供基本医疗卫生服务的主体，承担着我国居民主要常见病和多发病的诊疗任务。然而，随着医疗卫生体制改革的不断深入，基层医疗服务质量存在的问题逐步暴露出来，如基层医疗卫生人才总量不足、设备简陋、环境较差、药物滥用、诊疗水平偏低等，亟待提高的基层医疗服务质量阻碍了分级诊疗的顺利推进。

为充分发挥基层医疗卫生机构的主体作用、促进优质资源有序下沉、提高基层医疗服务质量、形成科学合理的就医秩序，国务院办公厅于2015年印发了《关于推进分级诊疗制度建设的指导意见》，并提出要构建"基层首诊、双向转诊、急慢分治、上下联动"的分级诊疗模式；于2017年印发了《关于推进医疗联合体建设和发展的指导意见》，并提出要以医疗联合体为载体，实现分级诊疗的目标。随着分级诊疗的深入，医疗联合体的实施势在必行。然而，医疗联合体能否提高基层医疗服务质量、形成科学的就医秩序，很多方面尚缺乏有力支撑，需对其实施效果进行科学评价。实践经验表明，我国目前形成了两种医疗联合体模式，即紧密型医疗联合体和松散型医疗联合体，至于哪种模式更有利于提高基层医疗服务质量，需要更多的实证证据来验证。

本研究将基层医疗卫生机构界定为城市社区卫生服务中心。研究选择陕西省A市7个城区内所有提供基本医疗卫生服务的社区卫生服务中心为研究对象（共61所），采用国际先进的医疗服务质量评价方法——标准化病人方法（standardized patient，SP），针对两种常见门诊疾病（哮喘和不稳定型心绞痛），招募从事非医疗工作的正常人作为标准化病人，经过标准化、系统化的培训后模拟两种疾病病人特有的症状和体征，在标准化病人模拟就诊过程中详细记录医务人员的诊疗过程，进而对基层医疗服务质量进行评价。经数据清洗后，本研究对 484 个标准化病人模拟数据进行分析。

本研究立足于医疗联合体改革实践，分析医疗联合体实施过程中基层医疗服务质量的变化，并比较不同医疗联合体模式对基层医疗服务质量的影响，能够为提高基层医疗服务质量、完善医疗联合体制度建设提供科学依据。目前，关于医疗联合体及其模式对基层医疗服务质量影响的相关研究尚不多见。本研究将美国学者多纳比蒂安的"结构—过程—结果"评价模型和美国国家医学院的医疗服务质量评价模型（医疗服务的有效性、安全性、及时性和"以患者为中心"理念的践行情况）相结合，从结构维度（卫生人力、医疗设备、医疗服务量、医疗收入）、过程维度（有效性、安全性、及时性）和结果维度（"以患者为中心"理念的践行情况）评估医疗联合体及其模式对基层医疗服务质量的影响。评估医疗联合体及其模式的影响效果时，首先，采用粗糙化精确匹配（coarsened exact matching, CEM）分别将参加、未参加医疗联合体的社区卫生服务中心及参加紧密型、松散型医疗联合体的社区卫生服务中心基本特征进行匹配，增强可比性；其次，运用匹配后的数据，采用差异中的差异方法（difference – in – difference）结合多元回归模型，比较医疗联合体及其模式对基层医疗服务质量的影响。

基于上述研究，本研究得出如下主要结论：

第一，基层医疗服务的结构质量方面：医疗卫生人力总量不足，结构分布不均，医疗设备配置不足。基层医疗服务的过程质量方面：①基层医疗服务的有效性水平整体较低，基层医务人员对临床诊疗规范中推荐问诊条目的依从性为 27.89%，对临床诊疗规范中推荐检查条目的依从性为 34.20%，正确诊断率和正确治疗率分别为 54.48% 和 24.17%；②基层医疗服务存在安全隐患，近 60% 的基层医务人员建议侵入性检查和不必要检查，30% 的基层医务人员开出有害或无用药物；③基层医疗服务的问诊时间有所上升，而等待时间较长，需要优化就诊流程。基层医疗服务的结果质量方面："以患者为中心"的医疗服务模式尚未形成。

第二，参加医疗联合体有利于提高基层医疗服务对临床诊疗规范的依从性和正确治疗率，特别是参加紧密型医疗联合体有利于提高基层医疗服务对临床诊疗规范的依从性和正确诊断率。

第三，参加医疗联合体及紧密型医疗联合体有利于提高基层医疗服务的安全性，然而侵入性检查、不必要检查、开出有害或无用药物的比例仍较高。

第四，参加医疗联合体及紧密型医疗联合体有利于提高基层医疗服务的及时性，延长了问诊时间，一定程度上提高了医患沟通的充分性。

第五，参加医疗联合体及紧密型医疗联合体有利于提高基层医疗服务的"以患者为中心"得分。

第六，参加医疗联合体及紧密型医疗联合体有利于提高基层医疗服务质量。

第七，相比于私立医疗机构，公立医疗机构更有利于提高基层医疗服务质量。

第八，"以患者为中心"的医疗服务模式有利于提高基层医疗服务质量。

本书的创新之处主要体现在以下五个方面：

第一，在评价模型方面：本研究首次将多纳比蒂安的"结构—过程—结果"评价模型与美国国家医学院提出的医疗服务质量评价模型相整合，结合中国基层医疗卫生机构的特性，构建了社区卫生服务中心门诊疾病的医疗服务质量评价指标体系，为相关研究选择合理的评价指标提供了借鉴。

第二，在研究思路方面：为了使研究结果更加具体、可靠，与国内已有研究追求大而全的综合评价不同，本研究在借鉴国外经验的基础上，以具体疾病为研究对象开展门诊服务质量评价；本研究除了关注医疗服务质量的结构评价和结果评价外，尤其重视过程评价。本研究在研究思路上的创新，将为其他研究转变现有思路做出贡献。

第三，在研究内容方面：首次系统、全面地评估了医疗联合体对基层医疗服务质量的影响，比较了不同模式的实施效果，为完善医疗联合体制度建设提供了科学依据。

第四，在分析方法方面：研究采用国际先进的标准化病人方法对门诊服务质量进行评价，综合运用粗糙化精确匹配方法、差异中的差异方法结合多元回归模型控制时间等混杂因素后评估医疗联合体及其模式对基层医疗服务质量的影响，增强了研究结果的准确性和可靠性。

第五，在研究结论方面：分析了基层医疗服务质量的现状及其变化，揭示了基层医疗服务质量并未明显提升；深入分析了医疗联合体对基层医疗服务质量的影响，结果显示医疗联合体有利于提高基层医疗服务质量，主要的原因在于医疗联合体可通过资源下沉、以综合性牵头三级医院的优势资源带动基层医疗卫生机构的服务能力等方式提高基层服务能力，规范诊疗行为，进而提高基层医疗服务质量；探讨了医疗联合体模式对基层医疗服务质量的影响，结果显示紧密型医疗联合体更有利于提高基层医疗服务质量，主要的原因在于该模式建立在所有权和资产整合的基础上，实行人、财、物的统一管理，医疗联合体内各级医疗卫生机构之间形成了真正的利益共同体和责任共同体；相比私立医疗机构，公立医疗机构更有利于提高基层医疗服务质量；"以患者为中心"的医疗服务模式有利于提高基层医疗服务质量。

基于主要研究结论，本书针对基层医疗服务的安全性、有效性、及时性情况及"以患者为中心"理念的践行情况提出了改善基层医疗服务质量的政策建议，建议构建紧密型的医疗联合体，强化医疗联合体内的产权整合，完善体制机制，加强行业监管，完善人力资源共享机制；推进公立医疗机构和私立医疗机构之间的合作，完善医疗卫生服务供给网络。

总而言之，紧密型医疗联合体有利于提高基层医疗服务质量。然而，目前医疗联合体建设还存在诸多问题，基层医疗服务质量较低。因此，我们必须积极应对上述问题，实现分级诊疗和医疗联合体的高质量发展，助力共同富裕进程。

关键词：基层医疗服务质量；医疗联合体；紧密型医疗联合体；松散型医疗联合体；标准化病人；粗糙化精确匹配；差异中的差异

研究类型：应用研究

Abstract

The primary healthcare facilities are the principal units to provide the health-care service and they undertake the task for treating the common and regular diseases of the residents in China. However, with the development of health system reform, problems on the quality of the primary care have been exposed, such as the insufficient of health resources, the poor equipment and environment, drug abuse, and low level of diagnosis and treatment, which hinder the process of the hierarchical health system.

In 2015, General Office of the State Council promulgated the "Guiding Opinions on promoting the construction of the hierarchical health system", which is aimed to conduct the first contact care at community health services, establish a two – way referral system, achieve the separate diagnosis and treatment of the acute and chronic diseases, and realize the interaction between superior health institutions and subordinate health institutions. In 2017, General Office of the State Council promulgated the "Guiding Opinions on the Construction and Development of Health Alliance", which is aimed to give full play to its dominant role, promote the sinking of health resources, and improve the quality of the primary care. Health Alliance is an association led by tertiary hospitals and composed of primary and secondary hospitals within a particular administrative region. It is an effective carrier of the tiered diagnosis and treatment model. With the development of the tiered diagnosis and treatment, the implementation of Health Alliance is imperative. However, the fundamental question is whether Health Alliance has led to actual improvement in the quality of the primary care and in the formation of scientific and reasonable health service order. This study aimed to assess whether Health Alliance improved the quality of the primary care, and compared the impact of tight Health Alliances and loose Health Alliances on the quality of the primary care in urban China. It is significant to provide a scientific theoretical basis for the improvement of the primary care, and the perfection of Health Alliance. In general, Health Alliance operates under two main models in urban China: tight Health Alliances (THA), and loose Health Alliances (LHA). There is currently little objective evidence on the impact of Health Alliance and its model.

In this study, the primary care facility was defined as community health centers (CHCs) in urban areas. We selected all CHCs that provide the primary care in 7 urban districts of City A in Shannxi as our samples. Standardized patients (SPs), recruited from local community and trained to portray an actual patient's historical and physical features in a standardized way in real settings, presenting fixed cases (unstable angina and asthma) were employed to assess the quality of the primary care in CHCs. After data cleaning, 484 interactions from 61 CHCs between the primary care physicians and SPs were adopted for empirical analysis.

Donabedian model and the model from National Academy of Medicine (NAM) were employed to evaluate the impact of Health Alliance and its model on the quality of the primary care from the aspects of structure, process and outcome. Coarsened exact matching method (CEM) was employed to match the CHCs that implemented Health Alliance with the unimplemented CHCs, and match the CHCs implemented tight Health Alliance with loose Health Alliance, respectively. The matched data were used to analyze the impact of Health Alliance and its model. Difference – in – difference and multiple regression models were used to evaluate the impact of Health Alliance and its model on the quality of the primary care.

Based on the above research, the following major conclusions were drawn:

Firstly, structure quality: The health human resources were insufficient, and the distribution of human resources were uneven. The health equipment was also insufficient. Process quality: 1) Overall, the effectiveness of the primary care was poor. The adherence to the recommended questions and exams in clinical checklist was 27.89% and 34.20%, respectively. The correct diagnosis and correct treatment were 54.48% and 24.17%, respectively. 2) There were several security threats in the primary care. The percentage of interactions that provide invasive examinations, unnecessary examinations, and harmful medications were 60%, 60%, and 30%, respectively. 3) The consulting time between the primary care physicians and SPs increased. However, the waiting time was still high. Therefore, the optimization of treatment processes is needed. Outcome quality: patient – centered model has not been formed yet.

Secondly, Health Alliance were more likely to improve the adherence to clinical checklist and correct treatment; tight Health Alliance were more likely to improve the adherence to clinical checklist and correct diagnosis.

Thirdly, Health Alliance and tight Health Alliance were more likely to improve the safety of the primary care. However, the percentages of interactions provide invasive examinations, unnecessary examinations, and harmful medications were still high in general.

Fourthly, Health Alliance and tight Health Alliance were more likely to improve the timeliness and improve the sufficiency of communication between patients and physicians.

Fifth, Health Alliance and tight Health Alliance were more likely to improve the patient – centeredness of the primary care.

Sixth, Health Alliance and tight Health Alliance were more likely to improve the quality of the primary care.

Seventh, there is significant quality inequality in different primary care models. Public CHCs might have higher quality.

Finally, our findings showed the patient – centered communication model in the primary care settings has positive associations with the quality of the primary care.

The innovation of the study is mainly reflected on the following five aspects：

Firstly，in terms of evaluation model：the Donabedian model was firstly integrated with model proposed by the National Academy of Medicine. Using the newly established evaluation model and combining with the characteristics of China's primary health facilities，the evaluation index system of the quality of the outpatient care in community health centers was constructed. It provides reference for relevant research to choose reasonable evaluation index.

Secondly，in terms of research ideas：unlike the existing domestic studies in pursuit of comprehensive evaluation，this study takes specific diseases as the research object to carry out the quality evaluation of the outpatient care on the basis of learning from foreign experience，in order to make the research results more specific and reliable. In addition to the structural evaluation and outcome evaluation，this study pays special attention to the process evaluation，which will contribute to the transformation of research ideas in other studies.

Thirdly，in terms of research content：it is the first time to systematically and comprehensively evaluate the impact of the Health Alliance on the quality of the primary care，and compare the implementation effects of different modes (tight Health Alliances，and loose Health Alliances)，which will provide a scientific basis for improving the construction of Health Alliance system.

Fourthly，in terms of analysis methods：the study adopts the international advanced standardized patient method to evaluate the quality of the outpatient service，and comprehensively uses the coarsened exact matching method, the Difference – in – difference method combined with multiple regression model to control the confounding factors，which enhance the accuracy and reliability of research results.

Finally，in terms of research conclusions：this study analyses the status and changes of the primary medical services' quality，revealing that the quality of the primary care has not improved significantly. After depth analysis of the impact of Health Alliance on the quality of the primary care，the results show that the Health Alliance is conducive to improving the quality of the primary care. Combined with qualitative interview results, the main reason is that the Health Alliance sinks through resources, taking the lead in comprehensive hospital's superior resources drive the service capabilities of primary medical institutions to improve grassroots service capabilities, standardize diagnosis and treatment behavior, and improve the quality of the primary care services. The impact of the tight Health Alliance on the quality of the primary care is discussed. The results show that the tight Health Alliance is more conducive to improving the quality of the primary care. The main reason is that the model unified management of materials and the formation of a real community of interests and a community of responsibility between medical institutions at all levels within the organization based on the integration of ownership and assets, and implements human and financial resources. This study puts forward that policy recommendations for improving the quality of the primary care and improving the construction of tight Health Alliance. There is significant quality inequality in different primary care models. Public CHCs might have higher quality. The patient – centered communication model in the primary care settings has positive associations with the quality of the primary care.

We put forward the following suggestions according to the findings of this paper:

Firstly, we put forward the suggestions from the four aspects (effectiveness, security, timeliness, and patient – centered care) to improve the quality of the primary care; Secondly, it is suggested to build the tight Health Alliance, strengthen the integration of property rights within the Health Alliance, improve the service system and mechanism, strengthen supervision and management, and improve the health human resources sharing mechanism; Finally, we should promote the public – private cooperation and improve the health service supply network.

In a word, the tight Health Alliance is conducive to improving the quality of the primary care. However, there are still many problems in the current construction of the Health Alliance, and the quality of the primary care is pretty low. Therefore, we must actively deal with the above problems to achieve the high –

quality development of hierarchical health system and the tight Health Alliance, and contribute to achieving prosperity for all.

KEY WORDS：The quality of primary care；Health alliance；Tight Health Alliances；Loose Health Alliances；Standardized patients；Coarsened exact matching；Difference in difference

TYPE OF RESEARCH：Applied Research

目　录

CONTENTS

第 1 章 导 论

1.1 研究背景

1.1.1 现实背景

2009 年 3 月,《中共中央 国务院关于深化医药卫生体制改革的意见》出台, 提出我国深化医药卫生体制改革的总目标, 即到 2020 年建立健全覆盖城乡居民的基本医疗卫生制度, 为广大人民群众提供安全、有效、方便、价廉的医疗卫生服务。我国医改前期将主要任务聚焦在如何缓解"看病难、看病贵"的问题上, 更多地关注了"方便、价廉"的总目标。然而, 如何保证"把病看好", 实现"安全、有效"的总目标, 同样值得重视, 这就要求我们更多地关注医疗服务质量。2016 年, 中共中央、国务院印发了《"健康中国 2030"规划纲要》, 并提出要提升医疗服务水平和医疗服务质量, 建立与国际接轨、体现中国特色的医疗服务质量管理与控制体系, 建设医疗服务质量管理与控制信息化平台, 全面实施临床路径管理, 规范诊疗行为, 优化诊疗流程, 增强患者就医获得感, 基本实现检查、检验结果互认, 加强人文关怀, 构建和谐医患关系, 这对新时期医疗服务质量提出了更高的要求。

2020 年 10 月,《中共中央关于制定国民经济和社会发展第十四个五年规划和二〇三五年远景目标的建议》指出把保障人民健康放在优先发展的战略位置, 为人民提供全方位全周期的健康服务, 强化基层医疗卫生服务体系, 实现更高水平的全民健康。基层医疗卫生机构是提供基本医疗服务

1

的主体，承担着我国居民主要常见病和多发病的诊治任务。2020 年我国卫生健康事业发展统计公报显示，截至 2020 年末，全国医疗卫生机构总数达 1022922 个，其中基层医疗卫生机构达 970036 个（94.83%）。社区卫生服务中心（站）和乡镇卫生院的门诊总诊疗人次达 18.50 亿，占年总诊疗人次的 23.90%，所占比重比上年提高 0.60 个百分点。鉴于基层医疗卫生机构在整个医疗卫生服务体系中的重要作用，在基层医疗卫生机构中开展医疗服务质量评价、提高基层医疗服务质量，对于提高我国居民整体健康水平、实现医改总目标、助力共同富裕具有重要意义。为充分发挥基层医疗卫生机构的主体作用、促进优质医疗卫生资源有序下沉、改善基层医疗服务质量、形成科学合理的就医秩序，国务院办公厅于 2015 年 9 月印发了《关于推进分级诊疗制度建设的指导意见》（以下简称《意见》）。《意见》提出建设分级诊疗制度的总目标，即到 2017 年，分级诊疗政策体系逐步完善，医疗卫生机构分工协作机制基本形成，优质医疗卫生资源有序有效下沉，基层医疗卫生人才队伍建设得到加强，医疗卫生资源利用效率和整体效益进一步提高，基层医疗卫生机构诊疗量占总诊疗量比例明显提升，就医秩序更加合理规范；到 2020 年，分级诊疗服务能力全面提升，保障机制逐步健全，基层首诊、双向转诊、急慢分治、上下联动的分级诊疗模式逐步形成，基本建立符合国情的分级诊疗制度。《意见》明确提出以"强基层、保基本、建机制"为重点完善分级诊疗服务体系。因此，加强基层医疗卫生服务体系建设、提高基层医疗服务质量，成为推进分级诊疗制度建设的重中之重。世界卫生组织（World Health Organization，WHO）认为，居民 80% 的健康问题可以在基层医疗卫生机构得到解决，因此，基层医疗卫生机构应该充分发挥其健康"守门人"的作用。然而，随着医疗卫生体制改革的不断深入，基层医疗服务质量存在的问题逐步暴露出来，具体表现如下：医疗卫生人才总量不足，结构分布不合理，医疗设备简陋，就诊环境较差，药物滥用，药品费用占医疗总费用的比重过大，抗生素使用不合理的现象较为普遍，大输液、大检查、大处方现象时有发生，诊疗水平有待进一步提高，患者信任度较低，不愿意选择基层医疗卫生机构进行首诊，尚未形成"以患者为中心"的医疗服务模式，公立基层医疗卫生机构和私立基层医疗卫生机构的医疗服务质量差异较大，等等。目前，大量优势医疗卫生资源，包括卫生人力资源、医疗设备等均集中于大医院，而基层医疗卫生机构资源短缺，医疗服务能力萎缩，患者信任度下降，患者严重流失，最终造成整个医疗卫生系统的质量、公平性、可及性和服务效率低下。医疗卫生资源的结构矛盾导致医疗卫生系统功能不良，药品、医疗保险、人力资源等功能领域精细化管理缺位加重功能障碍。因此，亟待提高的基层医疗服务质量严重阻碍了"基层首诊、双向转诊、急慢分治、上下联动"分级诊疗模式的顺利推进。

为顺利推进分级诊疗制度建设，国务院办公厅于 2017 年 4 月出台了《关于推进医疗联合体建设和发展的指导意见》。该意见提出建立多种形式的医疗联合体是推动分级诊疗制度的有效载体，并提出了医疗联合体制度建设的总目标，即到 2017 年，基本搭建医疗联合体制度框架，全面启动多种形式的医疗联合体建设试点，引导医疗联合体内部初步形成较为科学合理的分工协作机制和较为顺畅的双向转诊机制；到 2020 年，全面推进医疗联合体建设，形成较为完善的医疗联合体政策体系，不同级别、不同类别的医疗卫生机构之间建立目标明确、权责清晰、公平有效的分工协作机制，建立责权一致的引导机制，使医疗联合体成为服务、责任、利益、管理共同体，区域内医疗卫生资源有效共享，基层医疗服务能力进一步提升，有力推动形成"基层首诊、双向转诊、急慢分治、上下联动"的分级诊疗模式。该意见进一步强调提升基层医疗服务能力，逐步形成多种形式的医疗联合体组织模式：①在城市地区主要组建医疗集团，在医疗联合体内以人才共享、技术支持、检查互认、处方流动、服务衔接等为纽带进行合作；②在县域主要组建医疗共同体，重点探索以县级医院为龙头、乡镇卫生院为枢纽、村卫生室为基础的县乡一体化管理，与乡村一体化管理有效衔接；③跨区域组建专科联盟，充分发挥国家医学中心、国家临床医学研究中心及其协同网络的作用，以专科协作为纽带，组建区域间若干特色专科联盟，形成补位发展模式，重点提升重大疾病救治能力；④在边远贫困地区发展远程协作网，大力发展面向基层、边远和欠发达地区的远程医疗协作网，鼓励公立医院向基层医疗卫生机构提供远程医疗、远程教学、远程培训等服务，利用信息化手段促进医疗卫生资源纵向流动，提高优质医疗卫生资源可及性和医疗服务整体效率。此外，还需要进一步完善医疗联合体内各成员单位的分工与协作机制，具体包括：①完善协作机制与组织管理模式；②厘清并落实医疗卫生机构的功能定位；③扎实推进家庭医生签约服务制度；④为患者提供连续性诊疗服务。为了推动分级诊疗制度，我国大部分省份以医疗联合体为载体，通过实施医疗联合体制度来实现分级诊疗的目标。2013年1月全国卫生工作会上，卫生部首次明确鼓励实施医疗联合体制度以来，全国各地积极响应，北京、上海、江苏、河南、陕西等地区先后建立了不同模式的医疗联合体（比较典型的是紧密型医疗联合体和松散型医疗联合体）。医疗联合体是促进医疗卫生资源优化配置、推进基本医疗卫生服务均等化的重要举措，对于促进医疗卫生事业长远发展、实现全民健康和共同富裕具有重要意义。

医疗联合体的实质在于将医疗卫生资源有效整合，构建整合型医疗卫生服务体系。所谓"整合型医疗卫生服务体系"，是指在组织结构上，倡导建立医疗卫生资源的纵向整合和分工协作机制；在功能上，强调以健康需求为导向，全面整合医疗、预防、保健、康复、健康教育和健康促进等服务；在信息上，整合居民在不同层级和不同机构的健康服务信息，为其提供系统、连续、全方位的医疗卫生服务。整合型医疗卫生服务体系的核心是要实现医疗卫生服务体系、医疗卫生服务模式的整合，促进宏观政府部门和微观政府部门之间的分工协作，实现宏观和微观医疗卫生服务内容的连续性与协同性。从宏观到微观，整合型医疗卫生服务体系可以分为部门整合、资源整合和服务整合三部分。首先是部门整合，是指医疗卫生服务体系和医疗卫生服务筹资体系的整合，进一步将医疗卫生资金拨付、服务管制和服务提供在各个部门之间有效衔接，并实现制度化。其次是资源整合，是指通过合理的制度安排和高效的运作制度，重新配置医疗卫生资源，以求达到"1 + 1 > 2"的整合效果。我国正在推进的分级诊疗制度、医疗联合体制度、家庭医生签约服务制度等都是医疗卫生服务体系和医疗卫生资源整合在中国的具体化表现。纵观我国医疗卫生资源整合，大体经历了四个阶段，分别为萌芽阶段、兴起阶段、快速发展阶段和发展的新阶段。具体如下：

一是医疗卫生资源整合的萌芽阶段（20世纪80年代）。20世纪80年代，我国正在经历着由计划经济向市场经济的重大转变。政府鼓励多渠道、多元化办医，以满足广大人民群众日益增长的医疗卫生服务需求和健康管理需求。然而，由于医疗卫生资源整合处于萌芽阶段，管理机制和运行机制尚不健全，再加上医疗卫生资源分配不均，患者不断涌入大医院，中小医院无人问津，大量医疗卫生资源被浪费。

二是医疗卫生资源整合的兴起阶段（20 世纪 90 年代）。从国际环境来看，20 世纪 90 年代全球各个行业逐渐出现了集团化的现象。在医疗卫生领域，西方的医疗卫生资源整合也在如火如荼地进行着，积累了大量成功的经验。从国内环境来看，随着市场经济的不断发展，社会资本、民营资本逐渐进入医疗卫生领域，使得国内医疗卫生市场的竞争日益激烈。由于公立医院财政投入不足，资金短缺，为了获得更多的市场份额，在市场竞争中保持优势，公立医院展开了新一轮的医疗卫生资源整合。国内医疗卫生事业发展较好的地区如北京、上海、江苏等地区，通过合并、托管、共建等方式，建立了不同形式的医疗集团。此时的医疗集团大多在医疗技术、医疗设备、人员培训等方面开展合作。深圳市率先在全国范围内进行"基层医疗集团"改革探索，以罗湖区为试点，组建医疗集团。该医疗集团整合区属 5 家医院和 23 家社区健康服务中心，成立深圳罗湖公立医院集团。医疗集团按照人员编制一体化、运作管理一体化、医疗服务一体化的原则，构建紧密型医疗联合体。罗湖医疗集团的院长为一级法人代表，不设二级法人代表，集团医院内实现人、财、物、事由医疗集团统一调配，形成唯一法人代表的紧密型公立医院组织形式。医疗集团以区属医院为龙头，社区健康服务中心为重点，区域内其他三级医院处理危急重症和疑难复杂疾病，实现区域内各级各类医疗机构紧密结合。尽管如此，医疗集团的发展仍处于起步阶段，其产权关系、管理体制、运行机制等方面仍然存在较多问题。

三是医疗卫生资源整合的快速发展阶段（21 世纪初至 2012 年）。2000年 2 月，国务院体改办、国家计委、国家经贸委、财政部、劳动保障部、卫生部、药品监管局、中医药局联合发布《关于城镇医疗卫生体制改革的指导意见》，并提出要加强医疗卫生资源配置宏观管理，采取多种措施调整和控制医疗卫生资源的存量与增量，鼓励各类医疗卫生机构进行合作、合并，共建医疗服务集团。在此阶段，发达地区如北京、上海、浙江、江苏等地涌现出大量的医疗集团。在国家政策的鼓励下，大量社会资本不断涌入医疗卫生市场，出现了不同模式或不同所有制形式的医疗集团。2000—2010年，全国共成立了50家医疗集团，其中39家医疗集团是以技术、人员培训等非资产要素为主的合作，有11家涉及资产整合。其整合的主要形式是三级医院带动二级医院或三级医院之间的强强联合，其中仅有12家医疗集团中包含基层医疗卫生机构（社区卫生服务中心）。医疗卫生资源整合进入了快速发展阶段，但也存在较多问题，例如盲目追求规模效应、医疗集团内各个成员机构之间的权责不清、组织结构松散、管理机制和运行机制不健全、合作尚未得到真正落实等。

四是医疗卫生资源整合发展的新阶段（2013年至今）。2013年，卫生部部长陈竺在全国卫生工作会议上提出要逐步实现防治结合、急慢分治、上下联动、基层首诊、双向转诊的医疗服务模式，增强医疗卫生服务的连续性和协调性。此后，我国众多医药卫生体制改革文件提出了分级诊疗及医疗联合体的总目标、实施路径和保障机制等，其重中之重为推进医疗卫生资源整合与共享，提升基层医疗服务质量。

随着分级诊疗的不断深入，医疗联合体的实施势在必行。截至2016年底，全国共有205个地级以上城市开展医疗联合体试点，逐步形成多种有效的医疗联合体模式，试点工作成效初显。然而，医疗联合体在运行过程中能否提高基层医疗服务质量进而引导优质医疗卫生资源下沉、形成科学合理的就医秩序尚缺乏有力支撑，需要对其实施效果进行科学的评价。另外，我国在医疗联合体建设实践中已开展了多种形式的探索，出现的概念有"紧密型医疗联合体""医疗集团""医共体""松散型医疗联合体"等，主要表现为建立各级医疗卫生机构的医疗协作体，或专科联盟；比较紧密的医疗联合体主要是通过医疗联合体内人员、编制、资产统一管理，医疗联合体内各级医疗卫生机构之间形成真正的利益共同体、责任共同体和服务共同体；比较松散的医疗联合体主要是通过技术输出和上下转诊实现各级医疗卫生机构之间的分工与协作。然而，哪种模式的医疗联合体更有利于提高基层医疗服务质量还需要更多的研究证据。

1.1.2　理论背景

医疗联合体的理念主要来源于连续型医疗卫生服务体系和医疗卫生资源的整合。连续型医疗卫生服务体系和医疗卫生资源整合是指不同医疗卫生机构为患者提供符合其需求的协调、不被中断的服务过程，从纵向医疗卫生服务机构的角度强调不同医疗卫生服务提供者之间整合、沟通和分享信息。因此，构建医疗联合体是实现区域内医疗卫生资源整合的一种方式。Kodner 和 Spreeuwenberg 等将医疗卫生资源整合定义为：不同层级、不同类型医疗卫生机构之间形成的连接、协作与合作关系。其中，连接主要是指不同医疗卫生机构之间的转诊，协作包括信息共享等，合作是指紧密型医疗联合体。大多数发达国家由于发达的全科医学、合理的分级医疗卫生服务体系及顺畅的社区首诊制度和双向转诊制度等均建立了较为完备的医疗联合体模式，如美国于 20 世纪 90 年代开始整合医疗卫生服务体系，组建了 400 多个医疗联合体；英国的基本护理机构、地区医疗卫生服务机构和中央医疗服务机构构成了国家医疗卫生体系的基本单位即医疗联合体。

医疗联合体的实质在于医疗卫生资源整合。国内外学者从不同角度界定了医疗卫生资源整合模式。从医疗卫生资源整合的方向可分为纵向整合和横向整合。纵向整合是指不同层级、不同类型的医疗卫生机构之间的整合，大医院与区域医院、基层医疗卫生机构实现资源共享，重点在于各种服务功能的相互配合与补充，从纵向为患者提供连续性的医疗卫生服务，以便更好地满足广大人民群众的医疗卫生服务需求和健康管理需求；横向整合是指同类医疗卫生机构之间的整合，侧重点在于通过协作方式实现规模经济和共享经济，促使同类医疗卫生机构之间加强联合或兼并，从而在更大的平台和规模上释放价值。Federico 等将整合分为两种模式：G 型和 P 型。G 型（Geography）是指以地域为基础的整合。P 型（Product）是指以服务产品为基础的整合，即根据特殊人群或特殊疾病整合不同的医疗卫生机构。

国内学者在既有制度的基础上，结合医疗卫生资源整合的概念，提出了中国本土化的"医疗联合体"概念，并从不同理论视角阐述了医疗联合体的内涵和外延，主要包括系统理论、协同理论和帕累托最优理论。一是系统理论。系统理论是由奥地利学者贝塔朗菲于 20 世纪 40 年代创立的，他将系统定义为"处于一定关系中，并与环境发生关系的各要素的集合"。我国学者钱学森指出，"系统是指由相互依赖、相互区别的要素组合而成，为实现共同目的的有机联合体"。系统论侧重研究系统的整体性、集合性和层次性等。根据系统理论思想，我国的三级医疗卫生服务体系是一个典型的系统，包括若干个组成部分，如三级医院、二级医院和基层医疗卫生机构。只有不同层级的医疗卫生机构形成一个有机的整体，相互依赖、相互作用，实现功能互补，才能最大限度地满足广大人民群众的医疗卫生服务需求和健康需求。医疗联合体则是在系统理论的指导下，努力实现医疗卫生资源的优化配置，优化就医格局，形成合理有效的就医秩序。二是协同理论。协同理论是由德国物理学家哈肯于 20 世纪 70 年代创立的，他将协同定义为"各子系统围绕总体目标相互作用、相互配合，从而促进整体系统的良性发展"。根据协同理论思想，我国三级医疗卫生服务体系只有通过协同合理化才能实现服务效能最大化。医疗联合体则是在协同理论的指导下，划分不同层级医疗卫生机构的功能定位、发展方向及服务的目标群体，各司其职，协同发展，才能充分发挥出整体的服务优势。三是帕累托最优理论。帕累托最优，又称帕累托效率，是资源分配的一种最完美状态，是使公平和效率达到最优的状态，其定义为：如果想让某个人变得更好，就只能让其他人的状况变得更差。医疗联合体则是医疗卫生资源重新分配的一种方式，目的在于通过提高基层医疗卫生资源的利用率、提高基层医疗卫生服务质量和服务水平，增加基层医疗卫生机构的吸引力，解决大医院"人满为患"的现象，进而解决"看病难、看病贵"的问题。

1997 年，第三十届世界卫生大会通过的决议明确指出，到 2000 年，人人享有卫生保健。"人人享有卫生保健"不是一个单一的、有限的目标，它是一个使广大人民群众健康逐步改善的过程，是一个开放性的、永恒性的目标。要实现这一目标，人人都应该享受初级医疗卫生保健，初级医疗卫生保健是实现"人人享有卫生保健"的关键和基本途径。在我国，基层医疗卫生机构承担着初级医疗卫生保健的任务。若基层医疗服务能力和服务质量无力承担基层常见病、多发病的诊疗任务和大医院分流的双重压力，那么整个医疗卫生服务体系的根基就会不稳定，分级诊疗"基层首诊、双向转诊"的目标也难以实现。因此，建立和发展医疗联合体的核心在于提高基层医疗卫生服务能力和服务质量，只有提高了基层医疗卫生服务能力和服务质量，才能实现真正的分级诊疗，才能从根本上解决"看病难、看病贵"的问题，进而实现医改总目标。

1.1.3　问题的提出

随着医药卫生体制改革的不断深入，以"强基层"作为分级诊疗服务体系和医疗联合体建设的切入点在政界和学界均已形成共识。为此，从2009年新一轮医药卫生体制改革启动开始，国家投入大量财政资金用于基层医疗卫生服务体系建设，以此解决我国长期存在的广大人民群众"看病难、看病贵"问题。2009—2015年，政府在投资建设基层医疗卫生机构和购置、维修改造重大医疗设备方面的财政投入高达1300亿元，化解了基层医疗卫生机构数百亿元的债务，每年用于增加医务人员的绩效工资补助达到数十亿元。在国家财政的大力支持下，基层医疗卫生机构的数量快速增长，由2008年的85.80万个大幅上涨至2015年的92.08万个。2011年后，随着国家基层医疗卫生机构布点的基本完成，政策效应有所削减，上涨势头趋缓。伴随着基层医疗卫生机构的增速放缓，大医院吸引了更多的社会资源，产生了"虹吸效应"。可见，新一轮医药卫生体制改革尝试通过加大对基层医疗卫生投入力度而改变医疗卫生领域存在的"倒金字塔"现象尚未达到预期效果，仍存在较多问题，具体表现在以下几个方面：

首先，尚未实现患者的分流与下沉。大医院依旧处于医疗卫生市场金字塔尖的垄断地位，医疗卫生市场结构"头重脚轻"的痼疾犹存，基层医疗卫生机构对大医院筛查、分流、缓冲的功能尚未完全实现。2009—2015年，基层医疗卫生机构的平均诊疗人次由0.34万人增长至0.47万人，医院的平均诊疗人次由9.04万人增长至11.18万人。通过基层医疗卫生机构与医院平均诊疗人次的对比可以看出，医院与基层医疗卫生机构平均诊疗人次之比有所下降，由2009年的27倍下降至2015年的24倍，但从2013年开始该数字的下降幅度有所放缓，在一定程度上说明新医改对基层医疗服务能力建设只起到了短期的作用，没有从根本上改变患者的就医选择，尚未实现患者分流与下沉。

其次，医疗卫生资源，特别是医疗卫生人才呈现"倒金字塔"形。由于医疗卫生服务属于劳动密集型工作，各级医疗卫生机构的卫生人员数量直接决定了医疗卫生服务供给量的大小，医疗卫生人才队伍的专业素质也直接影响了医疗卫生服务的供给质量。大医院在人才培养、科研立项、职称评定、工资收入等方面具有明显的优势，导致医疗卫生人才向大医院过度集中。基层医疗卫生人才的匮乏一直是困扰我国医疗卫生事业发展的难题，尽管多年来政府出台了诸多"强基层"政策，但是基层医疗卫生人才发展现状仍然无法满足广大人民群众日益增长的医疗卫生服务需求和健康管理需求。因此，如何通过分级诊疗制度和医疗联合体制度，利用大医院的优势培养基层医疗卫生人才、提高基层医疗卫生人才的医疗服务质量和服务能力、加强基层人才队伍建设至关重要。国务院办公厅印发的《关于推进分级诊疗制度建设的指导意见》和《关于推进医疗联合体建设和发展的指导意见》提出，从不同角度加强基层医疗卫生机构服务能力建设，优化基层医疗卫生机构人才队伍建设，提高基层医疗服务质量，进而实现"基层首诊、双向转诊、急慢分治、上下联动"的分级诊疗模式，如建立基层签约服务制度，探索提供差异性服务、分类签约、有偿签约等多种签约服务形式，满足居民多层次医疗卫生服务需求；加强基层医疗卫生人才队伍建设，通过基层在岗医师转岗培训、全科医生定向培养、提升基层在岗医师学历层次等方式，多渠道培养全科医生，逐步向全科医生规范化培养过渡，实现城乡每万名居民有 2~3 名合格的全科医生；大力提高基层医疗卫生服务能力，通过政府举办或购买服务等方式，科学布局基层医疗卫生机构，合理划分服务区域，加强标准化建设，实现城乡居民全覆盖；推进医保支付制度改革，强化医保基金收支预算，建立以按病种付费为主，按人头付费、按服务单元付费为辅等复合型付费方式，探索基层医疗卫生机构慢性病患者按人头打包付费。基于此，本研究尝试分析医疗联合体对基层医疗服务质量的影响，并比较不同医疗联合体模式（紧密型医疗联合体和松散型医疗联合体）对基层医疗服务质量的影响；此外，分析影响基层医疗服务质量的因素（例如，分析基层医疗卫生机构的性质——公立和私立，及"以患者为中心"的医疗服务模式对基层医疗服务质量的影响）；在此基础上探讨基层医疗服务质量、医疗联合体建设中存在的问题并分析其原因，为提高我国基层医疗服务质量、加强分级诊疗及医疗联合体制度建设提供政策建议。结合我国医药卫生体制改革和"看病难、看病贵"的现实背景，要对医疗联合体及其模式对基层医疗服务质量的影响进行深入的研究，就必须回答以下问题：

(1) 医疗联合体实施的现状如何？

(2) 基层医疗服务质量的现状及其变化如何？

(3) 医疗联合体是否及如何影响基层医疗服务质量？

(4) 紧密型医疗联合体和松散型医疗联合体两种模式中哪种模式更有利于提高基层医疗服务质量？

(5) 还有哪些因素会影响基层医疗服务质量？本研究重点探讨了基层医疗卫生机构的性质（公立社区卫生服务中心和私立社区卫生服务中心）对基层医疗服务质量的影响，以及"以患者为中心"的医疗服务模式对基层医疗服务质量的影响。

1.2　核心概念界定

对研究中涉及的核心概念进行框定和辨析，能够更加聚焦和把握研究的核心问题，本研究选定基层医疗卫生机构、医疗服务质量、分级诊疗和医疗联合体四个核心概念进行辨析。

1.2.1　基层医疗卫生机构

基层医疗卫生机构是指最小行政区划级别的医疗卫生机构。在我国，城市基层医疗卫生机构主要指社区卫生服务中心，农村的基层医疗卫生机构为村卫生室和乡镇卫生院。基层医疗卫生机构是提供基本医疗服务的主体，承担着我国居民主要常见病和多发病的诊治任务。本研究将城市基层医疗卫生机构界定为城市的社区卫生服务中心。

1.2.2　医疗服务质量

质量（quality）一词来自拉丁文，意思是本性。人类对质量的认识由来已久，伴随着工业革命和商品经济的发展，质量在人们的社会生活中有着越来越重要的地位。对质量的定义首先来源于对产品质量的定义。著名质量管理大师朱兰认为，质量是适用性与贴切性，也就是做出符合需求、适合顾客观点的产品。从经济学角度看，质量不通过数量来衡量，而是意味着消费者对某些有关的商品和服务形成的实际感知。国内外学者对质量的定义较多，而国际标准化组织（ISO）对质量进行了明确的定义：质量是一组固有特性满足要求的程度。总之，无论对质量的何种定义，满足顾客的要求和期望是质量的核心内容。

学术界关于医疗服务质量的定义不尽相同，目前存在四种得到广泛认同的概念。美国技术评估中心（Office of Technology Assessment，OTA）认为，医疗服务质量是"利用专业知识和临床技术，在提供医疗服务过程中增加患者期望结果、减少非期望结果的程度"。美国国家医学院（Institution of Medicine，IOM）认为，医疗服务质量是"通过与当前医学专业知识相一致的医疗服务提高患者所期望的健康结果可能性的程度"。美国兰德研究院（RAND）认为，高质量的医疗服务应该由两部分组成：一是提供的医疗服务在技术上要符合诊疗规范；二是所有患者都要得到很好的对待并参与到整个诊疗过程中。1988 年，美国学者多纳比蒂安（Donabedian）为定义医疗服务质量做出了开创性的贡献，他认为医疗服务质量应该体现在结构、过程和结果三个方面，基于此提出了医疗服务质量评价的"结构—过程—结果"（Structure – Process – Outcome）三维度评价模式。经过30 多年的发展和检验，多纳比蒂安的医疗服务质量评价模式得到学者的广泛认同。尽管不同学者对医疗服务质量概念的表述不同，但就其关键理念达成了共识，即医疗服务质量是医疗服务在恢复患者身心健康和实现患者满意方面所能达到的程度。

随着医疗卫生事业不断发展，人民群众对健康高度重视，医疗服务质量的内涵更全面、更丰富。目前具有代表性的是美国学者多纳比蒂安提出的"医疗服务质量三要素"，即技术要素、人际关系要素和环境要素。其中，技术要素是核心要素，是满足患者就诊目的的首要保障。国家卫生计生委于 2009 年将医疗服务质量的技术要素定义为：医疗卫生服务机构及医务人员对疾病做出判断、消除疾病或缓解病情、减轻痛苦、恢复健康、延长生命而做出的诊断和治疗，即诊断是否及时、正确，治疗是否有效、彻底和安全，医疗服务是否存在缺陷而给患者带来不必要的痛苦和负担。医疗服务的人际关系要素强调的是在医疗服务提供过程中患者的感知状态或需求的满足程度，取决于患者的主观感受，大多采用患者满意度、患者的感知等指标进行评价。环境要素是医疗服务质量的外在表现，包括就诊流程、环境卫生和医疗设备等。

1.2.3 分级诊疗

2017 年，习近平总书记在全国卫生与健康大会上明确提出，分级诊疗制度是五项基本医疗卫生制度之首，构建分级诊疗制度是重构我国医疗卫生服务体系、提高医疗卫生服务效率的根本策略。所谓"分级诊疗"，是指根据疾病的严重程度和治疗的难易程度进行分级诊断与治疗，即不同层级的医疗卫生机构承担不同等级疾病的诊治任务，不同层级的医疗卫生机构分工明确，各司其职，患者可根据自身疾病及其轻、重、缓、急来选择最适宜的医疗卫生机构进行治疗，从而实现在保证医疗服务质量的同时又可以节约医疗卫生费用，进而达到效用最大化（见图 1－1）。分级诊疗的目的在于调整区域内医疗卫生资源配置，促进优质资源下沉，改善紧张的医患关系，缓解"看病难、看病贵"问题，总的原则是以人为本、群众自愿、统筹城乡和创新机制，其核心包括四个方面：一是基层首诊，坚持群众自愿、政策引导等原则，鼓励并逐步规范常见病、多发病患者首先到基层医疗卫生机构就诊，对于超出基层医疗卫生机构功能定位和服务能力的疾病，由基层医疗卫生机构为患者提供转诊服务。二是双向转诊，坚持科学就医、方便群众、提高效率等原则，完善双向转诊程序，畅通转诊渠道，建立健全转诊指导目录，重点畅通慢性期、恢复期患者向下转诊渠道，逐步实现不同级别、不同类别的医疗卫生机构之间的有序转诊。三是急慢分治，明确和落实各级各类医疗卫生机构急慢病诊疗服务功能，完善"治疗—康复—长期护理"服务链，为患者提供科学、适宜、连续性的诊疗服务，急危重症患者可以直接到二级以上医院就诊。四是上下联动，引导不同级别、不同类别的医疗卫生机构建立目标明确、权责清晰的分工协作机制，以促进优质医疗资源下沉为重点，推动医疗资源合理配置和纵向流动。

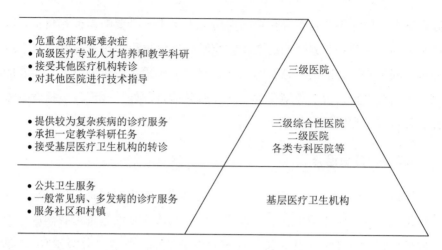

- 危重急症和疑难杂症
- 高级医疗专业人才培养和教学科研
- 接受其他医疗机构转诊
- 对其他医院进行技术指导

三级医院

- 提供较为复杂疾病的诊疗服务
- 承担一定教学科研任务
- 接受基层医疗卫生机构的转诊

三级综合性医院
二级医院
各类专科医院等

- 公共卫生服务
- 一般常见病、多发病的诊疗服务
- 服务社区和村镇

基层医疗卫生机构

图 1 – 1　分级诊疗示意图

1.2.4　医疗联合体

所谓"医疗联合体"，是指一定地域内不同类型、不同层级的医疗卫生机构组合起来，以资本、技术、管理或者支付方式等为纽带成立协作联盟或组建医疗集团，成为利益共同体和责任共同体。通常以三级医院为核心，联合区域内若干二级医院及基层医疗卫生机构组成，通过对医疗联合体内的医疗卫生机构进行有效整合，充分发挥三级医院的引导和示范作用，提升基层医疗卫生机构的服务质量，从而形成合理有序的就医格局。医疗联合体的核心目的在于不同级别、不同类别的医疗卫生机构间建立目标明确、权责清晰、公平有效的分工协作机制，建立责权一致的引导机制，使医疗联合体成为服务、责任、利益、管理共同体，区域内医疗资源有效共享，充分发挥大医院的技术辐射功能，运用其先进的管理理念，提升基层医疗卫生机构的服务质量及管理能力，有力推动形成"基层首诊、双向转诊、急慢分治、上下联动"的分级诊疗模式。

目前关于医疗联合体模式的概念不尽相同，具有代表性的如下：根据合作关系的紧密程度，袁浩文等（2020）认为医疗联合体主要包括松散型的医疗卫生机构协作模式、半松散半紧密型的医疗卫生机构托管模式、紧密型的医疗集团模式及医疗卫生机构兼并重组或院管院办模式等。方鹏骞等（2017）认为医疗联合体主要有三种模式，具体包括紧密型医疗联合体、松散型医疗联合体及混合型医疗联合体（先表现为相对松散，后过渡为紧密型）。谢英等（2016）认为我国目前的医疗联合体可分为两种模式：紧密型和松散型。本研究将医疗联合体分为紧密型医疗联合体和松散型医疗联合体，以此来分析不同模式医疗联合体对基层医疗服务质量的影响。所谓"紧密型医疗联合体"，主要建立在所有权和资产整合的基础上，实行人力、物力、财力等的统一管理和统一调配，联合体内各级医疗卫生机构之间形成了真正的服务共同体、利益共同体和责任共同体。所谓"松散型医疗联合体"，是指建立在契约关系的基础上，未打破原有的所有制关系和资产属性，在人力、物力、财力等方面仍实行独立管理，由大医院向下级医院提供技术支持和专家支持，实现联盟内的资源共享、信息互认和双向转诊等。松散型医疗联合体和紧密型医疗联合体在组建方式、管理模式、职责分工、人事管理、技术支持、资源共享等方面存在较大差异，详见表 1-1。概括起来，松散型医疗联合体主要是不同医疗卫生机构的组合，主要表现为各医疗卫生机构先规避外部制度壁垒，维持原有利益格局不变，积极引导各医疗卫生机构之间进行技术协作等，而紧密型医疗联合体是以核心医院为主的统一管理和统一运行，主要表现在医疗联合体内已经可以实行统一的运营模式和管理制度，进而实现人力、物力、财力等资源的统一调配。此外，为了提高基层医疗卫生机构的服务质量，两种医疗联合体模式均对其内部基层医疗卫生机构的医务人员开展了多种形式的培训工作，概括起来，培训措施既有共同点又有不同点。其中，二者的共同点包括：①二者均建立了医疗联合体专家会诊、坐诊等技术支持机制。在医疗联合体内部通过上级医院专家、技术骨干坐诊、会诊、查房、临床教学示范、讲座等方法提升基层医疗卫生机构医疗技术水平，并鼓励医疗联合体内医疗卫生机构联合申报科研项目。②二者均建立了基层医疗卫生机构全科医生轮训制度。安排基层医疗卫生机构内每名全科医生定期到上级医院进行专科进修轮训。③二者均制订了医疗联合体内部帮扶计划。根据医疗联合体内各成员单位功能定位和职责划分，上级医疗卫生机构为基层培养全科医生、指导专科科室建设，针对基层医疗卫生机构专业技术人员进行长期技术帮扶。此外，紧密型医疗联合体和松散型医疗联合体模式的不同点包括：①除技术支持、全科医生轮训进修和帮扶计划外，紧密型医疗联合体还派驻管理干部兼任基层医疗卫生机构院长、副院长，将先进的管理理念和人才培养技术植入各个成员单位。②不同于松散型医疗联合体，紧密型医疗联合体还组织内部专家组建医疗卫生服务质量巡察组，定期或不定期巡查各成员单位的运行情况，开展专项医疗服务质量检查，根据反馈结果提高基层医疗卫生机构医务人员的医疗服务质量和技术水平。

表1-1　不同医疗联合体模式比较

项目	紧密型医疗联合体	松散型医疗联合体
典型模式	医疗共同体	技术合作、专科联盟、对口帮扶
管理模式	成立管理委员会；人、财、物统一管理	各成员单位保持原法人地位和上下隶属关系；各成员单位独立核算
职责分工	牵头医院提供技术帮扶；基层医疗卫生机构负责常见病、多发病诊疗	牵头医院提供技术帮扶；基层医疗卫生机构负责常见病、多发病诊疗
人事管理	统一管理调配；开展多点执业	独立核算；开展多点执业
技术支持	牵头医院负责编制诊疗规范；派骨干医务人员到基层开展坐诊、教学等活动；由牵头医院医务人员与基层医务人员建立师徒关系；牵头医院医务人员到基层多点执业	组建专家库，开展接诊、会诊、巡诊及联合急救急诊；建立牵头医院医务人员长期到基层服务机制；定期对基层人员进行培训；组建公卫专家指导组和全科医生服务团队
资源共享	建立共享的检验、病例、影像等中心；统一管理大型设备，各机构共同使用	实行门急诊病历"一本通"，化验检验结果"一本通"；为基层提供必要的医疗设备

1.3　研究目的

本研究立足于我国医疗联合体的改革实践，依托美国中华医学基金会项目（China Medical Board, Open Competition, CMB-OC 项目，项目编号：155-277）、国家自然科学基金项目（项目编号：72164031）、国家自然科学基金项目（项目编号：72204128）和内蒙古自然科学基金项目（项目编号：2020BS07002），旨在以多纳比蒂安的医疗服务质量评价模型"结构—过程—结果"为理论基础，结合美国国家医学院提出的医疗服务质量评价模型（医疗服务的有效性、安全性、及时性和"以患者为中心"理念的践行情况），综合考虑我国基层医疗卫生机构的特性构建了基层医疗服务质量评价模型，以此为基础评估了医疗联合体对基层医疗服务质量的影响，并比较了不同医疗联合体模式（紧密型医疗联合体和松散型医疗联合体）对基层医疗服务质量的影响，在此基础上进一步分析影响基层医疗服务质量的重要因素，例如，基层医疗卫生机构的性质（公立社区卫生服务中心和私立社区卫生服务中心）对基层医疗服务质量的影响及"以患者为中心"的医疗服务模式对基层医疗服务质量的影响，以此探讨如何改善基层医疗服务质量；在此基础上提出进一步提高我国基层医疗服务质量、加强分级诊疗制度及医疗联合体制度建设的政策建议。具体的研究目的如下：

（1）从运行机制视角系统梳理医疗联合体的实施状况，从理论上分析医疗联合体及其模式可能对基层医疗服务质量产生的影响。

（2）从结构、过程、结果三个维度评估基层医疗服务质量现状及其变化。

（3）从结构、过程、结果三个维度评估医疗联合体对基层医疗服务质量的影响。

（4）从结构、过程、结果三个维度评估医疗联合体模式对基层医疗服务质量的影响。

（5）分析社区卫生服务中心的性质（公立和私立）对基层医疗服务质量的影响。

（6）分析"以患者为中心"的医疗服务模式对基层医疗服务质量的影响。

（7）在定量研究的基础上，结合定性访谈，探讨基层医疗服务质量、医疗联合体建设中存在的问题并分析其原因，分析紧密型医疗联合体和松散型医疗联合体两种模式的实施现状、存在问题及原因，为提高我国基层医疗服务质量、加强分级诊疗制度及医疗联合体制度建设提供政策建议。

1.4 研究意义

1.4.1 现实意义

基层医疗卫生机构是我国医疗卫生服务体系的重要组成部分，基层医疗卫生机构改革是全面推进医药卫生体制改革的重要内容。一直以来，基层医疗卫生机构承担着我国广大人民群众常见病、多发病的诊疗任务。开展医疗联合体建设有利于提升医疗卫生服务体系整体服务效能，更好地实施分级诊疗，满足广大人民群众的医疗卫生服务需求和健康管理需求。因此，现阶段对医疗联合体的实施效果开展研究对于提高基层医疗卫生机构医疗服务质量、完善医疗联合体建设、提高居民健康水平具有重要意义，具体表现如下：首先，通过对基层医疗服务质量现状及其变化进行综合评价，能够揭示基层医疗服务质量的现状及存在的问题，为进一步提高基层医疗服务质量提供政策建议。作为医疗卫生机构重要产出之一的医疗服务质量，是衡量医疗卫生机构绩效的重要组成部分，因此，在基层医疗卫生机构改革中，构建医疗服务质量评价体系、开展医疗服务质量评价，对于完善基层医疗卫生机构的绩效考核机制从而加强政府财政对基层医疗卫生机构的合理补偿具有重要意义。其次，我国各地实施的医疗联合体尚处于试点阶段，亟须对医疗联合体改善基层医疗服务质量的效果进行评价，本研究能为进一步推广医疗联合体制度提供科学依据。最后，各地探索了不同模式的医疗联合体，如紧密型医疗联合体和松散型医疗联合体。由于不同模式医疗联合体的组织架构、管理制度及运行机制等存在较大差异，究竟哪种医疗联合体模式对于提高基层医疗服务质量、促进优质医疗卫生资源有效下沉、形成科学合理就医秩序更有效尚缺少相关研究报道。因此，本研究通过对紧密型医疗联合体和松散型医疗联合体两种模式的比较研究，为医疗联合体模式的选择提供科学依据和政策建议。综上所述，现阶段在医疗卫生体制改革背景下开展医疗联合体及其模式对基层医疗服务质量的影响研究对于促进我国基层医疗卫生服务体系改革、完善分级诊疗和医疗联合体制度、实现医药卫生体制改革总目标、最终提高居民整体健康水平有着非常重要的现实意义。

1.4.2 理论意义

近年来，国内医疗联合体的相关研究逐渐增多，研究视角呈现多元化趋势，但仍存在较大的局限性，具体表现如下：首先，在研究理论上，未见运用多纳比蒂安的"结构—过程—结果"理论模型，从结构、过程和结果三个维度全面、系统地评估医疗联合体及其模式对基层医疗服务质量的影响研究；其次，在研究内容上，国内尚缺乏对医疗联合体下基层医疗服务质量的评价研究，已有研究大多关注医疗联合体实施现状及存在的问题，未见关于不同医疗联合体模式实施效果比较研究的报道；最后，在研究方法上，未见运用国际先进的医疗服务质量评价方法——标准化病人方法，针对具体疾病评价医疗联合体及其模式对基层医疗服务质量影响的研究，且已有研究均没有控制干预政策以外的时间等混杂因素对医疗联合体实施效果的影响，研究方法的科学性和研究结果的准确性均有待提高。因此，有必要对医疗联合体及其模式对基层医疗服务质量的影响进行全面、系统的研究。基于已有研究的局限性，本研究进一步细化与拓展了医疗联合体及其模式实施效果评价的研究，对其他学者开展相关研究具有一定的理论借鉴意义，具体表现在以下几个方面：在评价模型上，本研究将多纳比蒂安的"结构—过程—结果"评价模型与美国国家医学院提出的医疗服务质量模型（医疗服务有效性、安全性、及时性和"以患者为中心"理念的践行情况）相结合，并结合我国基层医疗卫生机构的基本特征，构建本研究的理论框架和评估模型，全面、系统地评估医疗联合体对基层医疗服务结构质量（卫生人力、医疗设备、医疗服务量、医疗收入）、过程质量（基层医疗服务的有效性、安全性、及时性）和结果质量（"以患者为中心"理念的践行情况）的影响；在研究内容上，首次比较了参加、未参加医疗联合体的基层医疗卫生机构及参加紧密型、松散型医疗联合体的基层医疗卫生机构在基层医疗服务质量方面的差异，为相关研究提供借鉴意义；在研究方法上，本研究采用国际先进的医疗服务质量评价方法，即标准化病人方法，以常见门诊疾病（哮喘和不稳定型心绞痛）为基础评估医疗联合体及其模式对基层医疗服务质量的影响，采用了粗糙化精确匹配（coarsened exact matching，CEM）、差异中的差异方法（difference－in－difference，DID）结合多元回归模型控制与时间相关的混杂影响因素后评估医疗联合体对基层医疗服务质量的影响，并比较了紧密型医疗联合体和松散型医疗联合体两种模式对基层医疗服务质量的影响，增强了研究方法的科学性及研究结果的准确性和可靠性。

1.4.3 方法论意义

本研究运用理论导向下的实证社会科学研究方法及标准化病人法，收集社区卫生服务中心的医疗服务质量相关数据，进而对陕西省 A 市社区卫生服务中心医疗服务质量的现状及变化趋势进行实态调查；通过自然实验或准实验研究方法——差异中的差异方法，评估医疗联合体对社区卫生服务中心医疗服务质量的影响，并比较了紧密型医疗联合体和松散型医疗联合体两种模式对社区卫生服务中心医疗服务质量的影响；此外，采用固定效应模型分析了基层医疗卫生机构性质和"以患者为中心"医疗服务模式对基层医疗服务质量的影响；依据统计数据、调查资料和评估结果提出进一步提高基层医疗服务质量、完善医疗联合体制度建设的政策建议。因此，研究具有方法论意义。

1.5 研究假设

建设医疗联合体是深化医药卫生体制改革的制度创新，对引导优质医疗卫生资源有效下沉、建立合理有序的分级诊疗模式及缓解"看病难、看病贵"问题、助力共同富裕具有重要意义。首先，医疗联合体有利于引导优质医疗卫生资源有效下沉。医疗联合体建设的重点在于调整医疗卫生资源的结构，即将人才、资源、设备向基层下沉，在"保基本、强基层、建机制"的基本原则下，进一步强化基层医疗卫生机构建设。通过专家指导、技术扶持、临床指南等方式将优质医疗卫生资源有效下沉，畅通基层医务人员与大医院专家的沟通渠道，进而提高基层医务人员对广大人民群众常见病、多发病的诊疗能力。其次，医疗联合体有利于推动建立合理有序的分级诊疗模式。医疗联合体建设着眼于构建"基层首诊、双向转诊、急慢分治、上下联动"的看病就医新秩序，使小病在社区，大病进医院，康复回社区，不断推进分级诊疗模式的形成，并加强医疗卫生信息化建设，实时传输区域医疗卫生信息，让信息多跑动，患者少跑动，最大限度地方便基层。通过医疗联合体内各级医疗卫生机构之间有效的分工与协作机制，提升医疗服务质量与服务效率，进而推动建立合理有序的分级诊疗模式。最后，医疗联合体建设有利于从根本上缓解"看病难、看病贵"问题，助力共同富裕。我国医疗卫生资源的分配和利用极不均衡，存在着大医院"人满为患"、基层医疗卫生机构"门可罗雀"的现象。由于基层医疗服务质量较低、患者对基层不信任等，患者宁可去大医院排队、花更多的费用，也不愿去基层医疗卫生机构就诊。建立医疗联合体的目的在于提高基层医疗服务质量，将患者分流到基层，缓解"看病难、看病贵"问题。目前，形成了两种主要的医疗联合体模式，分别为松散型医疗联合体和紧密型医疗联合体。松散型医疗联合体侧重于不同医疗卫生机构之间的技术协作，而紧密型医疗联合体通常对所有权和资产进行整理，形成服务共同体、经济利益共同体、责任共同体和管理共同体，着眼于协调分配各级组织所需的医疗卫生资源，建立了较为务实的医疗联合体合作模式与合理高效的运行机制和管理机制。

基于以上现实背景、理论基础和医疗联合体的基本特征及功能定位，本书提出如下假设：①2018 年基层医疗服务质量较 2017 年的基层医疗服务质量有所提高；②参加医疗联合体的基层医疗卫生机构的医疗服务质量优于未参加医疗联合体的基层医疗卫生机构的服务质量；③参加紧密型医疗联合体的基层医疗卫生机构的医疗服务质量优于参加松散型医疗联合体的基层医疗卫生机构的医疗服务质量；④与私立基层医疗卫生机构相比，公立基层医疗卫生机构更有利于提高基层医疗服务质量；⑤"以患者为中心"的医疗服务模式有利于提高基层医疗服务质量。

1.6　研究内容与研究框架

本研究基于政策制定者的角度，运用计量经济学方法，紧紧围绕四条主线展开对基层医疗服务质量的实证研究：第一，基层医疗服务质量的现状及其变化趋势如何；第二，医疗联合体能否提高基层医疗服务质量；第三，紧密型医疗联合体和松散型医疗联合体两种模式中究竟哪种模式更有利于提高基层医疗服务质量；第四，哪些因素会影响基层医疗服务质量。本研究涉及的主要因素为基层医疗卫生机构的性质（即公立社区卫生服务中心和私立社区卫生服务中心）以及"以患者为中心"的医疗服务模式。

从总体结构上来看，本书从我国医药卫生体制改革的重点方向和难点问题出发，立足分级诊疗和医疗联合体改革实践，展开实证研究，最后提出进一步提高基层医疗服务质量、完善分级诊疗制度和医疗联合体制度建设的政策建议，总体框架如下：

本书共包括 6 章。第 1 章为导论。主要介绍为什么要提出本书的研究问题、研究目的和意义等，具体包括研究背景（现实背景和理论背景，在此基础上提出研究问题）、核心概念界定、研究目的和研究意义（现实意义、理论意义和方法论意义），在此基础上提出研究假设。

第 2 章为研究综述。由于本书主要是研究基层医疗服务质量、医疗联合体及其模式（紧密型医疗联合体和松散型医疗联合体）对基层医疗服务质量的影响等问题，因此有必要对国内外医疗服务质量和医疗联合体相关研究做一个简要的归纳、分析和述评，为全书实证分析的展开做好理论铺垫，具体内容包括：着重梳理医疗联合体的运行机制，以我国医疗联合体的中央政策文本为切入点，对医疗联合体的中央政策文本进行分析，从而揭示我国医疗联合体中央层面政策内容的变迁与优化路径，并阐述国内外医疗联合体的研究现状；介绍国际上关于医疗服务质量的理论模型和评价方法，阐述国内外医疗服务质量的研究现状。

第 3 章为资料与方法。主要介绍了资料来源、研究方法和技术路线。资料来源部分着重介绍了数据来源、调查问卷及调查内容、抽样设计与样本量及调查质量控制。研究方法部分重点介绍了研究设计、陕西省 A 市医疗联合体的制度框架、本研究采用的医疗服务质量评价理论模型、标准化病人法、差异中的差异法、粗糙化精确匹配方法、定性访谈、统计分析工具等。

第 4 章为研究结果。首先从结构、过程、结果三个维度评估了基层医疗服务质量的现状及其变化情况；其次评估了医疗联合体及其模式对基层医疗服务有效性、安全性、及时性和践行"以患者为中心"理念的影响；再次评估了基层医疗卫生机构的性质（公立和私立）对基层医疗服务质量的影响；最后评估了"以患者为中心"的医疗服务模式对基层医疗服务质量的影响。

第 5 章为讨论。在定量研究的基础上，结合定性分析结果提出相关的政策建议。

第 6 章为结论与展望。主要介绍了本书的研究结论、创新之处、研究局限性与展望。

第2章　研究综述

2.1　医疗联合体研究综述

2.1.1　医疗联合体的运行机制

世界卫生组织于2007年将医疗卫生服务体系划分为六大基本模块，即医疗卫生服务供给（health service supply）、健康人力资本（human resources）、卫生筹资与支付（raise cash）、信息共享（information sharing）、决策与管理（decision and supervision）、卫生产品与技术（medical products）。本研究以此为框架，将该理论模型与医疗联合体制度相结合，构建了医疗联合体制度运行机制模型，即"一、二、三"模式（见图2-1）：一种服务供给模式、两个核心机制（决策与管理机制、筹资与支付机制）和三大支柱（人才保障机制、药品供应机制和信息共享机制）。本研究以该模式为基础，回顾了我国近20年为促进医疗联合体制度建设、加强基层医疗卫生服务体系而颁布的政策法规，剖析了医疗联合体的运行机制，以便更好地从理论上分析医疗联合体对基层医疗服务质量产生的影响。

1. 卫生服务供给模式

卫生服务供给模式是医疗联合体制度的运行框架，包括基层首诊、双向转诊、急慢分治和不同层级医疗卫生机构之间的分工协作。

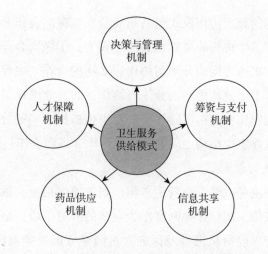

图 2 - 1　医疗联合体制度运行机制模型

首诊在基层是医疗联合体的核心。就诊疗范围而言，基层医疗卫生机构承担着我国居民主要常见病和多发病的诊治任务。从诊疗方式来讲，全科医生签约服务制度、医务人员团队服务制度是常见的诊疗方式。从患者的选择角度来讲，基层首诊可分为两种模式：①非强制性的基层首诊，即患者可自由选择基层医疗卫生机构就诊；②强制性的基层首诊，患者需根据住址或户籍所在地选择辖区内的基层医疗机构就诊。

双向转诊是医疗联合体的基础。双向转诊模式可分为：①强制性转诊，也被称为守门人制度，即基层医疗机构的患者若需要向上转诊则必须得到全科医生的签字；②鼓励性转诊，基层医疗机构的患者如需要向上转诊则可直接转入医院，无须全科医生签字，但要支付较高的医疗费用或获得较低的医疗保险报销费用。

分级诊疗及医疗联合体制度需要落实急慢分治的目标，形成完善的"治疗—康复—长期护理"医疗卫生服务链条。基层医疗卫生机构主要担负居民常见病、多发病的诊治任务，特别是病情较为稳定、诊断较为明确的慢性病患者。二级及以上医疗卫生机构主要负责危、急、重患者及手术后需要复诊的患者。鼓励以高血压、糖尿病等慢性病为突破口，积极开展分级诊疗工作。

不同医疗卫生机构的分工协作模式是医疗联合体有效运行的保障。医疗卫生机构之间的分工协作模式包括纵向合作、横向合作及公立医疗卫生机构和私立医疗卫生机构的协作，具体表现为：①纵向合作，主要是指不同层级医疗卫生机构之间的分工与协作；②横向合作，主要是指相同层级但不同类别医疗卫生机构之间的分工与协作；③公立医疗卫生机构和私立医疗卫生机构的协作，是指不同性质医疗卫生机构之间的分工与协作。其中，不同层级医疗卫生机构之间的分工与协作（纵向合作）为主要模式。

2. 筹资与支付机制

医疗保险制度是减轻群众就医负担、增进民生福祉、维护社会和谐稳定的重大制度安排。医疗保险制度作为主要的筹资手段，是医疗联合体的重要杠杆。医疗保险可从患者及医务人员两个方面影响就医格局。首先，医疗保险对报销范围和报销比例做了相应的规定，在不同级别医疗卫生机构设置不同的报销比例，实行差异化报销和支付，进而引导患者做出就诊选择，有利于引导患者"首诊在基层"。其次，医疗保险可在一定程度上影响医务人员对患者做出转诊决策。

近20年来，我国出台了一系列医疗卫生改革的文件与政策，以便调整、完善基本医疗保险制度，进而充分发挥医疗保险的经济杠杆作用。医疗保险制度是促进医疗联合体有效运行的内生动力机制，对构建医疗联合体的组织管理模式、运行机制和激励机制具有重要的现实意义和理论价值。概括起来，医疗保险筹资与支付的改革重点在于：①推进支付方式改革，通过支付方式引导供需双方的行为，控制医疗费用；②完善针对不同级别医疗卫生机构的差异化支付政策，促进患者有序流动；③支持参保居民与基层医疗卫生机构家庭医生团队开展签约服务；④加快基本医疗保险异地就医联网结报工作，健全异地就医转诊机制，规范转诊流程；⑤推进城乡居民基本医疗保险县域内实施农村贫困住院费用"先诊疗，后付费"，入院时不需缴纳住院押金，由定点医疗卫生机构与新农合经办管理机构之间进行结算，减轻患者垫资压力；⑥将满足条件的基层医疗卫生机构和慢性病医疗卫生机构纳入基本医疗保险定点范围；⑦逐步统一城乡居民基本医疗保险。总而言之，需要充分发挥医疗保险制度对医疗服务供需双方的引导作用，合理拉开基层医疗卫生机构、县级医院和城市大医院间报销水平差距，增强在基层看病就医的吸引力，引导参保患者有序就诊。探索对纵向合作的医疗联合体等分工协作模式实行医疗保险总额付费等多种付费方式，并制定相应的绩效考核办法，引导医疗联合体内部形成顺畅的双向转诊机制，促使优质医疗卫生资源下沉。具有代表性的基本医疗保险改革政策及其工作重点见表 2-1。

表 2-1　具有代表性的基本医疗保险改革政策及其工作重点

实施时间	政策文件	工作重点
2015 年 10 月	《关于全面推进国家新型农村合作医疗信息平台建设工作的通知》	全面推进国家新农合平台与省级新农合平台及医院信息系统的联通工作
2015 年 11 月	《关于修订城镇居民基本医疗保险和新型农村合作医疗中央财政补助资金拨付办法的通知》	完善中央财政补助资金申报、审核和拨付流程，加快资金支出进度
2016 年 1 月	《关于做好整合城乡居民基本医疗保险制度有关工作的通知》	逐步统一城乡居民医疗保险的覆盖范围、筹资、保障、目录、定点管理和基金管理等
2016 年 6 月	《关于全国新型农村合作医疗异地就医联网结报实施方案的通知》	加快推进基本医疗保险全国联网和异地就医结算工作
2016 年 10 月	《关于做好国家谈判药品与新型农村合作医疗报销政策衔接的通知》	做好国家谈判药品与新农合报销政策衔接，根据药品价格谈判结果及时调整新农合报销药物目录，按要求认真做好国家谈判药品的采购、配送、使用和报销等各项工作，形成政策合力
2017 年 3 月	《关于印发农村贫困住院患者县域内先诊疗后付费工作方案的通知》	优化医疗费用结算服务模式，切实减轻农村贫困患者垫资压力和费用负担
2017 年 6 月	《关于做好新农合异地就医联网结报国务院大督查迎检工作的通知》	坚持与分级诊疗同步推进的原则，健全异地就医转诊机制，规范转诊流程

3. 人才保障机制

人才是基层医疗卫生服务体系的重要支撑。本研究回顾了近 20 年关于加强基层医疗卫生人才队伍建设的政策文件和指导意见。关于加强基层医疗卫生人才队伍建设的政策和指导意见的重点集中于全科医生制度建设、基层卫生人才的培训与考核等。

首先，建立全科医生制度。2011 年 7 月，国务院发布了《关于建立全科医生制度的指导意见》。该意见明确界定了全科医生是综合程度较高的医疗卫生人才，主要在基层承担预防保健、常见病多发病诊疗和转诊、病人康复和慢性病管理、健康管理等一体化服务，被称为居民健康的"守门人"；并提出全科医生制度建设的总目标，即到2020年，在我国初步建立起充满生机和活力的全科医生制度，基本形成统一规范的全科医生培养模式和"首诊在基层"的基本医疗卫生服务模式，全科医生与城乡居民基本建立比较稳定的医疗卫生服务关系，基本实现城乡每万名居民有2~3名合格的全科医生，全科医生服务水平全面提高，基本适应人民群众基本医疗卫生服务需求，为全科医生制度的建立与完善指明了方向。

其次，完善基层人才培养与培训模式。原国家卫生计生委出台一系列文件和政策以规范基层人才队伍的考核与培训，基本形成了统一、规范的培养模式、培训方法和考核机制。全科医生的培养模式为"5（5年的临床医学本科教育）+3（3年的全科医生规范化培养）"模式，主要对理论知识、临床技能、实践能力等进行全面的培训，具体内容包括：①医学伦理与医患沟通；②有关法律、法规；③临床专业知识与科研技能；④全科医学、社区服务和公共卫生等。培训采用集中面授、远程教学、临床医学系列讲座、专题讲座、临床案例讨论等多种形式。总而言之，一方面，需要促进人力资源有序流动，统一调配医技等资源，发挥现有医疗卫生资源的最大使用效率。医疗联合体内统筹薪酬分配，充分调动医务人员积极性，鼓励医疗联合体内二级以上医疗机构向基层医疗卫生机构派出专业技术和管理人才。在医疗联合体内，医务人员在签订帮扶或者托管协议的医疗机构内执业，不需要办理执业地点变更和执业机构备案手续。另一方面，要完善医务人员保障和激励机制，按照"允许医疗卫生机构突破现行事业单位工资调控水平，允许医疗服务收入扣除成本并按规定提取各项基金后主要用于人员奖励"的要求，完善与医疗联合体相适应的绩效工资政策，健全与岗位职责、工作业绩、实际贡献紧密联系的分配激励机制，落实医院用人自主权，实行按需设岗、按岗聘用，建立能上能下、能进能出的灵活用人机制。创新人事管理制度，完善与医疗联合体相适应的职称晋升办法，实行科学评价，拓展医务人员职业发展空间。具有代表性的加强基层医疗卫生机构人才队伍建设的改革政策及其工作重点见表2-2。

表 2 - 2　具有代表性的加强基层医疗卫生机构人才队伍建设的改革政策及其工作重点

实施时间	政策文件	工作重点
2010 年 1 月	《关于加强卫生人才队伍建设的意见》	扩大总量、提高素质、优化配置
2010 年 5 月	《社区卫生人员岗位培训大纲（2010版）》	提高社区卫生人员工作质量
2010 年 12 月	《关于进一步做好医师定期考核管理工作的通知》	健全考核机制、统一考核方法、完善考核程度
2011 年 5 月	《关于做好 2011 年全科医生转岗培训工作的通知》	加强培训监管与财政投入、确保培训质量
2012 年 7 月	《关于印发〈全科医生规范化培养标准（试行）〉的通知》	落实保障政策、规范培养方式与内容、强化培训与考核过程
2015 年 11 月	《关于进一步改革完善基层卫生专业技术人员职称评审工作的指导意见》	完善职称评审制度，引导基层卫生专业技术人员加强临床技能、提高服务质量，以能力和业绩为导向
2016 年 4 月	《关于印发助理全科医生培训实施意见（试行）的通知》	到 2025 年，初步形成以 "5 + 3" 全科医生为主体，以 "3 + 2" 助理全科医生为补充的全科医生队伍
2017 年 1 月	《"十三五"全国卫生计生人才发展规划》	提高人才素质、优化人才结构、创新人才政策、健全体制机制

4. 药品供应机制

药品供应机制是医疗联合体制度建设的保障机制。建立国家基本药物制度是我国医药卫生体制改革五项重点改革之一。2009 年 8 月，卫生部、国家发展改革委、工业和信息化部、监察部、财政部、人力资源社会保障部、商务部、食品药品监管局、中医药局 9 部委联合发布了《关于建立国家基本药物制度的实施意见》。该意见提出政府举办的基层医疗卫生机构全部配备和使用基本药物，其他各类医疗机构也都必须按规定使用基本药物；并对基本药物的遴选、生产、流通、使用、定价等环节进行有效的管理，包括基本药物目录制定、集中网上公开招标采购、统一定价、统一配送以及基本药物实现"零差率"销售等内容。其中，制定基本药物目录的目的在于完善基层医疗卫生机构的基本药物，扩充基层医疗卫生机构的药品种类，重点完善常见病、多发病以及慢性病的药品供应和配送工作，为基层医疗卫生机构的用药提供制度保证，进而促进分级诊疗工作顺利推进。该意见提出了基本药物制度建设的总目标，即 2009 年每个省（区、市）在 30% 的政府办城市社区卫生服务机构和县实施基本药物制度，基本药物全部纳入基本医疗保障药品报销目录，到 2011 年，初步建立国家基本药物制度；到 2020 年，全面实施规范的、覆盖城乡的国家基本药物制度，保证基层医疗卫生机构药品供应的可及性、安全性和有效性。具有代表性的药品供应机制改革政策及其工作重点见表 2-3。

表 2-3　具有代表性的药品供应机制改革政策及其工作重点

实施时间	政策文件	工作重点
2007 年 9 月	《关于印发〈社区卫生服务机构用药参考目录〉的通知》	保证社区卫生服务机构基本用药，规范社区诊疗行为
2009 年 8 月	《关于建立国家基本药物制度的实施意见》	有效管理基本药物的遴选、生产、流通、使用、定价等，与公共卫生、医疗服务、医疗保障体系相衔接
2010 年 8 月	《改革药品和医疗服务价格形成机制的意见》	到 2020 年，建立健全政府调控与市场调节相结合的医药价格形成机制，能客观及时地反映生产服务成本变化和市场供求
2017 年 1 月	《关于进一步改革完善药品生产流通使用政策的若干意见》	提高药品质量，进行医药产业结构调整，整顿药品流通秩序，规范用药行为，改革调整利益驱动机制
2017 年 9 月	《关于改革完善短缺药品供应保障机制的实施意见》	完善短缺药品监测预警和清单管理制度，建立短缺药品供应保障分级联动应对机制
2018 年 9 月	《关于完善国家基本药物制度的意见》	促进上下级医疗卫生机构用药衔接，助力分级诊疗制度建设，推动医药产业升级和供给侧改革

5. 信息共享机制

信息共享机制是实现不同层级、不同类别医疗卫生机构之间信息共享的桥梁，是医疗联合体的协作渠道。2012 年 5 月，卫生部、国家中医药管理局发布《关于加强卫生信息化建设的指导意见》。该意见要求把医疗卫生信息化建设作为保障医药卫生体系有效规范运转的八项措施之一，建立实用共享的医药卫生信息系统，大力推进医药卫生信息化建设，以推进公共卫生、医疗、医保、药品、财务监管信息化建设为着力点，整合资源，加强信息标准化和公共服务信息平台建设，逐步实现统一高效、互联互通；并提出了医疗卫生信息化建设的总框架，即建设国家、省、区域（地市或县级）三级医疗卫生信息平台，畅通医疗服务、医疗保障、公共卫生、药品供应保障和综合管理等业务系统的协作渠道。建立居民健康档案，完善、统一电子病历，并将这两项业务纳入统一的数据库。将三级医疗卫生信息平台作为横向联系的纽带，整合五项业务的纵向功能，通过居民健康卡促进信息的互联互通，进而实现医疗卫生资源共享。近年来，我国出台了一系列改革政策加快医疗卫生信息化建设，以实现信息共享。信息共享机制的改革重点在于：①完善基础数据库，包括居民电子健康档案、电子病历及电子处方。②统筹规划，资源共享。以居民电子健康档案、电子病历及电子处方为基础，整合现有信息系统，实现区域之间、医疗卫生机构与医疗保障系统之间的信息与资源共享。③建立远程医疗体系。实施健康中国云服务计划，建设健康医疗服务集成平台，提供远程会诊、远程影像、远程诊断服务，健全检查检验结果互认共享机制。总而言之，要加强顶层规划设计，充分发挥医疗卫生信息系统对医疗联合体的支撑作用，结合建立省、市、县三级人口健康信息平台，统筹推进医疗联合体相关医疗卫生机构管理、医疗卫生服务等信息平台建设，实现电子健康档案和电子病历的连续记录和信息共享，实现医疗联合体内诊疗信息互联互通。医疗联合体可以共享区域内居民健康信息数据，便捷开展预约诊疗、双向转诊、健康管理、远程医疗等服务，方便患者看病就医，提高医学科研技术水平。充分发挥远程医疗的作用，促进医疗资源贴近城乡基层，探索实行远程医疗收费和支付政策，促进远程医疗服务可持续发展。具有代表性的信息共享机制改革政策及其工作重点见表 2-4。

表 2 - 4　具有代表性的信息共享机制改革政策及其工作重点

实施时间	政策文件	工作重点
2009 年 10 月	《关于开展建立农村居民健康档案试点工作的通知》	制订试点方案，完善工作制度，建立严格绩效考核制度
2011 年 5 月	《关于推进以电子病历为核心医院信息化建设试点工作的通知》	夯实基础、突出重点，按照"纵向、横向"主线开展试点工作
2011 年 10 月	《关于报送建立居民电子健康档案进展情况的通知》	建立电子健康档案工作进展月报制度
2012 年 6 月	《关于加强卫生信息化建设的指导意见》	建设国家、省、区域三级卫生信息平台，畅通医疗服务、医疗保障、公共卫生、药品供应保障和综合管理等业务系统的协作渠道。建立居民健康档案，完善、统一电子病历，并将这两项业务纳入统一的数据库
2016 年 6 月	《关于促进和规范健康医疗大数据应用发展的指导意见》	全面深化健康医疗大数据应用，规范和推动"互联网＋健康医疗"服务
2017 年 2 月	《关于印发"十三五"全国人口健康信息化发展规划的通知》	指导和规范"十三五"期间健康信息化工作

　　基层医疗卫生机构服务能力和服务质量是医疗联合体建设的重中之重。近年来，我国出台了一系列改革政策，其目的主要包括四个方面：提升服务能力、提升服务质量、提升管理水平、改善保障条件。总而言之，一方面，要落实医疗机构功能定位。医疗联合体要建立责任共担和利益分配机制，调动医疗联合体内各医疗机构的积极性，落实功能定位。三级医院逐步减少常见病、多发病、病情稳定的慢性病患者比例。基层医疗卫生机构和专业康复机构、护理院等为诊断明确、病情稳定的慢性病患者、康复期患者、老年病患者、晚期肿瘤患者等提供治疗、康复、护理服务。鼓励村卫生室根据当地群众就医需求，加强公共卫生和健康管理服务，做好疾病预防控制工作。另一方面，要提升基层医疗服务能力，充分发挥三级公立医院牵头引领作用，针对区域内疾病谱和重点疾病诊疗需求，派出医务人员通过专科共建、临床带教、业务指导、教学查房、科研和项目协作等多种方式，促进优质医疗资源共享和下沉基层。2017 年，国家卫生计生委与国家中医药管理局联合启动实施基层医疗卫生服务能力提升年活动，

并提出其总目标为以居民健康为中心，以问题为导向，围绕基层医疗卫生服务能力的薄弱环节，从大力推进家庭医生签约服务、提升门诊医疗服务能力、提升急诊急救能力、加强住院能力建设、提高检验检查和药品服务能力、提升中医药服务能力、保障医疗质量安全、提高公共卫生服务成效、改善服务环境和居民体验、提升信息化水平等方面提升基层医疗服务质量。具有代表性的基层医疗服务能力和服务质量改革政策及其工作重点见表2-5。

表2-5　具有代表性的基层医疗服务能力和服务质量改革政策及其工作重点

实施时间	政策文件	工作重点
2010 年 1 月	《关于进一步改善医疗卫生机构医疗服务管理工作的通知》	简化服务流程
2010 年 2 月	《关于改进公立医院服务管理方便群众看病就医的若干意见》	改善管理水平，方便群众看病
2010 年 5 月	《2010 年"医疗质量万里行"活动方案》	提高服务质量，加强宣传教育
2015 年 11 月	《关于进一步规范社区卫生服务管理和提升服务质量的指导意见》	规范社区卫生服务管理，提高服务能力
2015 年 11 月	《关于开展社区卫生服务提升工程的通知》	提升社区服务水平和质量
2015 年 12 月	《关于进一步改善医疗服务行动计划考核指标的通知》	绩效考核，发现并纠正问题
2016 年 4 月	《2016 年深入落实进一步改善医疗服务行动计划重点工作方案》	继续落实改善医疗服务行动计划
2016 年 5 月	《关于印发县医院医疗服务能力基本标准和推荐标准的通知》	明确县医院功能定位，指导各地加强县医院综合能力建设
2016 年 7 月	《关于做好 2016—2017 年度提升医疗质量相关工作的通知》	提升医疗质量，保障医疗安全
2016 年 10 月	《医疗质量管理办法》	为加强医疗质量管理、规范医疗服务行为、保障医疗安全，根据有关法律法规，制定本办法
2017 年 2 月	《关于印发 2017 年深入落实进一步改善医疗服务行动计划重点工作方案的通知》	深入落实改善医疗服务行动计划

续表

实施时间	政策文件	工作重点
2017 年 4 月	《基层医疗卫生服务能力提升年活动实施方案》	完善服务功能，提高服务能力，突出服务特色，改进服务质量
2018 年 1 月	《进一步改善医疗服务行动计划（2018—2020 年)》	提高医疗服务的安全性、可及性，提高医患沟通质量，增强患者体验感，逐步形成区域协同、信息共享、服务一体、多学科联合的新时代医疗服务格局，推动医疗服务高质量发展

综上所述，为推进医疗联合体制度建设与发展，我国以"强基层、保基本、建机制"为重点，从卫生服务供给模式、筹资与支付机制、人才保障机制、药品供应机制及信息共享机制等方面进行了全面的改革，其运行机制及改革重点详见图 2 - 2。

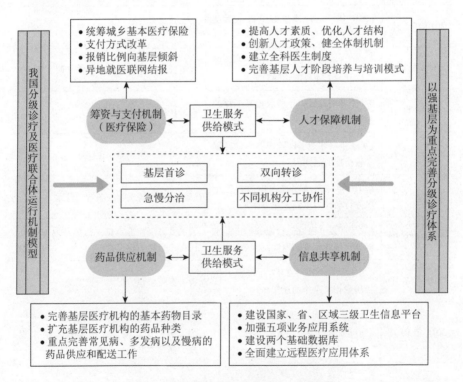

图 2 - 2 我国医疗联合体运行机制模型

2.1.2 我国医疗联合体优化路径的政策文本分析

为系统、全面地了解我国医疗联合体相关的政策文件和优化路径，本书采用内容分析法对我国医疗联合体优化路径相关的政策文本进行分析。具体而言，本研究以我国医疗联合体的中央政策文本为切入点，运用定性分析软件 NVivo12 对医疗联合体的中央政策文本进行分析，以期揭示我国医疗联合体中央层面政策内容的变迁与优化路径，对于理解医疗联合体的政策脉络与价值取向、科学选择医疗联合体的发展路径、促进医疗联合体的健康可持续发展具有一定的借鉴意义。该部分选取了 2009—2020 年涉及"医疗联合体"的中央层面（国家法律、国务院行政法规、部委行业规章）的政策文本，共计 21 份。为了确保样本的完整性和准确性，本研究对政策文本进行了双人核对。同时，为了保证政策内容符合研究主题，确定以下筛选原则：①相关性原则，所选文件整体或部分内容与医疗联合体相关；②规范性原则，选取中央政府部门在官方网站上发布的法律法规及部门规章。最终纳入研究范畴的政策文本共 21 份。

本研究采用内容分析法对政策文本进行分析。内容分析法最初应用于新闻传播学范畴，其研究步骤是确定研究问题和选择样本、确定分析框架、定义分析单元、设置类目和编码、检验信度与效度、分析解释结果等。其在本质上是一种编码，编码过程可被重复检验，进一步确保研究信度。近几十年，内容分析法也成为研究者们广泛使用的研究手段之一，如其在政治学、历史学、传播学、语言学等学科领域都得到了充分利用。此外，本研究采用 NVivo12 软件进行统计分析。NVivo12 软件是信度较高的质性分析软件，是分析政策文本的重要工具。政策文本的分析过程及内容如下：

1. 确定分析维度

本研究选择 2004 年世界银行与哈佛大学所提出的卫生体系"控制旋钮框架"（World Bank control knobs framework）作为理论依据，将 5 个控制把手（筹资、支付、组织、规制、行为）作为分析维度。筹资是指医疗联合体在建设发展过程中的资金来源及相关筹资主体；支付是指医疗联合体中的医疗保险付费方式、医疗服务价格及其指定与调整工作等；组织是指医疗联合体的药物、人力、信息等资源的配置与调整；规制是指医疗联合体发展过程中确立的监管与考核机制、质量管理等约束机制；行为是指医疗联合体提供服务的行为，如服务提供方式、服务提供内容与服务提供载体。

2. 概念汇总与关键词筛选

首先，确定分析维度之后，将21份政策文本导入NVivo12软件，根据分析维度汇总73个具体概念；其次，利用NVivo12软件的词频搜索功能对政策文本进行关键词筛选，构成关键词高频词库；最后，根据分析维度及关键词建立一级、二级节点，并对政策文本进行编码（见表2-6）。

表2-6 中央政府医疗联合体政策文本分析：基于分析维度的概念汇总

维度	一级概念	二级概念	词频	二级概念	词频	二级概念	词频
筹资	卫生筹资	财政投入 投入 政府购买 购买服务	86	社会办医 社会力量	123	市场 市场机制	61
支付	医疗服务	医疗服务价格	35	价格的制定与动态调整	6		
	支付方式	支付方式	52	付费方式	11	差异化支付	4
组织	卫生人力	全科医生 家庭医生	176	基层医务人员	1	卫生人力与人才	111
	信息系统	互联网+大数据	84	信息化	65	信息共享 互联互通	26
	基本药物	药品供应 药品配送	35	处方	31	目录	30
规制	考核监管	人事制度 薪酬制度	18	监测 评估	172	绩效考核 考核结果	108
	质量管理	临床路径	17	同质化	14	医疗服务质量 医疗质量 服务能力	171
	管理制度	共同体 服务共同体 责任共同体 利益共同体 管理共同体	24	紧密型 权责 责权利 统一管理 托管 集团	87	松散型 合作 帮扶 支援	273

续表

维度	一级概念	二级概念	词频	二级概念	词频	二级概念	词频
行为	服务提供方式	协作急慢分治	106	双向转诊	39	远程医疗	63
	服务提供内容	一体化	30	连续性	8		
	服务提供载体	资源共享资源下沉	46	结果互认	9		

3. 编码及具体过程

根据分析维度及医疗联合体政策文本内容，本研究将筹资、支付、组织、规制、行为 5 个分析维度确定为树节点，在树节点之下建立子节点，再采用逐行编码的方式将反映医疗联合体优化路径信息的参考点归类于相应的节点之下，形成"树节点—子节点—参考点"的编码层级。为方便记录每个文本的编码覆盖率，将 21 份文本记为 N_1，N_2，N_3，…，N_{21}；为了提高编码的准确度，当政策文本的原始信息覆盖多个节点时，则回到文本语境对关键词进行语境分析；完成编码后，借助 NVivo12 软件编码覆盖率统计功能，对文本信息的利用率进行统计。分析结果表明，21 份政策文本的编码覆盖率均超过 40%（见图 2 - 3），较高的编码覆盖率说明理论构建的分析维度能够对医疗联合体的优化路径予以真实、全面的反映，编码蕴含的理论价值较大。

4. 饱和度检验

饱和度检验是指在政策文本中无法再获取额外数据以使分析者进一步发展某一个范畴的检验办法，是判断编码是否继续或停止的标志。当对政策文本进行再次分析，若没有产生新的范畴，理论上就达到了饱和。在对所有政策文本完成编码后，本研究将 21 份政策文本分为两组，并在其中一组随机抽取 2 份政策文本，用另一组政策文本进行再分析，结果没有得出新的范畴。因此，本研究的编码在理论上是饱和的。

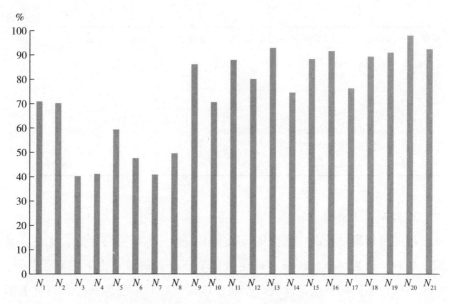

图2-3　21份政策文本编码覆盖率

5. 关键词参考点及对应范畴

经过系统的整理与分析发现，筹资、支付、组织、规制、行为这5个维度都是医疗联合体在建设过程中需要重点关注的内容。经过对所有节点及关键词的整理，发现以上维度共涵盖42个关键词，将其划分为13个核心关键词，最后分析其主要参考点的政策文本内容（见表2-7）。

表2-7　关键词参考点数及材料来源数汇总

维度	序号	一级节点	参考点	材料来源数	对应范畴
筹资	1	财政投入	30	16	政府购买；购买服务；财政投入
	2	社会办医	22	15	社会力量；社会融资；社会办医
	3	市场机制	17	7	市场；市场力量；市场机制
支付	4	医保支付	80	16	医保支付方式、体系；医保支付机制、范围
	5	医疗服务价格	34	14	医疗服务价格制定；医疗服务价格动态调整
	6	医疗服务质量与能力	26	16	医疗服务质量、水平；医疗服务能力、效率
组织	7	紧密型	42	11	权责利；统一管理；托管；集团
	8	松散型	38	14	合作；支援；帮扶

维度	序号	一级节点	参考点	材料来源数	对应范畴
规制	9	绩效考核	51	17	绩效管理；考核结果反馈
	10	监测评估	69	20	工作评估；监管督察；质量管理
行为	11	远程医疗	35	18	"互联网＋"；大数据；互联互通
	12	家庭医生/全科医生	46	16	家庭/全科医生培养培训、薪酬、考核、团队服务、签约、发展等
	13	基层医务人员	5	7	基层医疗服务；基层医务人员签约服务

本研究利用 NVivo12 软件对中央层面 21 份政策文本进行系统的内容分析，建立医疗联合体在筹资、支付、行为、组织、规制 5 个维度的优化路径，得出以下结论：

第一，构建多元化的筹资结构。医疗联合体在建设之初，主要强调政府的责任，如对西部地区、欠发达地区及基层医疗卫生机构的财政补助、补助资金等扶持，集中体现了政府是医疗联合体的主要筹资力量。近年来，虽然政府仍然是主要的筹资主体，但社会办医与市场筹资发展势头强劲。首先在社会办医方面，2017 年 5 月国务院办公厅印发了《关于支持社会力量提供多层次多样化医疗服务的意见》，鼓励社会力量提供医疗卫生服务，以调动社会办医的积极性与主动性。要进一步优化社会主体承办的医疗卫生机构的准入、行政审批、监管等工作，促进社会办医医疗卫生机构间的优胜劣汰甚至强强联合；将社会力量主办的医疗卫生机构纳入医疗联合体，丰富医疗联合体的组建形式，满足广大人民群众多层次、多样化的需求。其次在市场筹资方面，商业医疗保险的发展是其主要表现。"十四五"规划提出政府可以委托商业保险机构参与基本医疗保险的经办服务，提高商业保险在多层次医疗保障体系中的保障比例；同时，政府引导商业保险机构注重社会效益的提升，如以出资等方式设立医疗卫生服务机构，并鼓励商业保险公司提高创新能力，开发创新型的健康管理保险产品，满足人民群众多样化的健康产品需求。医疗联合体的筹资结构发生转变，改变了以往单一的筹资模式，有效地减轻了政府的财政负担，形成了多元主体筹资格局。

第二，形成紧密型的合作模式。医疗联合体建设初期松散型模式较为普遍，主要表现为上级医院通过对口支援、技术支持等手段对下级医院进行帮扶。2017年4月，国务院办公厅印发了《关于推进医疗联合体建设和发展的指导意见》，指出要进一步加快紧密型医疗联合体建设进度。统一管理、集团式的紧密型发展成为趋势，这种趋势主要体现在以下三个方面：一是在体系体制方面，不断整合医疗卫生服务体系，强调医疗卫生服务体系整体效能的提升，强调推进人事制度与薪酬制度的改革，建立健全医疗保障机制。二是在管理内容方面，在医疗联合体内实现药品耗材、用药目录、购买配送、支付货款的统一管理和统一调配，实现医疗卫生资源的集约化配置，提高区域内医疗卫生资源的利用效率，注重医疗卫生服务质量与服务能力的提升。三是在管理模式方面，兼并、重组、托管等手段成为促进医疗卫生机构间实现联合发展的主要方式，且实行法人治理制度，采用统一管理、集团式的管理模式，构建关系更为紧密的服务共同体、管理共同体、利益共同体与责任共同体。如在设区的市级以上城市，由业务能力较强的医院牵头，联合社区一级医疗卫生机构等组成医疗联合体；在县乡，由县级业务能力较强的医疗卫生机构牵头，联合其他县级医疗卫生机构及乡镇一级医疗卫生机构组成医共体。实行紧密型医疗联合体模式有利于促进医疗卫生资源共享、下沉，形成有序就医格局，提升整体医疗卫生服务效能。

第三，实现"互联网+医疗健康"融合发展。随着信息时代的到来，互联网及大数据信息平台发展迅速，并且在医疗卫生领域也日益普及。2018年4月，国务院办公厅在《关于促进"互联网+医疗健康"发展的意见》中指出，要促进"互联网+医疗健康"服务方式的发展，提高医疗健康服务的可及性。互联网与医疗健康的融合发展，丰富了人民群众的就诊方式，促进了人民健康水平的提高。"互联网+医疗健康"模式的发展主要体现在三个方面：首先，在服务范围方面，远程医疗是"互联网+医疗健康"的主要服务手段之一，在基层、偏远及不发达地区，通过远程医疗可以实现远程健康知识教育、专家会诊，这不仅有利于广大人民群众对于自身健康的关注与疾病预防，还提高了医疗卫生服务的可及性，扩大了医疗卫生服务的覆盖面。其次，在医疗卫生服务载体方面，医疗联合体内建立统一的信息系统平台，如人口信息健康平台，实现信息共享、互联互通与结果互认，有利于提升人民群众对于自身健康的关注度以及医疗服务的连续性。最后，在服务效率和质量方面，远程医疗将不在同一空间的医务人员与患者连接在了一起，使基层群众也能享受到业务能力较强医院的医务人员的诊治，改善了患者治疗依从性及治疗效果，提高了患者就医可及性和满意度。

第四，推动医疗保险支付与价格改革并提高医疗服务质量与服务能力。医疗保险支付与价格改革是医疗联合体发展的内生动力，医疗服务质量与能力是医疗联合体发展的重要保障。首先，在医疗保险支付方式方面：2017 年 4 月，国务院办公厅在《关于推进医疗联合体建设和发展的指导意见》中指出，要积极探索医疗联合体的医保总额付费等多种付费方式；同年 6 月，在《关于进一步深化基本医疗保险支付方式改革的指导意见》中提出，在医疗联合体中实行差异化支付政策。差异化支付也是医疗联合体中医疗保险支付方式的重点改革内容，如引导参保人员优先到基层就诊，对转诊住院患者按照差异化支付政策收费；并且医疗保险支付涵盖家庭医生签约服务费，发挥家庭医生在医疗保险控制费用方面的"守门人"作用。其次，在医疗服务价格方面：2019 年 5 月，卫生健康委与中医药局在《城市医疗联合体建设试点工作方案》中提到，要按照"总量控制、结构调整、有升有降、逐步到位"的原则，动态调整医疗服务价格。服务价格处于灵活的、动态的调整趋势，增强了医疗服务的普惠性、价格制定的科学性。最后，在医疗服务质量与能力方面：推进家庭医生签约服务制度，深化"以患者为中心"的服务理念，提高医务人员的服务能力，提高签约服务质量，提高人民对家庭医生的信任度与满意度。在区域内，加强医疗卫生机构的质量监管工作，落实相关管理制度，提升整体医疗服务质量与效能。医疗保险支付与价格的深入改革与医疗服务质量和能力的提高，有利于完善医疗保险支付方式及规范不合理的医疗行为，促进医疗资源的合理有效配置，为医疗联合体的发展提供重要保障。

第五，推进基层卫生人才工作。人是生产力中最活跃的因素，同样，医疗卫生人才也是医疗联合体发展的关键因素。重视基层医务人员的发展，有利于提升基层人民群众就医质量与基层医疗服务能力，科学合理引导基层就医需求。"十四五"规划指出，我国基层医疗服务能力薄弱仍是亟待关注的事实，应鼓励引导医务人员到基层服务。2017 年 4 月，国务院办公厅发布的《关于推进医疗联合体建设和发展的指导意见》提到，提升基层医疗服务能力，有利于医疗卫生服务体系整体效能的提升。基层医务人员作为居民健康的"守门人"，相关工作仍亟待推进。一是人才来源方面。人才来源渠道大多为支援型、帮扶型渠道，缺乏定向培养与多渠道引进，应合理设置招聘条件，改进招聘方式方法。此外，加强基层医务人员规范化培养基地建设，提升基层医务人员服务质量，为基层医疗提供人才后备库。二是专业人才方面。目前缺乏一定水平的临床与公共卫生方面的专业技术人才，难以满足基层人民群众多样化、差异化的健康需求。因此，要加强上级医院对基层的技术帮扶，有计划地为基层医疗卫生机构培养技术骨干，建设人才梯队。三是激励机制方面。激励方式有限，标准不一。应在医疗联合体内，统筹薪酬分配，激发医务人员积极性，除晋升与薪酬的奖励之外，在全国性评奖评优中，向基层全科医生倾斜，增强医务工作者的内在精神动力。

第六，坚持全方位监督与考核。对于医疗联合体的监督与考核工作不再仅仅停留于结果考核，还关注到对实施过程的监督与考核。2018 年 7 月，卫生健康委与中医药局联合发布《关于印发医疗联合体综合绩效考核工作方案（试行）的通知》，并指出要对区域内医疗联合体建设推进情况进行指导、监督，定期报告工作进展。这种全方位、全过程的监督与考核主要体现在三个方面：一是监管与考核对象方面。监管与考核对象不仅包括业务行为与业务量，还包括医保基金使用情况、机构间合作情况、双向转诊比例、基层服务能力提升、患者满意度、居民健康改善等指标。二是监测方式与考核体系方面。强调实行动态监测，适时总结监测结果，推广各地经验做法；建立考核评价体系的动态调整机制，坚持定量与定性结合、横向与纵向结合的考核标准。三是监测方法与考核制度方面。强调督导和评估工作采取明察与暗访相结合的方式，开展年度评估与不定期抽查工作；在考核方面实行定期报告制度，将各个阶段的行为都纳入考核体系。建立监管评估与绩效考核的全方位管理模式，既可以将成员医院的财政补贴资金、医务人员的晋升与薪酬挂钩，提高医疗卫生机构及医务人员的工作积极性，还可以避免大医院垄断医疗卫生资源、对基层医疗卫生资源进行"虹吸"，约束医务人员的逐利行为，确保医疗联合体的公益性特征。

总而言之，本研究利用内容分析法，以中央层面有关医疗联合体的 21 份政策文本为研究对象，运用 NVivo12 软件对其进行编码分析，认为我国医疗联合体可从以下方面进行完善与优化：构建多元化的筹资结构、形成紧密型的合作模式、实现"互联网＋医疗健康"融合发展、推动医疗保险支付与价格改革并提高医疗卫生服务质量与服务能力、推进基层卫生人才工作、坚持全方位监督与考核。

2.1.3　国内外医疗联合体研究综述

1. 国外医疗联合体研究综述

国际经验表明，分级诊疗是良好的医疗卫生服务模式，不同层级、不同类型医疗卫生机构之间的功能定位明确，有利于形成合理、有序的就医秩序，可促使医疗卫生资源合理配置，兼顾公平与效率。

英国拥有典型的、强制性的分级诊疗制度。英国通过相关法律法规、医疗保险制度和标准化质量管理制度保障其分级诊疗制度的顺利推进，具体如下：首先，法律明确规定了公民与全科医生签约事宜，由全科医生负责居民常见病、多发病的诊疗任务及康复服务等健康管理，若为疑难杂症，则由全科医生转到医院。其次，作为典型的福利性国家，其全民医保制度有力地对公民就医过程实行引导，促使患者合理利用不同的医疗卫生资源。最后，标准化的临床路径和分级诊疗程序有效地规范了诊疗行为和转诊流程。例如，英国国家卫生与临床技术优化研究所制定的临床路径为分级诊疗提供了技术支持与科学依据。英国还建立了国家质量框架，成为全科医生服务质量的考核标准，将评估结果与全科医生的薪酬绩效直接挂钩。为顺利推进分级诊疗制度，英国还建立了世界上最为严格的全科医生培养制度，基本过程如下：首先需要取得医学本科学位；其次接受两年基础培训，在不同科室轮转；最后接受三年的全科医生培训。

加拿大、德国、荷兰、法国等均建立了比较完善的分级诊疗服务体系。本研究通过比较国际上先进的分级诊疗服务体系，归纳、总结出以下特点：①各级各类医疗卫生服务机构定位清晰，分工明确，基层医疗卫生服务体系是整个医疗卫生服务体系的健康"守门人"。全科医生不仅负责疾病诊治，还肩负健康教育、用药指南、心理沟通等职责和任务。②分级诊疗与双向转诊均有法律、医疗保险制度及临床路径等配套措施予以保障。③基层医疗服务能力与服务质量是分级诊疗的基础和前提。

日本虽尚未在制度层面建立分级诊疗制度，但其医疗卫生服务模式为急慢分治，不同层级医疗卫生机构之间的功能定位和职责划分非常明确。日本将病床分为两类：普通病床和慢病专供病床（又称疗养病床），并根据床位的划分制定不同的医疗保险支付标准。患者的基层首诊比例达60%，很好地发挥了分级诊疗的作用和功能。

国外的分级诊疗工作开展较早且各有特点，可为我国相关研究提供借鉴。Birdasll（2017）从政府对医疗卫生领域的职责视角分析分级诊疗制度建设的基本情况。该研究提出居民的医疗卫生服务需求和健康需求日益增加，如果政府继续承担大部分医疗卫生费用，势必会引起政府财政危机。因此，政府应转变职能，通过有效的监督和管理手段来创造良好的市场环境。Robinson 和 Luft（1967）从市场失灵的视角分析分级诊疗制度的基本情况。该研究认为优质医疗卫生资源的稀缺性导致了市场在医疗卫生资源配置方面的失灵。由于患者和医疗卫生机构之间的信息不对称性，患者通常只能通过硬件设施及知名度等外在条件选择就医地点，导致医院往往通过扩大规模、购买高级医疗设备，而不是通过提升医疗服务质量和医疗服务能力增强竞争力，导致了三级医院"门庭若市"、基层医疗卫生机构"门可罗雀"的"倒金字塔"现象。Richard A. Mackey（2008）从医疗卫生机构的视角分析了分级诊疗制度建设情况。该研究认为加强不同医疗卫生机构之间的合理分工与有效协作可增强疾病的治疗效果。国外学者对分级诊疗制度实施效果评价主要集中于患者分流体系构建、纵向医疗卫生资源整合及对双向转诊制度评估等方面。

在医疗联合体实施效果评价方面，Joseph J. 等（2017）以美国 127 名全科医生为研究对象，采用随机对照试验对基层医疗服务质量进行了评价，结果表明，医疗联合体有利于保证患者和医务人员的良好沟通，有利于患者接受及时、有效的医疗服务。John 等的研究认为医疗联合体有利于改善基层医务人员与患者的关系，提高基层医务人员的诊疗水平及患者满意度，降低医疗卫生费用。Sicotte 等（2010）评价了加拿大基层医疗卫生机构与医院之间的信息交流计划，研究结果显示，用药信息、出院后续诊疗建议和复查随诊信息是基层医疗卫生机构为患者制订康复或者疾病管理计划非常重要的参考信息。国际上医疗联合体制度实施效果评估框架应用较广的主要有卫生系统绩效评估框架、OECD 国家评估框架、欧盟卫生系统绩效评价指标体系、英国卫生系统绩效评估框架关键指标体系等，这些框架发展较为成熟，为其他相关研究选择适宜的评估框架提供了科学依据。

2. 国内医疗联合体研究综述

在我们检索的文献中，关于医疗联合体的研究主要集中在以下四个方面：

一是医疗联合体实施现状、存在问题及原因分析。一方面，部分文献（董蕾等，2015）归纳总结了目前我国医疗联合体的实践，主要表现为：①定期培训医疗联合体内的基层医务人员，进一步提高基层医务人员的医疗服务能力。②建立双向转诊、预约诊疗机制等，优化诊疗流程，实现医疗卫生资源双向流动。③搭建统一的医疗卫生信息平台，充分发挥整合型医疗卫生信息系统对医疗联合体的支撑作用。④以高血压、糖尿病等慢性病为突破口，开展签约服务制度，并优先覆盖老年人、孕产妇、儿童、残疾人等重点人群，以需求为导向做实家庭医生签约服务。另一方面，诸多文献系统总结了医疗联合体存在的问题及主要原因。目前，全国已基本建立了不同形式的医疗联合体，各具特色，但均存在不同程度的问题，主要包括：①医疗联合体内各级医疗卫生机构之间的利益难以协调。②医疗卫生信息共享平台尚未搭建。③医疗卫生资源分配不均。④基层医疗卫生机构服务质量较差等。具有代表性的研究如下：张皓等（2017）通过系统动力学模型研究了医疗联合体的焦点问题，研究结果为目前我国提倡的分级诊疗模式尚未形成，主要原因包括四方面。①各级各类医疗卫生机构功能定位不清晰，职责划分不明确：患者首诊仍选择大医院，大医院人满为患，承担了大量常见病、多发病的救治任务，耗费了过多的时间和精力，导致大量医疗卫生资源被浪费。②基层医疗服务质量较差，患者信任度较低：基层医疗卫生机构受到人才队伍建设、医疗设备、信息管理系统等方面的限制，医疗服务质量较低，从而严重影响了患者对基层医疗卫生服务体系的信任度和满意度。③医疗卫生资源下沉还需要继续努力：尽管采取了众多促进优质医疗卫生资源下沉的干预措施，但医疗卫生资源的结构并没有发生明显变化。④医疗保险的经济杠杆作用没有充分发挥出来：城镇居民基本医疗保险和新型农村合作医疗保险对基层就医的报销比例和补偿额度较低，不能有效地提高基层医疗服务的利用率。满清龙等（2018）认为，目前医疗联合体存在基层首诊尚未落实、双向转诊渠道不畅通、基层医疗服务质量较差等问题，并从医疗卫生机构、患者及政策角度分析了原因，具体包括三方面。①基层首诊尚未落实：尽管实施了医疗保险制度的差异化支付和报销手段，但是患者自愿、主动选择基层医疗卫生机构进行首诊的可能性仍然较小。②双向转诊渠道不畅通：各层级医疗卫生机构的转诊患者比较单一，例如，医院多数转入患者来自下级机关，而转出患者大多转向更高级别的医疗卫生机构，且存在"转诊混乱、单向转诊"等问题。③基层医疗服务质量较差：基层医疗卫生机构缺乏适宜的薪酬待遇和晋升渠道，导致基层医疗卫生机构医务人员匮乏、医疗技术水平较低。马宏宇（2017）以安徽省医疗联合体为研究对象，采用个案分析方法，分析了安徽省医疗联合体发展过程中存在的问题，认为安徽省医疗联合体发展面临的问题主要表现在内部问题和外部问题两个方面。其中，内部问题主要表现为：产权不清楚，组织结构不紧密，是比较松散的医疗联合体，各个成员单位都是独立的个体，相互之间并不存在隶属关系，仅仅通过医疗联合体协议进行技术合作，不涉及业务管理、人事任免、财务管理等方面的整合与协同；利益分配机制不健全，牵头医院与其他成员单位之间存在不正当竞争，基层医疗卫生机构处于劣势地位，大医院在面对患者时更多的是考虑医院自身的经济利益，很难将患者向下转诊；医疗联合体内部的组织协调机制不完善，各成员单位的参与积极性不高，政府及相关卫生行政部门尚未出台对医疗联合体的绩效考核标准和实施方案，很多牵头单位还是停留在执行政府指令的层面上。外部问题表现为：医疗联合体运行机制不完善，例如在进行转诊的过程中，由基层医疗卫生机构向上转诊患者相对容易，但是在患者病情稳定后向下转诊时阻力非常大；文化观念的阻碍，主要表现为在我国，人民群众的无序就医观念早已根深蒂固，在自由的就医环境下，患者首先能想到的就是大医院、知名专家等，基层医疗卫生机构无人问津；缺乏统一的信息平台，基层的信息化建设滞后，各级各类医疗卫生机构之间的信息系统技术标准不一致，导致联合体内各成员单位医疗卫生信息系统尚未实现完全互联互通；双向转诊渠道不畅通等。

二是医疗联合体制度实施效果评价指标体系研究。国内关于医疗联合体制度实施效果评价指标体系的研究起步较晚，由于这项制度复杂、庞大，评估难度大，国内尚未形成统一的评价标准。李辉等（2013）通过文献研究法、焦点小组访谈法和德尔菲法构建了适用于评价新疆生产建设兵团内医疗联合体的指标体系，包括区域外部环境、核心医院内部环境、成员医院内部环境和合作条件共 4 个维度 47 个指标。2015 年，国务院颁布了医疗联合体制度的考核评级标准，为评价医疗联合体实施效果提供了借鉴意义。王清波等（2016）认为，可从基层首诊、双向转诊、服务质量、服务数量、医疗费用及患者体验等方面评估医疗联合体制度的实施效果。

三是医疗联合体实施效果评价研究。①部分研究从政策知晓率、患者满意度视角分析医疗联合体的实施效果。如华宏涛等（2018）通过对2013—2015 年上海某社区卫生服务中心就诊居民进行问卷调查或电话回访的方式了解其对医疗联合体政策知晓率及社区卫生服务中心的满意度情况。结果显示，2015 年该社区居民对医疗联合体工作内容知晓率、政策知晓率及社区卫生服务满意度均有明显上升。②有学者从医疗联合体的运行机制视角出发，分析医疗联合体的制度框架是否完善。如满清龙等（2018）从服务模式建设、卫生资源配置、资金保障与医保、人才培养和信息建设方面评估了四川省医疗联合体的实施效果。研究结果显示，四川省医疗联合体制度初见成效，但仍然存在基层首诊尚未落实、双向转诊渠道不畅、基层医疗卫生机构服务能力和医疗卫生服务质量较差等问题。③诸多学者从综合视角出发，评价医疗联合体对医疗卫生服务效率的影响。如赵大仁等（2016）通过问卷调查、定性访谈法收集成都市某社区卫生服务中心加入医疗联合体前后的相关数据，采用数据包络分析法（DEA）分析医疗联合体对社区卫生服务中心效率的影响。研究结果显示，在岗职工数、诊疗人次、住院人次均有所增长，DEA 效率结果相对有效，达到最佳值。高鹏等（2016）将优劣解距离法（technique for order preference by similarity to ideal solution，TOPSIS）与秩和比法模糊联合，采用医疗卫生资源配置（床位数、平均住院天数、病床周转次数）、工作负荷度（三级医院门诊人次、入院人次，社区卫生服务中心诊疗人次）、费用开支（社会卫生支出、个人卫生支出、政府卫生支出）等指标分析上海市医疗联合体的实施效果。研究结果显示，上海市医疗联合体发挥了积极作用，医疗卫生资源分配不均问题随着医疗联合体的发展得到缓解。④有部分学者从居民健康的视角出发，分析医疗联合体对社区慢病管理的影响。如张琦等（2015）采用随机对照试验研究方法，评价了某区域医疗联合体对高血压患者规范化管理的效果。研究结果显示，医疗联合体有利于提高高血压患者管理的连续性、有效性和规范性。

四是不同医疗联合体模式实施效果评价研究。目前，有部分学者研究了不同医疗联合体模式的实施效果。如薄云鹊等（2018）从患者视角出发，选择北京市某医疗联合体内 6 所基层医疗卫生机构，采用问卷调查、定性访谈等方法，分析医疗联合体实施前后基层医疗卫生机构患者对医疗联合体运行情况的认知与评价，并比较了基层医疗卫生机构患者对紧密型医疗联合体、松散型医疗联合体的认知与评价。研究结果显示，患者对社区首诊的支持率为 86.80%，紧密型医疗联合体内非常支持的比例（59.80%）明显高于松散型医疗联合体（44.90%）。黄海涌（2020）运用德尔菲法构建纵向紧密型医疗联合体综合绩效评价指标体系，包括"分工协作、医疗卫生资源上下贯通、医疗卫生服务效率和效益、可持续发展"四个部分共 19 个指标，并运用该评价指标体系对江苏省苏南、苏中、苏北三个地区 6 家纵向紧密型医疗联合体的综合绩效进行评价，结果显示，纵向紧密型医疗联合体的建设还存在诸多问题，因此政府需要努力促进医疗卫生服务、财政、医疗保障、民政、发展改革委等多个系统和部门通力合作，多管齐下；各级各类医疗卫生机构需要制定综合绩效考核标准和人员激励政策，调动各医疗卫生机构开展医疗联合体的积极性；居民需改变传统观念，倡导基层首诊。

通过对医疗联合体研究现状进行系统的总结、归纳和述评发现，国内外学者从不同视角对医疗联合体制度、不同医疗联合体模式及其实施效果进行了广泛研究和系统论证，成果颇丰，为本书开展医疗联合体及其模式对基层医疗服务质量影响的研究提供了坚实的理论基础和实证基础，具体表现如下：①现有研究对医疗联合体的内涵和外延进行了多重分析，为本研究界定医疗联合体的基本概念、理论基础、运行机制等提供了基本依据；②现有研究对医疗联合体制度的实施现状及存在问题的研究与论述，为本研究提供了广泛的论据；③现有关于医疗联合体实施效果评价的研究，为本研究构建医疗联合体实施效果评价模型与指标体系提供了依据。然而，国内研究尚有较大局限性，主要体现在以下方面：在评价指标上，已有研究大多运用 TOPSIS，采用医疗联合体实施效果评价指标如医疗卫生资源配置、工作负荷度、费用开支、医疗卫生服务效率等进行综合评价，抑或采用政策知晓率及医疗卫生服务满意度等主观性的评价指标，未见从结构、过程和结果三个维度，全面、系统地评估医疗联合体及其模式对基层医疗服务质量的影响研究。在研究内容上，已有研究大多关注医疗联合体实施现状及存在的问题分析，鲜有关于医疗联合体对基层医疗服务质量的影响研究，此外，关于不同医疗联合体模式实施效果比较研究的报道较少。在研究方法上，已有研究以定性研究居多，定量研究较少，且未见运用标准化病人方法针对具体疾病评价医疗联合体实施效果的研究，此外，已有研究均没有控制干预政策以外的时间等混杂因素对实施效果的影响，研究方法的科学性和研究结果的准确性均有待提高。因此，亟须对医疗联合体及其模式对基层医疗服务质量的影响进行全面、系统的研究。

2.2　医疗服务质量研究综述

2.2.1　理论模型

1. "结构—过程—结果" 医疗服务质量评价模型

1988 年，美国学者多纳比蒂安首次提出 "结构—过程—结果" 的医疗服务质量评价模型。该模型认为应该从结构、过程、结果三个维度评价医疗服务质量（见图 2-4）。结构评价，指医疗服务环境因素，包括医疗机构的组织结构、管理水平、仪器设备、医务人员数量及其构成、床位的配置、医疗技术水平等；过程评价，主要评价医务人员在诊断和治疗过程中是否符合诊疗规范，如是否正确使用抗生素药物、是否正确使用各种仪器进行检查、住院天数是否合理等；结果评价，指临床治疗的结果，即患者的疾病是否得到有效治疗，包括死亡率、二次入院率、院内感染率以及患者满意度等。多纳比蒂安的评价模型得到学者的广泛认同，目前国外学者大多以此为基础开展医疗服务质量评价研究。

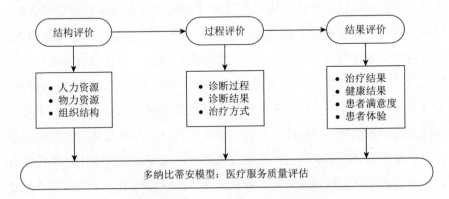

图2-4 多纳比蒂安的"结构—过程—结果"模型

国外研究经验表明，结构评价的结果和过程评价的结果并不总是一致的。相对于结构评价，过程评价能更好地反映医疗服务质量。相对于过程评价，结果评价也不可或缺，是医疗服务质量评价研究的重要组成部分，主要体现在：相对于诊疗过程，患者更关注治疗结果；过程评价所使用的数据更新比较困难，而结果评价数据更新比较容易；过程评价所采用的测量指标有限，并不能反映所有诊疗过程，其局限性需要用结果评价进行弥补。然而，结果评价也有自身的局限性，即当某家医疗卫生机构的患者数量相对较少时，结果评价的随机性就会较大，容易导致评价结果不够客观。因此，为全面、客观地反映医疗卫生服务质量，需要从结构、过程、结果三个维度进行系统的评价研究。

2. 美国国家医学院医疗服务质量评价模型

2001年，美国国家医学院将医疗服务质量分解为六个维度，并分别赋予了明确的内涵，形成了可操作化的医疗服务质量评价模型（见图2-5），具体维度如下：

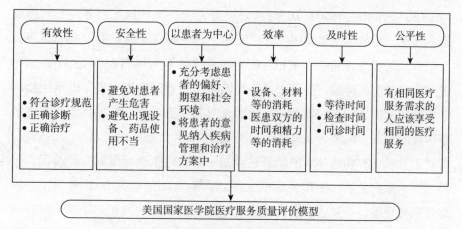

图 2-5　美国国家医学院医疗服务质量评价模型

有效性（effectiveness），指在医疗服务过程中，医务人员的问诊和检查符合标准的临床诊疗规范，以合理的技术为患者做出正确的诊断，采取正确的治疗措施。

安全性（safety），指在医疗服务过程中，避免对患者和医疗服务提供者产生危害，避免出现医疗设备、药品等使用不当的问题。

以患者为中心（patient-centeredness），也称回应性，即在医疗服务过程中，始终以患者为中心，充分考虑患者的偏好、期望、不安情绪和社会环境等，将患者的意见纳入疾病管理和治疗方案中。

效率（efficiency），指医疗设备、材料、医患双方的时间和精力等方面的浪费，可从医疗服务费用方面考虑。

及时性（timeliness），从医疗卫生机构提供医疗服务的时间、患者等待时间、医患沟通时间等方面考虑，及时的医疗服务是为了避免因等待、延误或不充分的医患沟通而对患者造成危害。

公平性（equity），有相同医疗服务需求的人应该享受相同的医疗服务，不因患者的性别、年龄、种族和其他社会经济条件而改变。

3. 医疗服务的"以患者为中心"模型

Szasz（1956）等首次提出"以患者为中心"（patient-centered）的概念，用于区别传统以医务人员为中心或以疾病为中心的医疗服务模式。Balint（1969）认为，"以患者为中心"是将患者理解为一个独特的人类。

Laine 和 Davidoff（1996）认为，"以患者为中心"的医疗服务是及时回应患者需求。目前学术界运用较为广泛的是 Stewart（2001）提出的"以患者为中心"的概念，包括六个相互影响的关键要素（见图 2-6）：①探索患者的疾病和病痛体验。医务人员是否能够从患者的角度出发，既从生物医学角度探索患者的疾病体验，也能够及时关注患者对病痛的体验。②理解整体性的个人。医务人员是否在诊疗过程中综合考虑患者整个人的情况，即对患者疾病和病痛体验的理解是否基于患者的生活处境和发展阶段，包括患者的家庭关系、工作关系和社会关系等。③达成共识。医务人员是否尊重患者意愿，寻求与患者就疾病、治疗和管理达成共识。④结合预防和健康促进。医务人员是否能够提供集医疗、预防和健康促进于一体的服务。⑤加强医患关系。医务人员是否能够与患者建立长期有效的关系。⑥务实性。包括个人限制、时间和资源可用性等现实性问题。

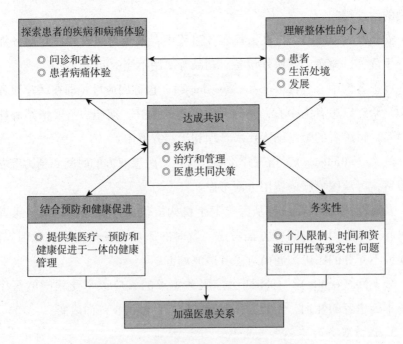

图 2-6　"以患者为中心"的医患沟通模式

资料来源：STEWART M. Towards a global definition of patient centered care ［J］. British medical journal, 2001, 322（7284）: 444-445.

此外，Cordella（2004）提出医患沟通动态模型（Dynamic Model of Doctor – Patient Communication）（见图 2 – 7）。该模型模拟了医患沟通的全过程，分析了医患沟通各个方面的具体体现，并提出一些医患沟通的建议。该模型指出，在医患沟通信息不对称的情况下，医务人员需要同时扮演医务人员、同伴和教育者三种角色，从而降低信息不对称性，提高患者依从性，改善医患关系，进而提高患者满意度、改善患者健康状况等。其中，由于医务人员掌握着专业的知识和技术，在医患沟通中处于优势地位，主要是利用自身的医学专业知识为患者分析病情、寻找和比较医疗计划、治疗和管理疾病等，同时，医务人员也要尊重患者的自主性，在医患沟通过程中将患者纳入决策主体，充分调动患者的参与积极性；同伴的角色要求医务人员具备共情能力和同理心，与患者建立一种社会沟通和交流模式，主动询问患者的生病缘由、生活习惯，并对患者的病痛表示同情，询问患者康复后的健康管理计划，以便患者将医务人员视为同伴，愿意分享自己的经历、痛苦及对未来的期望等；教育者的角色要求医务人员告诫患者不要吸烟、保持良好的生活习惯等。

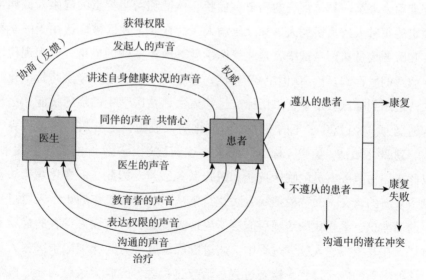

图 2 – 7　医患沟通动态模型

资料来源：CORDELLA M. The dynamic consultation：a discourse analytical study of doctor – patient communication［M］. Amsterdam：John Benjamins Publishing, 2004.

医疗卫生服务"以患者为中心"模式的三个维度很好地契合了"生物—心理—社会"的医学模式。1977 年，美国精神病学家恩格尔（G. L. Engel）对传统生物医学模式的局限性提出批判，进而提出了"生物—心理—社会"医学模式（Bio – Psycho – Social Medical Model）。该模式强调人的整体性，在疾病管理过程中充分考虑患者的心理因素和社会情景对疾病发生、发展及转归的影响，同时给予生物、心理、社会相关的治疗与管理方案，不仅要治疗患者的生物学意义上的疾病，更强调治疗患者的心理病和社会病。

2.2.2 评价方法

目前评价医疗服务质量最常用的方法有标准化病人法、现场观察法、查看病历或处方、临床录像、患者体验调查法等方法。

1. 标准化病人法

标准化病人（standardized patients，SP）起源于 20 世纪 60 年代，由美国南加州大学 Howard Barrows 首次提出。标准化病人是指受过严格培训后，能准确表现某一具体疾病的病史、症状、体征和情绪特点的健康人或病情稳定的正常人或真实病人。标准化病人最初在北美地区被广泛用于医学教育和医务人员执照考试中，是北美医学教育改革实践的成果，成为现代医学教育的里程碑。到 20 世纪 80 年代，超过 80% 的北美医学院将标准化病人法运用到临床教学中，采用标准化病人法评估医学生的临床技能和医患沟通能力。经过 20 多年的发展，标准化病人成为行之有效的医学教育方法。到 20 世纪 90 年代，标准化病人法逐渐被运用于实际的临床实践中，以此来评估医务人员的临床技能和医疗服务质量。因此，标准化病人法被赋予了新的含义，又称模拟病人法，是指从事非医疗工作的正常人经过反复的标准化、系统化的培训后能够形象地表现某种疾病病人特有的症状和体征，在其模拟病人就诊过程中，通过隐蔽录音等方式详细记录医务人员对该种疾病的问诊过程、检查过程、治疗过程等，并收集医患沟通、医疗费用等相关信息，从而对医疗服务质量进行评价。

2. 其他常用方法

通过系统回顾国内外文献可知，现场观察法（clinical observation）、临床录像（clinical vignettes）、查看病历或处方（chart abstraction）、患者体验调查法（patient experience survey）也是常用的医疗服务质量评价方法。

现场观察法，通过现场观察对医务人员的诊疗行为和医疗服务质量进行评价，该方法简单易行，成本较低，但会产生霍桑效应，不能真实反映医务人员的服务质量。

临床录像法是通过录像的方式对医务工作者的诊疗行为和服务质量进行评价，该方法与现场观察类似，简单易行，成本较低，也存在霍桑效应。

查看病历或处方是指通过病历或处方中的记录来评价医务人员的诊疗行为。该方法常用于评价住院服务质量，评价结果也较为可靠，但存在明显缺陷：病历或处方只反映了部分信息，不能完整地记录整个诊疗过程及其细节。对于门诊服务质量来说，处方质量较差，特别是位于一些经济欠发达及医疗服务落后地区的基层医疗卫生机构，尚未普及电子信息系统，纸质的、不统一的处方难以满足医疗服务质量评价需要。

患者体验调查法是指通过对已接受过医疗服务的真实患者进行问卷调查，一方面了解医务人员是否以患者为中心提供医疗卫生服务，如医务人员是否耐心地倾听患者说话，是否用患者能听懂的方式解释病情及治疗方案等；另一方面了解医疗卫生机构的就诊环境和安全情况，如诊室和医疗设备是否保持干净、病房是否安静等；此外，采用该方法可以获得患者的整体评价。该方法能很好地将人的期望融入医疗服务过程中，但由于不同患者有不同的期望，甚至相同患者在不同时期也有不同的期望，期望越高，对医疗服务的要求就越高，患者体验的满足感就越低。此外，患者体验调查属主观评价，容易受患者个性特征的影响，存在回忆偏倚，容易导致评价结果不够客观、准确。

2.2.3　国内外医疗服务质量研究综述

1. 国外医疗服务质量研究综述

国外相关研究集中于五个方面：综合评价医疗服务质量、针对具体疾病评价医疗服务质量、医疗服务质量评价指标体系构建、医疗服务质量影响因素研究和"以患者为中心"医疗服务模式相关研究。

第一，国外学者从不同视角综合地评估了医疗服务质量。2017 年，国际权威医学期刊 *Lancet* 发布了全球 195 个国家和地区 1990—2015 年医疗服务质量的变化情况及排行榜。该研究根据 32 种传染病、呼吸道疾病、心脏病及癌症等的死亡率建立了"医疗可及性和质量指数"（Healthcare Access and Quality，HAQ），评估分值在 0 ~ 100 分。研究结果显示，25 年间，全球 195 个国家和地区的医疗服务质量都有所改善，医疗可及性和质量指数从 1990 年的 40.7 增长到 2015 年的 53.7。但地区差距不断扩大，最高与最低医疗可及性和质量指数国家之间的差距有所增大（1990 年为 28.6，2015 年为 96.4）。排名前 10 位的国家除澳大利亚外均为西欧国家。日本、英国、美国、中国分别排名第 11、第 30、第 35、第 61 位。2014 年，世界卫生组织（WHO）和经济合作与发展组织（OECD）发布了一份联合调查报告，针对亚太地区国民的健康状况、亚健康因素、卫生资源分布、政府财政投入与医疗质量五大板块进行了详细的调查与阐述。该报告根据 1 岁儿童疫苗接种率、急性心肌梗死及中风患者入院 30 天后死亡率、乳腺癌及宫颈癌死亡率等指标评估了 25 个国家和地区的医疗服务质量，明确指出中国在医疗质量评价方面可以说是完全空白。Herman 等（1990）从抗生素使用强度出发，深入研究了 26 个欧洲国家的医疗服务质量安全性。研究结果显示，不同国家抗生素使用强度存在较大差异，抗生素的耐药性与使用强度呈正相关关系。

第二，国外学者选择具体疾病评估医疗服务质量。由于医院病种众多，而不同疾病的诊疗规范又千差万别，因此很难对所有疾病的医疗服务质量进行综合评价。国外学者在进行医疗服务质量评价时，大多选择 1 ~ 2 种常见具体疾病作为研究对象，重点关注过程评价和结果评价，通过查阅患者的住院病历或门诊处方对医务人员的诊疗规范和治疗效果进行深度分析。在住院质量评价方面，Ewig 等（2009）以德国 388406 名肺炎住院患者为研究对象，采用过程评价指标和结果评价指标对医疗服务质量进行了评价。Rajendra 等（2010）以美国密歇根州 10 所医院的急性心肌梗死患者为研究对象，评价了急性心肌梗死疾病的医疗服务质量。美国外科学会外伤委员会通过 30 多年的研究创建了外伤的过程评价指标体系和结果评价指标体系，并采用这些指标体系评价了美国数百家医院的外伤疾病的医疗服务质量。英国上消化道外科协会采用过程评价指标和结果评价指标对英国医院胆囊结石疾病的医疗服务质量进行了系统研究。在门诊服务质量评价方面，国外大多采用标准化病人方法对门诊服务的诊疗过程和治疗结果进行评价。例如，印度学者 Das 等（2012）针对心绞痛、哮喘及小儿腹泻三种疾病来评价印度的门诊医疗服务质量，研究结果显示，印度门诊服务质量较低，且城市和农村之间的差异较大。Gladsome 等（2009）以美国 20个门诊医务人员为研究对象，采用标准化病人方法评价了门诊医疗服务质量。

第三，医疗服务质量评价指标体系研究。1985 年，美国马里兰州医院协会提出的国际医疗服务质量评价指标体系（International Quality Indicator Project，IQIP）成为国际上最主要的医疗服务质量评价体系。该体系重点关注医疗服务质量的结果指标，并采用科学的统计分析和数据管理方法来监测医疗服务质量的现状及变化趋势，目的在于实现医疗服务的可持续性和稳定性。芬兰学者 Hiidenhovi 等（2010）认为可用 12 个指标来测量医疗服务质量，具体包括：问诊信息、专业技能、服务意识、检查信息、药物信息、治疗方案、病情发展信息、隐私保护、检验效率、总体治疗成功率、疗程信息、守约等。Victor Sower 等（2006）认为可用 7 个指标评价医疗服务质量，包括关心与尊重、效果与连续性、适宜性、信息、效率、饮食、第一印象等。

第四，大量国外文献分析了医疗服务质量的影响因素。Thi 等（2002）选择了 533 名住院患者，在其出院 2 周后开展住院服务质量调查，发现住院患者的性别、年龄、受教育程度、入院时的自评健康状况、住院天数、医院就诊环境均会影响患者满意度及医疗服务质量。Mosadeghrad 等（2009）从患者、医务人员及医疗卫生服务体系三个层面分析了医疗服务质量的影响因素。研究结果显示，在患者层面，患者的经济水平、受教育程度、态度及行为、治疗依从性及配合度、疾病的严重程度均会影响医疗服务质量；在医务人员层面，医务人员的性格和人格魅力、医患沟通能力、临床知识与技能、工作动机均会影响医疗服务质量，其中临床知识与技能是最主要的因素；在医疗卫生服务体系层面，医疗卫生资源的可及性、医院的管理水平及不同医疗卫生机构之间的协作程度可在宏观层面影响医疗服务质量。Brown 等（2004）则运用更宏观的理论框架，从患者个人、家庭及社区、医务人员及医疗卫生服务体系五个维度梳理了可能影响医疗服务质量的因素。研究结果显示，患者的性别、年龄、种族、受教育程度、职业类型、经济水平及其家庭和所在社区的平均收入水平、犯罪率等均会对医疗服务质量产生影响。除此之外，医疗卫生服务体系因素，如医疗卫生资源的可及性、基层医疗卫生机构与上级医院之间的联动程度也会对医疗服务质量产生影响。

第五，"以患者为中心"的医疗服务模式相关研究。国外有关"以患者为中心"的医患沟通模式的研究主要集中在效果评价和干预措施。首先，"以患者为中心"的医患沟通模式至关重要，其有利于降低医疗卫生费用、提高医疗卫生服务效率、提高患者满意度和依从性，进而改善医疗服务质量和患者健康状况。Spann（2004）的研究显示，"以患者为中心"的医患沟通模式有利于降低医疗卫生费用，并在一定程度上提高了医疗服务质量。Starfield 和 Shi L.（2004）的研究认为，"以患者为中心"的医患沟通模式有助于提高居民健康水平，降低医疗服务成本，可以提升医疗服务在不同人群中的公平性和可及性。Zachariae 等（2003）的研究显示，在医患沟通过程中医务人员是否具有共情能力与患者满意度显著相关。Ishikawa 等（2002）对 140 名癌症患者的调查研究指出，医务人员通过尽可能多的开放性问题鼓励患者积极表达自己的症状和主观体验，有利于提高患者的满意度。在"以患者为中心"的医患沟通模式质量评估方面，不同评估机构针对不同评估领域形成了诸多评估模型，如针对基本医疗卫生的 Primary Care Assessment Survey（Safran 等，1998）、Primary Care Assessment Tool（Shi 等，2001）、Components of Primary Care Instrument（Flocke，1997）、Consultation Quality Index（Howie，2002）等。其次，国外研究经验表明，开展医患沟通能力培训是构建和优化"以患者为中心"的医患沟通模式的重要途径之一。同时，"以患者为中心"的医患沟通能力培训既需要加强对医务人员的培训，也需要针对患者进行培训。例如，Das 等（2016）发表在国际顶级期刊 *Science* 上的文章显示，对印度没有接受过正规医疗培训的基层医务人员进行为期 9 个月的培训后，基层医务人员疾病正确管理率显著上升。Hamann 等（2017）针对住院精神分裂患者进行患者参与培训，包括患者权力、医患共同决策的前景、医患沟通能力等，研究结果显示，经过 6 个月的沟通培训后，患者参与医患决策的态度和行为较为积极。

2. 国内医疗服务质量研究综述

开展医疗服务质量评价研究是改善医疗服务质量的重要环节，是医疗质量管理研究的核心内容之一，能否通过正确的标准和方法，对医疗服务质量做出科学、客观、公正的评价，直接影响到改善医疗服务质量工作的成败。目前，我国在医疗服务质量方面的研究与国外先进研究水平有较大差距，迄今为止，国内没有任何关于医疗服务质量评价的研究获得国际学者认可。2014 年 11 月，世界卫生组织（WHO）和经济合作与发展组织（OECD）发布了一份联合调查报告，针对亚太地区国民的健康状况、亚健康因素、卫生资源分布、政府财政投入与医疗质量五大板块进行了详细的调查与阐述，明确指出中国在医疗质量评价方面可以说是完全空白。鉴于此，2015 年 2 月 2 日，网易等国内多家知名媒体发表了题为《重量更要重质：中国亟须建立医疗质量评价体系》的文章，呼吁建立中国的医疗质量评价体系，并以此开展医疗服务质量评价。

我国关于医疗服务质量的评价研究起步较晚，主要集中在以下四个方面：

一是医疗服务质量评价指标体系研究。赵明钢、梁铭会等（2009）通过文献法、群体决策法（头脑风暴、德尔菲法、名义群体法）建立了中国医疗质量指标体系；薛迪、周萍等（2011）采用文献法、典型调查、专家咨询构建了基于"基础质量—环节质量—终末质量"的指标体系。徐莉等（2009）对我国综合性医院医疗服务质量评价指标的系统评价显示，在纳入研究的 119 篇文献中共引用指标 166 项，若按指标来源分类，在引用次数前 15 位的指标中没有基础质量指标，过程评价指标仅占 6.7%，结果评价指标占 93.3%；许星莹等（2009）对医院服务质量监督评价指标体系的循证结果也得出了类似的结论。

二是医疗服务质量评价实证研究。目前，国内使用的医疗服务质量评价分析方法主要包括描述性统计分析法、病种病历分析法和综合分析法、患者满意度分析法，其中综合分析法又包括 TOPSIS 法、综合指数法与秩和比法。如刘磊等（2010）评价了 2007 年西部 11 个省份共 725 所县级医院的服务质量。研究采用综合评价方法，就县级医院的卫生人力情况、医疗设备情况、房屋建设情况、科研投入情况、病床使用情况、平均感染率、手术诊断符合率、平均住院日等进行综合评价。研究结果显示，中国西部县级医院的服务质量较低。李丽勤等（2012）分析了 4 省 5 家三级甲等公立医院的住院医疗服务质量。研究运用综合指数法，采用 4 类 10 个指标全面地评估了 5 所医院的医疗服务质量，分别为服务强度（年出院人数、医务人员人均每日负担住院床日）、服务效率（病床使用率、病床周转次数、出院者平均住院日）、服务质量（治愈率、好转率）、服务费用（平均每住院床日收费水平、住院药品收入占住院收入的比例、出院人均费用）。尚斌（2017）分析了内蒙古 1 所公立医院的患者满意度，结果显示患者对医疗服务的技术水平、医疗费用、服务态度等方面的满意度均较低。

三是关于"以患者为中心"医疗服务模式的研究。国内学者针对国内"以患者为中心"的医患沟通模式的研究尚不系统。在理论上，学者梁海伦（2019）系统梳理了"以患者为中心"医疗服务模式的理论基础、实施策略、医患共同决策模式、国内外发展现状、认证评估和改革措施等，并指出推进"以患者为中心"的医疗服务与管理面临如下挑战：碎片化的政策环境阻碍了整合式服务的实现；医患关系日益复杂；信息技术滞后难以支撑高质量服务的实现；团队医疗协调性有待优化；医疗支付与财务体系缺乏可持续性激励机制。高雅靖等（2021）从医患共享决策沟通的理论模型、影响因素、推动医患共享决策沟通的干预措施等方面进行了系统综述，研究认为，实行医患共享决策沟通模式，通过鼓励医务人员与患者充分讨论决策方案及患者的价值观和偏好，有利于增进医患之间的信任关系，缓解患者的负面情绪，并认为开展医患沟通培训、拓展医患沟通形式及工具、研制量性工具、优化决策支持方式是有效推动"以患者为中心"共享决策医患沟通的干预措施。定量证据主要集中于测量患者对医务人员的不满意、不信任和医患冲突等，对医务人员"以患者为中心"的医患沟通模式及其优化机制的实证研究较少。Jing（2019）分析了"以患者为中心"的医患沟通模式的效果，研究认为，"以患者为中心"的医患沟通模式既可以直接影响患者满意度和信任度，同时社会资本作为中介变量会加强"以患者为中心"的医患沟通模式对患者满意度的影响程度。Liao 等（2018）的研究指出，由中山大学全球卫生研究中心联合七所高校共同研究开发的虚拟标准化病人系统通过虚拟现实技术，在手机或计算机上虚拟患者就诊过程和医务人员的诊疗过程，旨在评价基层医疗服务质量、培养基层医务人员诊疗能力和医患沟通能力。王峥嵘等（2017）采用人文关怀沟通记录表评估医患沟通过程中的人文关怀情况，并指导医护人员进行"以患者为中心"的沟通，进而提高患者满意度。

四是关于医疗服务质量影响因素的研究。对医疗服务质量影响因素的研究主要包括内部和外部两个分析视角：影响医疗服务质量的外部因素主要包括患者的城乡分布和收入水平，主要的结论为相比于农村地区，城市的医疗服务质量更高，收入水平越高的人群越容易享受到更高水平的医疗服务质量。此结论已得到国内外相关研究结果的支持。该视角的研究目前已有较多成果且结论明确，因此大多研究者不再将医疗服务质量外部因素作为研究医疗服务质量影响因素的重点，而是聚焦于医疗服务本身，即分析其内部因素对医疗服务质量影响的研究。

关于医疗服务质量的核心影响因素是技术质量还是功能质量，多数研究者进行了探究。如刘芸（2013）通过《中国卫生健康统计年鉴》数据，采用因子分析法综合分析影响医疗服务质量的内部因素，研究结果显示，医疗服务的可获得性、医疗服务的专业化程度和医疗服务效果是影响医疗服务质量的三大内部因素。可获得性是指医疗卫生机构的床位配置、人力资源及医务人员的服务态度等，被认为是影响医疗服务质量最主要的因素；医疗服务的专业化程度指标主要通过医疗机构的感染率、医疗机构的服务能力等指标反映；医疗服务效果主要包括急诊抢救成功率和入院与出院诊断符合率等指标。此外，医疗服务的可获得性和专业化程度被划分为医疗服务的功能质量；而医疗服务效果被认为是影响医疗服务质量的技术因素。

此外，陈烈平等（2011）以基层医疗卫生机构为研究对象，采取半结构式访谈方法，调查 8 位卫生行业管理者对医疗服务质量及其影响因素的看法，研究结果显示，影响医疗服务质量的因素主要有以下几个：医务人员的技术水平、薪酬待遇、晋升渠道、接受培训的机会和经历、职业发展道路；基层医疗卫生机构基础设施建设情况；新医改的影响力度；不同层级、不同类别医疗卫生机构之间的分工与协作程度。方选芝等（2014）以云南省人民医院为研究对象，运用个案研究方法分析影响医疗服务质量的因素，研究结果显示，能否为患者提供个性化的诊疗方案和疾病管理计划，并对患者进行定期随访均会显著影响医疗服务质量；医疗机构的就诊流程、医疗费用、医院的管理效率、是否有畅通的渠道供患者表达不满的情绪等也会影响医疗服务质量。

通过系统回顾医疗服务质量研究现状后发现，国内外学者从不同视角研究了医疗服务质量，成果颇丰，为研究提供了很好的实证分析与理论研究平台，具体表现如下：①现有研究对医疗服务质量的概念、特性等进行了多重分析，为本研究界定医疗服务质量的基本概念、构建医疗服务质量评价的理论模型等提供了基本依据。②现有研究对医疗服务质量的评价指标体系进行了全面的分析，为本研究构建基层医疗服务质量评价指标体系提供了依据。③现有研究关于医疗服务质量评价方法，为本研究评估医疗联合体及其模式对基层医疗服务质量的影响提供了科学依据。④现有研究从不同维度评估了医疗服务质量，为本研究评价基层医疗服务质量奠定了基础。

通过对国内外医疗服务质量研究现状进行总结后发现，国内研究尚存在较大局限性，主要体现在以下方面：①国内尚未形成一个科学、合理和相对统一的医疗服务质量评价指标体系，大多数实证研究缺少理论框架，未见有依据多纳比蒂安的"结构—过程—结果"评价模型和美国国家医学院提出的医疗服务质量评价模型（医疗服务的有效性、安全性、及时性和"以患者为中心"理念的践行情况）进行医疗服务质量评价的研究结果。②大部分研究仅仅关注结果评价指标而极少关注过程评价指标，而且评价指标的准确性和敏感性不足。③研究采用的数据大多来源于医院行政数据，如医疗事故发生率、出院诊断符合率等，由于这些指标是医院上报数据，本身的准确性值得怀疑，并不能反映真实的医院服务质量。不仅如此，国际经验表明，医院行政数据不能反映医疗服务诊疗过程，因此，采用这些数据评价医疗服务质量有较大缺陷。④已有研究大多关注医院的服务质量,针对基层医疗服务质量的研究较少,针对医疗联合体背景下基层医疗服务质量的研究尚不多见。⑤国内研究大部分针对医院的服务质量进行综合评价,然而,由于不同疾病的诊疗流程差别很大,国外学者大多针对某种疾病深入地分析其医疗服务质量,国内尚未见运用此方法对城市基层医疗服务质量进行系统研究的相关报道。⑥已有研究均没有控制干预政策以外的时间等混杂因素对实施效果的影响,研究方法的科学性和研究结果的准确性均有待提高。因此,亟须对医疗联合体及其模式对基层医疗服务质量的影响进行系统的研究。

第 3 章　资料与方法

3.1　资料来源

3.1.1　数据来源

本研究选择陕西省 A 市 7 个区内所有提供基本医疗服务的社区卫生中心为研究对象，分别于 2017 年 5—8 月和 2018 年 8 月开展了医疗联合体及其模式对基层医疗服务质量影响的现场调查。现场调查由两部分组成：首先是针对社区卫生服务中心基本情况的调查。研究人员于 2017 年 5 月开展机构调查，并且告知社区卫生服务中心负责人，将于 3 个月后开展标准化病人调查，但不告知具体时间，避免基层医务人员提前获知调查时间而改变其行为（即避免霍桑效应），同时研究需要通过隐蔽的录音设备全程记录医务人员的诊疗过程，需要获得知情同意。其次采用标准化病人法开展医疗质量调查。本研究还收集了 2016 年社区卫生服务中心统计报表数据。

3.1.2　调查问卷及调查内容

本研究使用的调查问卷由世界银行（World Bank）开发，由美国斯坦福大学 Scott Rozelle、Sean Sylvia 联合陕西师范大学团队本土化后，在陕西农村卫生室和乡镇卫生院医疗服务质量评价研究中使用。在此基础上，结合本研究的研究目的、研究内容、城市基层医疗服务机构的特征等对其进行修正，同时吸收了国内外诸多专家与临床医务人员的意见和建议。本研究的调查问卷包括社区卫生服务中心基本情况调查表和标准化病人就诊调查表。

首先是社区卫生服务中心基本情况调查问卷。社区卫生服务中心基本情况调查主要包括社区卫生服务中心基本情况及医疗联合体实施情况，包括医疗卫生人力情况、医疗设备情况、诊疗服务量、收入情况、医疗联合体实施时间、医疗联合体模式和具体举措等，社区卫生服务中心基本情况调查数据用于基本情况描述和结构评价。

其次是标准化病人就诊调查表。通过标准化病人方法，基于常见门诊疾病（哮喘和不稳定型心绞痛）开展医疗服务质量调查，包括疾病诊断和治疗、药品和检查、医患沟通、就诊时间和医疗费用等，用于过程评价和结果评价。

3.1.3 抽样设计与样本量

机构调查抽样设计及样本量：本研究选择陕西省 A 市为样本地区，研究现场为社区卫生服务中心，采用分层整群抽样方法确定社区卫生服务中心的调查样本。A 市现辖 11 个区 2 个县，共 109 个街道、67 个镇、782 个社区和 2991 个行政村，73.4% 的居民居住在城市地区。截至 2016 年，A 市基层卫生医疗机构达 5338 个，其中社区卫生服务中心为 119 个。本研究选择 A 市 7 个城区所有提供基本医疗服务的社区卫生服务中心（共 61 个）开展研究，其中，参加医疗联合体的机构有 54 个，72% 的机构于 2015 年底加入医疗联合体（共 39 个），其余机构均于 2016 年初加入了医疗联合体。参加紧密型医疗联合体和松散型医疗联合体的机构分别为 13 个和 41 个（见表 3 - 1）。

表 3 - 1 调查规模 单位：个

区域	样本量（N）	参加医疗联合体（N）		医疗联合体模式（N）	
		是	否	紧密型	松散型
A 区	8	8	0	3	5
B 区	9	9	0	2	7
C 区	8	8	0	2	6
D 区	8	8	0	5	3
E 区	6	6	0	0	6

区域	样本量（N）	参加医疗联合体（N）		医疗联合体模式（N）	
		是	否	紧密型	松散型
F 区	12	12	0	1	11
G 区	10	3	7	0	3
合计	61	54	7	13	41

标准化病人就诊抽样设计及样本量：本研究招聘标准化病人模拟哮喘和不稳定型心绞痛患者在社区卫生服务中心"就诊"。标准化病人就诊调查共开展两轮，每种疾病每轮就诊 2 次。因此，2 轮共完成 488 次标准化病人就诊调查。其中，4 次调查中存在数据缺失的问题。因此，本书共纳入 484 次标准化病人就诊调查数据。其中，在参加医疗联合体的机构收集430 个，在参加紧密型和松散型医疗联合体的机构分别收集 108 个和 322个（见表 3 – 2）。

表 3 – 2　标准化病人调查完成情况　　　　　单位：个

年份	样本量（N）	参加医疗联合体（N）		医疗联合体模式（N）	
		是	否	紧密型	松散型
2017 年	242	215	27	54	161
2018 年	242	215	27	54	161
合计	484	430	54	108	322

3.1.4　调查质量控制

本调查依托美国中华医学基金会项目、国家自然科学基金项目和内蒙古自然科学基金项目，来自哈佛大学、斯坦福大学、牛津大学、莫纳什大学及西安交通大学具有丰富卫生政策评价及医疗服务质量研究经验的专家负责项目的设计和论证、质量控制、技术指导等工作。本次调查在国际合作项目组的领导下，由西安交通大学卫生管理与卫生政策研究所的博士、硕士组成调查组，在 A 市卫生局、各区县卫生局及社区卫生服务中心负责人的支持下完成。为保证调查顺利开展和调查质量，本研究在各阶段进行了严格的质量控制，具体如下：

一是调查方案设计。项目组专家围绕调查目的、调查内容等对调查方案及调查表中相关指标进行了认真筛选和反复修正，形成初步的调查方案及调查表。在此基础上开展预调查，根据预调查中出现的问题再次修正调查方案及调查问卷。

二是调查员培训、标准化病人的招募与培训。首先，挑选调查员并进行全面的调查培训是保证调查质量、取得可靠数据的前提保障。本研究确定了 1 名责任心强、组织能力强及专业知识扎实的课题负责人，负责整个调查过程及数据质量监督，及时发现并纠正调查中存在的问题。确定 10 名专业基础知识扎实、工作认真细致、社会交往能力较强、具有丰富调查经验的调查人员，由调查负责人就研究目的、研究内容、调查问卷及填写方法、调查注意事项等对调查员进行全面培训和规范化指导。其次，通过严格的招募流程确定了 10 名标准化病人，具体包括向社会公开发布招募公告、筛选报名表、面试等环节，根据严格、公正的评分标准确定最终人选。随后在标准化病人方法、模拟就诊注意事项、剧本等方面进行培训。

三是保证标准化就诊的随机性。研究从四个方面保证研究的随机性。首先，招募成功的标准化病人被随机指派扮演某种疾病患者；其次，招募的标准化病人和调查员随机分配；再次，随机分配单个标准化病人的就诊医院；最后，标准化病人进入医院后不允许自由选择医务人员，如果医院需要挂号，则按照挂号医务人员就诊。

四是现场调查与资料整理。首先，调查员及时核查问卷的完整性和逻辑性，查漏补缺，纠正错误。其次，在每天调查结束后，调查员需整理调查录音、检查调查问卷、总结调查中存在的问题，及时向调查负责人汇报。最后，调查负责人汇总当天调查中存在的问题并提出解决措施，及时反馈给各组调查员及标准化病人。针对标准化病人反复出现的问题，再次集中指导与培训，保证调查质量。

五是数据录入与清洗。首先，运用 Epidata 3.1 软件建立数据库，采用双录入方式对调查结果进行逐一录入。其次，运用 Stata 15.0 软件进行数据清洗。

3.2 研究方法

3.2.1 研究设计

本研究选择参加医疗联合体的社区卫生服务中心（干预组）和未参加医疗联合体的社区卫生服务中心（对照组）为研究对象，参照有对照的干预前后比较设计，运用差异中的差异方法，采用2017年、2018年干预组和对照组评价指标的变化来评估基层医疗机构在加入医疗联合体后基层医疗服务质量的变化情况（见图3－1）。

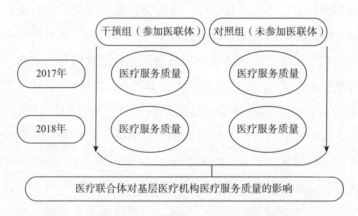

图3－1　医疗联合体对基层医疗机构医疗服务质量的影响

因此，医疗联合体实施效果＝（2018年干预组评价指标－2017年干预组评价指标）－（2018年对照组评价指标－2017年对照组评价指标）。

本研究选择参加紧密型医疗联合体的社区卫生服务中心（干预组）和参加松散型医疗联合体的社区卫生服务中心（对照组）为研究对象，参照有对照的干预前后比较设计，运用差异中的差异方法，结合多元回归模型，采用2017年、2018年干预组和对照组评价指标的变化来评估社区卫生服务中心在加入紧密型医疗联合体后基层医疗服务质量的变化情况（见图3－2）。

因此，紧密型医疗联合体实施效果＝（2018年干预组评价指标－2017年干预组评价指标）－（2018年对照组评价指标－2017年对照组评价指标）。

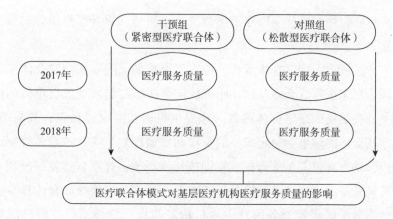

图3-2 医疗联合体模式对基层医疗机构医疗服务质量的影响

3.2.2 A市医疗联合体制度框架

1. 医疗联合体具体措施

2015年4月，陕西省A市印发了《A市医疗联合体建设工作实施方案（试行）》。该方案明确提出了A市医疗联合体建设的总目标，即通过建设发展医疗联合体，在各级医疗卫生机构之间建立统筹协调和分工合作机制，着力提升基层医疗卫生机构的诊疗水平、运行效率，合理分流就诊患者，逐步建立"基层首诊、双向转诊、急慢分治、上下联动"的分级诊疗模式。2015年，在每个城区都建立1~2个医疗联合体，力争2016年实现全市基层医疗卫生机构医疗联合体全覆盖。此外，该方案从总体上规定了医疗联合体的总体布局，即根据行政区划，结合医疗卫生资源分布及百姓就医习惯，在每个区县建立1~2个医疗联合体。在城区主要组建由综合型三级医院牵头的医疗联合体；在郊县区继续推行县、镇、村一体化和区域信息协同模式。同时充分发挥各级各类医院专科优势，形成具有儿科、眼科、妇产科、中医科、骨科等专科特色的医疗联合体。各三级医院可因地制宜，优先结合本单位卫生支农对象和行政区划内的社区卫生服务中心组建医疗联合体。有能力的三级医院可跨区组建医疗联合体。截至2016年底，A市共形成18个区域医联体、7个专科医联体，涵盖了61所社区卫生服务中心，全市累计上转患者18127人次，下转6544人次。

总体来看，医疗联合体制度框架的核心在于完善内部分工协作机制，促进医疗联合体内部优质医疗卫生资源上下贯通，提升医疗服务质量，具体措施如下：

第一，制定医疗联合体章程，统一发展规划，开展医疗联合体绩效综合考评。制定医疗联合体章程，明确规定牵头医院与其他成员单位的权利与义务。在明确医疗联合体内各医疗卫生机构功能定位和职责的前提下，由医疗联合体的理事会制定统一的章程和发展规划，实行"总体控制、实时监控、动态调整"的管理模式，即按年度调整医疗联合体发展规划、按季度考核任务的完成情况、按月份考核运行效率。由医疗联合体理事会和综合性三级医院定期对各医疗卫生机构就其医疗服务质量、医疗服务能力、运行效率等进行综合考评。

第二，促进人力资源有序流动，建立二三级医院全科医师团队到基层医疗卫生机构服务制度。统一调配医技等资源，医疗联合体内统筹薪酬分配。全科医师团队由医疗团队和管理团队共同组成。医疗团队由二三级医院的专家和技术骨干组成，主要负责：①定期到基层坐诊，保证至少每天有1～3名专家到基层服务；②负责上转患者在院内的接诊、分诊工作及下转患者的康复指导工作。管理团队的成员兼任各基层机构业务主任职能，负责制定符合基层实际的指导方案、培训课程及人员配置方案等。

第三，提升基层医疗卫生服务能力，加强对基层医务人员的业务指导、培训与绩效考核，牵头医院需要定期安排基层医务人员到上级医院进行免费进修。充分发挥医疗联合体牵头医院的引导作用和带头作用，通过临床带教、业务指导、教学查房、科研和项目协作等方式，促进优质医疗卫生资源下沉。此外，在医疗联合体内部推行临床指南和临床路径，逐步实行规范化、同质化诊疗服务。牵头医院定期对医疗联合体内医务人员进行统一考核，医疗联合体内医务人员的职称晋升，需要通过牵头医院的考核，未通过的医务人员不能参加各级卫生行政部门组织的职称评定。

第四，理顺运行机制，加强绩效考核。制定激励政策，根据医疗联合体的考核结果，做好绩效考核，合理分配取得的效益，有条件的医疗联合体可以给予下沉专家一定补贴，以充分调动各成员单位的积极性，实现医疗联合体可持续发展。

第五，创建统一的预约诊疗平台，优化服务流程。在确保安全的情况下，开展医疗联合体内检验、检查结果互认，避免重复检查和医疗卫生资源浪费。

第六，完善双向转诊制度，建立绿色通道。开展医疗联合体内双向转诊工作，落实基层首诊制度，完善转诊流程，上级医院对通过基层转诊的患者优先安排诊治。

第七，统一信息平台，实现医疗卫生信息共享。利用现有的医疗卫生信息平台，实现医疗联合体内不同医疗卫生机构之间的信息共享，积极组建区域影像诊断中心、心电诊断中心、临床检验中心、医用消毒供应中心等优质医疗卫生资源共享平台。

为促进医疗联合体的顺利推进，A 市综合运用医疗、医保、医药等手段提高基层医疗卫生机构服务能力和服务质量，加强部门协调、政策支持等，为医疗联合体的发展与建设奠定了良好的基础，具体如下：

在医疗方面，首先，加强基层医疗卫生机构的能力建设。加大对基层医疗卫生机构的投入力度，共投入 6.22 亿元专项资金，先后完成 210 个社区卫生服务中心、100 个乡镇卫生院和 3117 个村卫生室的规范化、标准化建设任务。其次，构建全科医学体系，加强对基层医务人员的培训与指导。在二级以上医院全面设置全科医学科，建立全科医师服务团队 637 个，推行全科医生签约服务，签约 251 万余人。就基层医务人员的培训而言，根据社区卫生服务中心统计报表数据可知，截至 2016 年底，平均每个社区卫生服务中心医务人员参加医疗联合体内部举办的岗位培训 22 人次（最大值为 74 人次，最小值为 0 人次，中位数为 8 人次），平均每个社区卫生服务中心医务人员接受继续医学教育 37 人次（最大值为 73 人次，最小值为 0 人次，中位数为 33 人次），平均每个社区卫生服务中心医务人员到上级医院进修半年以上的人数为 0.79 人（最大值为 4 人，最小值为 0 人，中位数为 0 人）。最后，做好医师派驻工作。根据社区卫生服务中心统计报表数据可知，截至 2016 年底，近 70% 的社区卫生服务中心有上级医院派驻的医师进行教学查房、巡诊、会诊及业务指导。

在基本医疗保险层面，提高了新农合在基层的报销比例，门诊报销比例由之前的乡镇级 40%、村级 50%，分别提高到 65% 和 75%。调整了城镇职工基本医疗保险、城镇居民基本医疗保险政策，采用连续住院累加计算起付标准的措施，鼓励百姓到基层就医，调动广大人民群众到基层医疗卫生机构就诊的积极性和主动性。

在医药方面，完善基本药物制度。完成了社区卫生服务中心、乡镇卫生院和村卫生室基本药物的配送、目录增补及非基本药物的补充工作。

2. 医疗联合体模式

就医疗联合体的模式而言，目前 A 市形成了两种典型的模式：紧密型医疗联合体和松散型医疗联合体。

首先是紧密型医疗联合体。在紧密型医疗联合体中，由牵头医院直接托管社区卫生服务中心，形成"医院＋社区"的区域医疗联合体新模式，组建三级医院与社区卫生服务中心一体化的服务模式，其典型的特征是社区卫生服务中心主任直接由三级医院中较为优秀的科主任担任，实施管办分离，统一行使医疗联合体内的业务管理权、人事调配权、经营决策权。三级医院组建高级职称专家团队和医师团队，通过多种方式如坐诊、查房、授课、带教、定期的质量监督等，解决社区卫生服务中心人员不足的问题，提高基层医疗服务质量。还为社区卫生服务中心配备了彩超、全自动生化仪等医疗设备，以便社区卫生服务中心增加相应的检查、检验项目，满足患者基本需求。同时组建了医学影像中心，搭建医疗联合体内不同医疗卫生机构之间的全程会诊系统，实现信息共享、疑难报告结果诊断、检查结果互认等。总而言之，该模式在医疗服务、信息共享、财务核算、规范管理等方面合作紧密，旨在实现资源下沉。

其次是松散型医疗联合体。A 市形成了典型的"医疗联合体＋全科医生"模式，由三级医院、二级医院和社区卫生服务中心共同组成。医疗联合体成立后，由三级医院对二级医院进行查房和业务指导，组建专家团队到基层转诊、巡诊，由优秀的健康宣讲师到基层巡回讲解，开展健康教育讲座，建立了良好的三级医院与基层医疗卫生机构之间的分工与协作机制。总而言之，该模式侧重于各医疗卫生机构之间的技术协作，旨在实现各医疗卫生机构之间的资源共享和技术协作。

3.2.3　医疗服务质量评价模型

1. 医疗服务质量评价模型

本研究将多纳比蒂安的"结构—过程—结果"评价模型与美国国家医

学院提出的医疗服务质量评价模型相结合，用于评估医疗联合体及其模式对基层医疗服务质量的影响。在运用"结构—过程—结果"模型评价医疗服务过程质量时，主要考核医务人员的行为是否与临床诊疗规范相符合，是否为患者提供正确的诊断和正确的治疗。然而，由于疾病差别和个体差异的存在，在制定与执行临床诊疗规范和质量控制标准上存在难度。因此，已有研究在评价医疗服务过程质量时，大多采用诸如医疗费用、药品费用、医师日均担负诊疗人次等指标，重点探讨医疗服务的效率，而忽略了医疗服务的有效性、安全性和及时性。本研究采用标准化病人方法，将哮喘和不稳定型心绞痛的症状和体征标准化，通过招募、系统地培训标准化病人，按统一的标准和诊疗规范模拟这两种疾病的特征，合理地控制了疾病差异和个体差异。因此，可采用美国国家医学院提出的医疗服务质量评价模型，全面、系统地评估基层医疗服务的有效性、安全性和及时性，以弥补已有研究的不足。

在进行医疗服务结果质量评价时，已有研究往往采用确诊率、治愈率、好转率等正向指标及医疗技术事故发生率、院内感染率等负向指标。然而，上述指标不太适宜评价社区卫生服务中心的医疗服务质量，主要原因在于社区卫生服务中心主要为常见病特别是慢性病患者提供诊疗服务，故而上述指标的敏感性较差。国外医疗服务重视以人为本、以患者为中心，强调充分考虑患者的偏好、期望、不安情绪和社会环境等，将患者的意见纳入疾病管理和治疗方案中。美国国家医学院提出的医疗服务质量评价模型将"以患者为中心"作为医疗服务的六大质量改进目标之一。因此，本研究将"以患者为中心"作为基层医疗服务的结果指标，详见图 3 - 3。

2. 医疗服务质量评价指标的定义及赋值方法

本研究的结构、过程、结果评价指标具体如下：

结构维度，包括医疗卫生人力、医疗设备、医疗服务量、医疗收入情况，主要用于评价基层医疗卫生资源配置的合理性和结构适宜性。

过程维度，主要包括医疗服务的有效性、安全性和及时性，主要用于评价基层医务人员的行为是否符合临床诊疗规范，是否能为患者提供正确的诊断和治疗，医患沟通是否及时、充分，具体如下：

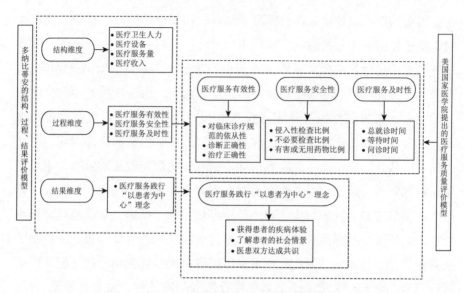

图 3 – 3 基层医疗服务质量评价模型

首先，本研究采用三个指标评估医疗服务的有效性：①基层医务人员对临床诊疗规范的依从性，主要包括：基层医务人员对临床诊疗规范中推荐问诊条目的依从性、对必要问诊条目的依从性、对推荐检查条目的依从性及对必要检查条目的依从性。②诊断正确性。③治疗正确性。

——特定疾病的问诊条目和检查条目是根据国家临床指南制定并根据基层医疗卫生机构的实际情况加以修改，其中哮喘包括16个推荐问诊条目（5个必要问诊条目）和4个推荐检查条目（1个必要检查条目），不稳定型心绞痛包括18个推荐问诊条目（4个必要问诊条目）和5个推荐检查条目（2个必要检查条目）。

——诊断正确性，根据预先确定的诊断标准将诊断结果分为正确诊断、部分正确诊断和不正确诊断。哮喘和不稳定型心绞痛的诊断结果分类见表3 – 3。

——治疗正确性，将治疗方案分为正确治疗和不正确治疗。不稳定型心绞痛的治疗方案包括开药和转诊两种，根据世界卫生组织的规定，转诊也是正确的治疗；对于哮喘的治疗则是根据医务人员的开药进行判断。在药物治疗中，医务人员给出规定的任何一种正确的药物即为正确治疗。哮喘和不稳定型心绞痛的治疗判断标准见表3 – 3。

表3-3 哮喘和不稳定型心绞痛诊断正确性和治疗正确性判断标准

诊断正确性	哮喘	不稳定型心绞痛
正确诊断	哮喘/过敏性哮喘	心绞痛/不稳定型心绞痛、冠心病
部分正确诊断	过敏、呼吸问题	心脏病、心脏问题
不正确诊断	医务人员给出的其他诊断，如肺部问题、心脏问题、感冒、中暑、支原体感染、心肌炎、心肌供血不足、植物神经紊乱、心悸、冠心病等	医务人员给出的其他诊断，如心肌炎、心律不齐、心悸、胸闷、肝气郁结、神经痛、疝气、肺癌、更年期综合征、胸痹（气滞血瘀）等
治疗正确性	哮喘	不稳定型心绞痛
正确治疗	支气管扩张剂、茶碱、吸入或口服皮质类固醇、白三烯抑制剂、吸入抗胆碱能类	阿司匹林、他汀类药物、β-阻滞剂、血管紧张素转换酶抑制剂、脑心通胶囊、速效救心丸中任何一种，或转诊到上级医疗卫生机构
不正确治疗	转诊或医务人员开出其他药物，如阿司匹林、氯吡格雷、抗血小板剂、血液稀释剂、β受体阻滞剂、ACE抑制剂、血管扩张剂、其他心脏药物、吗啡、其他止痛药物、口服补液盐、口服电解质溶液、锌、抗生素、抗溃疡药物、精神药物等	医务人员开具其他药物，如三七片、丹参、通脉颗粒、万通、琥乙红霉素片、辅酶Q10胶囊、乙酰螺旋霉素片、单硝酸异山梨酯、血压药物、谷维素、尼美舒利片、头孢拉定胶囊、止痛药等

其次，本研究采用三个指标评估医疗服务的安全性：①侵入性检查的比例；②不必要检查的比例；③有害或无用药物的比例。

最后，医疗服务的及时性。本研究选择总就诊时间、等待时间、问诊时间三个指标测量医疗服务的及时性。

结果维度，以患者为中心。研究采用三个维度来测量医疗服务践行"以患者为中心"理念的情况：①获得患者的疾病体验；②了解患者的社会情景；③医患双方达成共识。首先，获得患者的疾病体验包括两部分：一是从生物医学角度探索患者的疾病（通过问诊过程和检查获得）；二是关注患者本人对疾病的主观体验。其次，本研究通过家庭住址、家族史和职业三个指标来测量患者的社会情景。最后，本研究通过问卷中五个问题来测量医患双方之间的共识：①医务人员对该疾病的了解程度；②医务人员在就诊过程中给予充分的解释和说明；③医务人员对治疗方案的解释和说明；④医务人员是否给出医嘱（除吃药外的医嘱）；⑤对接诊医务人员总体喜欢程度。

基层医疗服务质量评价指标及赋值方法见表3-4。

表 3-4 基层医疗服务质量评价指标及赋值方法

基层医疗服务质量评价指标		计算方法/赋值方法	资料来源
1	基层医疗服务的有效性		
1.1	基层医疗服务对临床诊疗规范的依从性		
1.1.1	基层医疗服务对临床诊疗规范中推荐问诊条目的依从性	医务人员涉及的推荐问诊条目数/诊疗规范中所有推荐问诊条目数×100%	临床诊疗规范、标准化病人调查与录音
1.1.2	基层医疗服务对临床诊疗规范中必要问诊条目的依从性	医务人员涉及的必要问诊条目数/诊疗规范中所有必要问诊条目数×100%	
1.1.3	基层医疗服务对临床诊疗规范中推荐检查条目的依从性	医务人员涉及的推荐检查条目数/诊疗规范中所有推荐检查条目数×100%	
1.1.4	基层医疗服务对临床诊疗规范中必要检查条目的依从性	医务人员涉及的必要检查条目数/诊疗规范中所有必要检查条目数×100%	
1.2	基层医疗服务的诊断正确性和治疗正确性		
1.2.1	正确诊断率	医务人员给出的正确诊断数/所有诊断数×100%	临床诊疗规范、标准化病人调查与录音
1.2.2	部分正确诊断率	医务人员给出的部分正确诊断数/所有诊断数×100%	
1.2.3	不正确诊断率	医务人员给出的不正确诊断数/所有诊断数×100%	
1.2.4	正确治疗率	医务人员给出的正确治疗数/所有治疗数×100%	
1.2.5	不正确治疗率	医务人员给出的不正确治疗数/所有治疗数×100%	
2	基层医疗服务的安全性		
2.1	侵入性检查的比例	给出侵入性检查的医患互动/所有医患互动×100%	临床诊疗规范、标准化病人调查与录音
2.2	不必要检查的比例	给出不必要检查的医患互动/所有医患互动×100%	
2.3	有害或无用药物的比例	给出有害或无用药物的医患互动/所有医患互动×100%	

续表

基层医疗服务质量评价指标	计算方法 / 赋值方法	资料来源
3 基层医疗服务的及时性		
3.1 总就诊时间	总就诊时间	标准化病人调查与录音
3.2 等待时间	等待时间	
3.3 问诊时间	问诊时间	
4 基层医疗服务的以患者为中心		
4.1 探索患者的疾病及其主观体验		
4.1.1 从生物医学角度探索患者的疾病（disease experience）		
4.1.1.1 医务人员涉及的推荐问诊条目	医务人员是否涉及临床诊疗规范中的推荐问诊条目，若涉及了，得分为 1；若未涉及，得分为 0；计算推荐问诊条目的总得分	
4.1.1.2 医务人员涉及的推荐检查条目	医务人员是否涉及临床诊疗规范中的推荐检查条目，若涉及了，得分为 1；若未涉及，得分为 0；计算推荐检查条目的总得分	临床诊疗规范、标准化病人调查与录音
4.1.1.3 医务人员涉及的必要问诊条目	医务人员是否涉及临床诊疗规范中的必要问诊条目，若涉及了，得分为 2；若未涉及，得分为 0；计算必要问诊条目的总得分	
4.1.1.4 医务人员涉及的必要检查条目	医务人员是否涉及临床诊疗规范中的必要检查条目，若涉及了，得分为 2；若未涉及，得分为 0；计算必要检查条目的总得分	
4.1.2 关注患者本人对疾病的主观体验（illness experience）		
当标准化病人表现出焦虑时，医务人员能通过安抚患者的情绪，使患者感到轻松，愿意描述自身的症状和表达对疾病的担忧	运用 5 分李克特量表赋分：非常同意、比较同意、不确定、比较不同意、非常不同意，分别赋值 5 分、4 分、3 分、2 分和 1 分	标准化病人调查与录音

基层医疗服务质量评价指标		计算方法/赋值方法	资料来源
4.2	了解患者的社会情景（understanding the whole person）		
4.2.1	医务人员是否询问患者的家庭住址	若询问了，得分为1；若未询问，得分为0	临床诊疗规范、标准化病人调查与录音
4.2.2	医务人员是否询问患者的家族史	若询问了，得分为1；若未询问，得分为0	
4.2.3	医务人员是否询问患者的职业	若询问了，得分为1；若未询问，得分为0	
4.3	寻求和患者就疾病、治疗和管理达成共识（finding common ground）		
4.3.1	医务人员对疾病的了解程度	运用5分李克特量表赋分：非常了解、比较了解、不确定、比较不了解、非常不了解，分别赋值5分、4分、3分、2分和1分	标准化病人调查与录音
4.3.2	医务人员在就诊过程中给予充分的解释和说明	运用5分李克特量表赋分：非常同意、比较同意、不确定、比较不同意、非常不同意，分别赋值5分、4分、3分、2分和1分	
4.3.3	医务人员对治疗方案的解释和说明	运用5分李克特量表赋分：非常同意、比较同意、不确定、比较不同意、非常不同意，分别赋值5分、4分、3分、2分和1分	
4.3.4	医务人员是否给出（除吃药外）医嘱	若给出医嘱，得分为1；若没有，得分为0	
4.3.5	总体上，患者是否喜欢该医务人员	若喜欢，得分为1；若不喜欢，得分为0	

78

3.2.4 标准化病人质量评价方法

本研究选择国际上先进的医疗服务质量评价方法，即标准化病人方法评估医疗联合体及其模式对基层医疗服务质量的影响。该方法需完成以下环节：

1. 病历选择

由于每种疾病的诊疗规范不尽相同，国外学者在对医疗服务质量进行评价时大多选用几种有代表性的疾病，以此反映医疗卫生机构的整体医疗服务质量。以此为指导思想，本研究选择哮喘和不稳定型心绞痛开展基层医疗服务质量研究，原因如下：一是这两种疾病均有较高的发病率。首先，不稳定型心绞痛为临床较常见的严重心血管疾病之一，常表现为放射性胸部不适、疼痛，且程度不断加重，并伴有胃部不适、呼吸不畅、心悸、出汗等症状，若未及时治疗，并发急性心梗的概率高达10%以上，严重影响患者的生活质量，并对生命安全构成威胁。随着我国老龄化进程的不断加剧，不稳定型心绞痛并发冠心病在中老年人群中的发病率为1%～1.4%，并呈现不断上涨的趋势。陕西省国家第五次卫生服务调查报告显示，陕西省城乡居民的心绞痛发病率为1.8%。其次，全世界哮喘病例数高达1.6亿，而我国支气管哮喘病例数占其中的1%～3%，即我国约有2000万名支气管哮喘患者。该疾病是一种多发的呼吸系统疾病，常常反复发作，严重影响患者的生活质量。二是这两种疾病的诊疗过程不需要过多地借助仪器设备，此外，在就诊过程中遇到侵入性检查（侵入性检查包括血常规、胸片、肺功能检查以及使用B超机、彩超机或X光设备等进行诊断的检查）的可能较小，如哮喘通过血压、脉搏、体温测量、听诊等检查就可以诊疗判断，能够有效保护标准化病人。因此，在模拟就诊过程中标准化病人不容易被医务人员识别，被证实比较适合于基层医疗服务质量评价。三是这两种疾病可以用来评估基层医疗卫生机构的转诊正确率（世界卫生组织指出，对于哮喘患者基层医疗卫生机构一般不需将其向上级医院转诊，而对于较严重的心绞痛患者则需转诊）。

2. 标准化剧本开发

设计良好的标准化剧本对于标准化病人完成就诊调查和保证调查质量

至关重要，国家对哮喘和不稳定型心绞痛有详细的诊断和治疗指南，即临床诊疗规范，其中规定了两种病历的问诊条目和检查项目。根据两种疾病的临床诊疗规范分别设计剧本。初步设计完成后，邀请国外相关研究专家及国内具有丰富临床经验的医务人员进行指导，补充完善剧本。剧本的主要内容包括背景故事（需要模拟病人的性别、年龄、家庭住址、联系方式、现病史、既往史、家族史等）、就诊开场白（描述症状及时间，例如针对不稳定型心绞痛，开场白可设置为：医生，我最近 1 周胸口疼）、基本症状描述（医务人员可能问的问题及患者的标准化答案）、检查（医务人员可能做的检查及患者的标准化答案），并对就诊过程中可能出现的问题设定了基本的应对原则。

3. 标准化病人的招募与培训

首先是标准化病人招募。标准化病人的选择需要严格满足以下招募要求：①有良好的身体状况；②非医疗工作者，以此避免医疗工作者的专业知识影响医务人员的判断；③具备良好的记忆能力、沟通能力和随机应变能力，保证能准确记忆标准化剧本中的内容，能妥善应对就诊过程中可能出现的各种问题；④年龄在 35~55 岁；⑤时间上能够保证全程完整参与培训与调查。

基于以上招募要求，通过微信、公众号、网络等平台向社会公开招募标准化病人。正式发布招聘广告后，收到 20 份标准化病人报名表。通过筛选报名表、面试等环节，根据严格、公正的评分标准确定最终人选。面试环节如下：①自我介绍。包括姓名、年龄、职业、身体状况（有无呼吸道疾病、心脏方面的疾病等）等方面，用于收集标准化病人的人口学、社会学特征和身体状况，该环节满分 20 分。②现场表演。针对工作人员提出的某种疾病或症状进行现场表演，模拟该疾病或症状的临床表现（如疼痛、气短等），用于评价标准化病人的表演能力，该环节满分 20 分。③复述面试材料。标准化病人随机抽取事先设计的五段文字材料，经过一分钟时间记忆材料后脱稿复述，主要复述材料中的时间、地点、任务、事件等关键信息，用于评价标准化病人的记忆能力和语言表达能力，该环节满分 40分。④提问和互动环节。对面试人员存在的疑惑进行解答，满分为 20 分。

工作人员根据面试评分表对每个面试者的表现进行打分，并给出综合意见。根据综合得分和推荐意见，最终确定了 10 名标准化病人。

其次是标准化病人培训。标准化病人的培训形式如下：①浏览剧本，修正剧本。培训负责人讲解剧本，加深标准化病人对剧本的了解。②角色扮演。通过标准化病人与调查员之间互相练习、标准化病人两两之间互相练习、培训负责人与 1 位标准化病人模拟就诊过程三种方式进行训练，其他人观察并记录优点及需要改进的地方。③观看视频，听录音。观看预培训期间制作的标准化病人就诊视频与录音，所有人记录该标准化病人的优点及需要改进的地方。④集中模拟，检验培训成果。由调查员和标准化病人模拟就诊过程，其他人观察并进行记录，每组结束后其他人提出意见和建议。

4. 调查员培训

调查员培训形式如下：①修正调查问卷。培训负责人讲解问卷，调查员有问题及时提出，在此基础上修正问卷。②熟悉录音整理过程。学习录音整理软件，模拟录音整理过程。③集中模拟，检验成果。由调查员模拟问卷填写过程和录音整理过程。

5. 标准化病人就诊

分别对两种疾病的 5 名标准化病人和调查员进行编号（1 号至 5 号），调查员与标准化病人一同前往样本社区卫生服务中心进行就诊调查，具体调查过程及注意事项如下：①两种疾病的标准化病人分别单独到样本社区卫生服务中心就诊，每个标准化病人进入社区卫生服务中心后必须根据实际就诊程序确定医务人员，严禁自主选择医务人员，以确保研究的随机化。②标准化病人在进入社区卫生服务中心前打开录音设备，进入社区卫生服务中心后全程记录医务人员的接诊过程。③为了获取诊断结果，在就诊结束前如果医务人员未给出诊断结果，标准化病人需要采取恰当的方式询问医务人员诊断结果。④就诊结束后，对应的调查员需要立即对标准化病人进行问卷调查，详细记录问诊过程、检查过程、就诊时间、医患沟通等信息。⑤根据购买的药品和处方资料以及支付的全部费用收集药品和医疗费用信息。

6. 伦理学审查和知情同意

因标准化病人法在就诊调查环节中需使用隐蔽的录音设备对医务人员提供医疗服务的全过程进行记录，涉及伦理问题，需获得相关部门的批准。

本研究是基于"西安交通大学健康科学中心伦理委员会"批准而开展的（批准号为 2015 - 406），因项目课题性质，伦理委员会认为使用隐蔽的录音设备符合伦理原则。此外，本研究在调查开展前三个月左右还获取了由机构负责人签订的知情同意书。

3.2.5　差异中的差异方法

本研究对医疗联合体实施效果进行评估时选择差异中的差异方法。差异中的差异方法（difference - in - difference），又称倍差法或双重差分，由 Ashenfelter、Card 等于 1985 年首次提出，被广泛用于政策效果评估，其基本思想为：某项政策的实施会产生受到政策影响的群体（干预组）及没有受到政策影响的群体（对照组）。若可获得干预组和对照组在该项政策实施前后的相关信息，则可通过将两组间变量本身的趋势差异变化从实施前、实施后两期的变量总差异中分离出来，获得该政策对实验组的净效应值。由于本研究无法获得医疗联合体实施之前基层医疗服务质量相关数据，因此，参照差异中的差异的研究设计，收集干预组 1（参加医疗联合体）、对照组 1（未参加医疗联合体）及干预组 2（参加紧密型医疗联合体）、对照组 2（参加松散型医疗联合体）2017 年、2018 年的医疗服务质量相关数据，通过将两组间变量本身的趋势差异变化从 2017 年、2018 年两期的变量总差异中分离出来，获得在医疗联合体实施过程中，基层医疗服务质量的变化情况。

计算思路如下：首先，计算干预组的结果指标在 2017 年、2018 年的差值；其次，计算对照组的结果指标在 2017 年、2018 年的差值；最后，将所得的两个差值相减，即为干预组在医疗联合体实施过程中医疗服务质量的变化情况。双重差分具体形式如下：

$$y_{it} = \beta_0 + \beta_1 Treat_i + \beta_2 T_t + \beta_3 Treat_i \times T_t + \mu_{it} \qquad (3-1)$$

式中：y_{it} 为被解释变量，代表个体 i 在 t 时间的观测值；$Treat_i$ 为虚拟变量，若样本属于干预组，则 $Treat_i$ 为 1，若样本属于对照组，则 $Treat_i$ 为 0；T_t 为时间虚拟变量，若为 2017 年，则 T_t 为 0，反之则为 1。此时，交互项 $Treat_i \times T_t$ 前面的系数 β_3 就是政策的净效应，β_3 可以由双重差分获得（见表 3 - 5）。

表 3 - 5　差异中的差异模型下政策的净效应

项目	政策实施组 （干预组）	非政策实施组 （对照组）	政策实施差异
2017 年	$\beta_0 + \beta_1$	β_0	β_1
2018 年	$\beta_0 + \beta_1 + \beta_2 + \beta_3$	$\beta_0 + \beta_2$	$\beta_1 + \beta_3$
两期差异	$\beta_2 + \beta_3$	β_2	β_3

差异中的差异的方法可以有效控制时间因素的影响。除此之外，本研究还采用了差异中的差异方法与多元回归相结合的方法进一步控制其他可观测混杂因素（如标准化病人基本特征、机构基本特征变量、疾病等）对结果的影响。评估医疗联合体对社区卫生服务中心医疗服务质量影响时的回归模型如下：

$$y_{it} = \beta_0 + \beta_1 Treat_i + \beta_2 T_t + \beta_3 Treat_i \times T_t + \sum \delta_{it} x_{it} + \mu_{it} \quad (3-2)$$

式中：y_{it} 为被解释变量，代表个体 i 在 t 时间的观测值；$Treat_i$ 为虚拟变量，若样本属于干预组，则 $Treat_i$ 为 1，若样本属于对照组，则 $Treat_i$ 为 0；T_t 为时间虚拟变量，若为 2017 年，则 T_t 为 0，反之则为 1。此时，交互项 $Treat_i \times T_t$ 前面的系数 β_3 就是政策的净效应，β_3 可以由双重差分获得。x 为控制变量。

本研究首先以年份为自变量，以标准化病人性别、医务人员性别及年龄、机构性质为控制变量，控制了疾病、区县、机构及就诊年、月、日的固定效应，分析医疗联合体对基层医疗服务质量的影响，其中年份与是否参加医疗联合体交互项的系数为医疗联合体的影响效应。其次以年份为自变量，以标准化病人性别、医务人员性别及年龄、机构性质、参加医疗联合体年限为控制变量，控制了疾病、区县、机构、就诊时间的固定效应，分析紧密型医疗联合体对基层医疗服务质量的影响，其中年份与参加紧密型医疗联合体交互项的系数为紧密型医疗联合体的影响效应。差异中的差异模型中变量的设置与描述见表 3 - 6。

表 3-6 差异中的差异模型中变量的设置与描述

变量	变量类型	变量说明
因变量		
1 基层医疗服务的有效性		
1.1 基层医疗服务对临床诊疗规范的依从性		
1.1.1 基层医疗服务对临床诊疗规范中推荐问诊条目的依从性	连续变量	连续变量：0~100%
1.1.2 基层医疗服务对临床诊疗规范中必要问诊条目的依从性	连续变量	连续变量：0~100%
1.1.3 基层医疗服务对临床诊疗规范中推荐检查条目的依从性	连续变量	连续变量：0~100%
1.1.4 基层医疗服务对临床诊疗规范中必要检查条目的依从性	连续变量	连续变量：0~100%
1.2 基层医疗服务的诊断正确性和治疗正确性		
1.2.1 正确诊断性	二分类变量	0=其他诊断；1=正确诊断
1.2.2 正确治疗性	二分类变量	0=不正确治疗；1=正确治疗
2 基层医疗服务的安全性		
2.1 侵入性检查	二分类变量	0=无侵入性检查；1=有侵入性检查
2.2 不必要检查	二分类变量	0=无不必要检查；1=有不必要检查
2.3 有害或无用药物	二分类变量	0=无有害或无用药物；1=有害或无用药物
3 基层医疗服务的及时性		
3.1 总就诊时间	连续变量	连续变量
3.2 等待时间	连续变量	连续变量
3.3 问诊时间	连续变量	连续变量

续表

变量	变量类型	变量说明
4 基层医疗服务的以患者为中心		
4.1 探索患者的疾病及其主观体验		
4.1.1 从生物医学角度探索患者的疾病		
4.1.1.1 医务人员涉及的推荐问诊条目得分	连续变量	就每个推荐问诊条目而言：0＝医务人员未涉及该条目；1＝医务人员涉及该条目。计算推荐问诊条目的总得分
4.1.1.2 医务人员涉及的推荐检查条目得分	连续变量	就每个推荐检查条目而言：0＝医务人员未涉及该条目；1＝医务人员涉及该条目。计算推荐检查条目的总得分
4.1.1.3 医务人员涉及的必要问诊条目得分	连续变量	就每个必要问诊条目而言：0＝医务人员未涉及该条目；2＝医务人员涉及该条目。计算必要问诊条目的总得分
4.1.1.4 医务人员涉及的必要检查条目得分	连续变量	就每个必要检查条目而言：0＝医务人员未涉及该条目；2＝医务人员涉及该条目。计算必要检查条目的总得分
4.1.2 关注患者本人对疾病的主观体验	5 分李克特量表计算得分	5＝非常同意；4＝比较同意；3＝不确定；2＝比较不同意；1＝非常不同意
当标准化病人表现出焦虑时，医务人员能通过安抚患者的情绪，使患者感到轻松，愿意描述自身的症状和表达对疾病的担忧		

续表

变量	变量类型	变量说明
4.2 了解患者的社会情景		
4.2.1 医务人员在就诊过程中是否询问患者的家庭住址	二分类变量	0=未询问；1=询问
4.2.2 医务人员在就诊过程中是否询问患者的家族史	二分类变量	0=未询问；1=询问
4.2.3 医务人员在就诊过程中是否询问患者的职业	二分类变量	0=未询问；1=询问
4.3 寻求和患者就疾病、治疗和管理达成共识		
4.3.1 医务人员对疾病的了解程度	5分李克特量表计算得分	5=非常了解；4=比较了解；3=不确定；2=比较不了解；1=非常不了解
4.3.2 医务人员在就诊过程中给予充分的解释和说明	5分李克特量表计算得分	5=非常同意；4=比较同意；3=不确定；2=比较不同意；1=非常不同意
4.3.3 医务人员对治疗方案的解释和说明	5分李克特量表计算得分	5=非常同意；4=比较同意；3=不确定；2=比较不同意；1=非常不同意
4.3.4 医务人员是否给出（除吃药外）医嘱	二分类变量	0=没有给出医嘱；1=给出医嘱
4.3.5 总体上，患者是否喜欢该医务人员	二分类变量	0=不喜欢；1=喜欢
自变量		
年份	二分类变量	0=2017年；1=2018年
控制变量		
是否参加医疗联合体	二分类变量	0=否；1=是
医疗联合体模式	二分类变量	0=参加松散型医疗联合体；1=参加紧密型医疗联合体
参加医疗联合体年限	连续变量	连续变量

续表

变量	变量类型	变量说明
标准化病人性别	二分类变量	0 = 女；1 = 男
医务人员性别	二分类变量	0 = 女；1 = 男
医务人员年龄	0 ~ 29 岁	参照组
	30 ~ 40 岁	30 ~ 40 岁 = 1，其他 = 0
	41 ~ 50 岁	41 ~ 50 岁 = 1，其他 = 0
	>50 岁	大于 50 岁 = 1，其他 = 0
机构性质	二分类变量	0 = 公立社区卫生服务中心；1 = 私立社区卫生服务中心
固定效应		
疾病的固定效应		
区县的固定效应		
机构的固定效应		
就诊时间（调查年，月，日）的固定效应		

3.2.6 粗糙化精确匹配方法

1. 反事实理论

粗糙化精确匹配的基础是反事实理论（counterfactual framework）。在开展政策评估研究中，为了评估干预政策的净效应，需要知道样本中个体在接受干预和未接受干预两种情况下分别会产生什么样的结果。然而，在实际操作过程中，由于个体要么被干预，要么不被干预，因此我们只能观测到一个结果，另一个结果因为数据缺失而观测不到。在干预对象是随机选择的情况下，由于随机化可以解决缺失数据的问题，干预效果可以通过直接对干预人群和未干预人群的结果进行比较，进而进行有效估计。然而，在现实中，大部分干预措施的实施对象是自愿接受干预的，所以接受干预的人群和不愿接受干预的人群的特征可能存在系统差别，如果直接对两组人群的结果进行比较就容易得出误导性的结论。由 Rubin 提出的反事实理论已经被许多统计学家和计量经济学家采用，就是为了解决非随机化设置中缺失数据的问题。

假设 $D=1$ 表示参加医疗联合体的社区卫生服务中心，$D=0$ 表示未参加医疗联合体的社区卫生服务中心，Y_1 表示参加医疗联合体社区卫生服务中心的医疗服务质量指标，Y_0 表示未参加医疗联合体社区卫生服务中心的医疗服务质量指标。医疗联合体对于基层医疗服务质量的平均干预效果用ATT 表示，计算公式为：

$$\Delta = E(Y_1 \mid D=1) - E(Y_0 \mid D=1) \qquad (3-3)$$

式中：对于参加医疗联合体的社区卫生服务中心来说，$(Y_1 \mid D=1)$ 表示观测到的干预后的结果，$(Y_0 \mid D=1)$ 表示参加医疗联合体的社区卫生服务中心在不参加医疗联合体情况下的结果，这个结果是观测不到的。政策评估类研究的主要任务是建立各种各样的反事实，在本研究中，$(Y_0 \mid D=1)$ 便是反事实。

原则上，反事实可以通过全体研究对象的平均干预效果（ATE，即干预对代表总体的样本人群产生的效果）和干预研究对象的效果（ATT）两种方式进行估计。ATE 的计算公式为：

$$\Delta = E(Y_1) - E(Y_0) \qquad (3-4)$$

本研究仅利用 ATT 评估医疗联合体及其模式对基层医疗服务质量的平均干预效果。

2. 匹配思想

在进行差异中的差异分析前，本研究运用粗糙化精确匹配方法（coarsened exact matching，CEM）控制混杂因素对研究结果的影响，以增强干预组和对照组社区卫生服务中心的可比性，进而提高研究的准确性与科学性。2011 年，哈佛大学学者 Gary King 等首次提出了粗糙化精确匹配方法，其基本思想是通过非参数的方法来控制可观测混杂因素对研究结果的影响，其基本步骤为：①按照纳入匹配的协变量的分布进行分层；②采用精确匹配算法，按照经验分布将每层中的研究对象进行精确匹配，保证每层中至少有一个干预组和一个对照组的研究对象，否则将该研究对象删除；③保留匹配成功的研究对象，采用匹配后的数据来评估医疗联合体及其模式对基层医疗服务质量的影响。

3. 匹配效果检验

用不平衡指数（multivariate imbalance measure，L_1）分别检验干预组和对照组在匹配前后的不平衡性。不平衡指数的取值范围为 [0，1]，当 $L_1 = 0$ 时，说明干预组和对照组完全平衡；当 $L_1 = 1$ 时，说明干预组和对照组完全不平衡，L_1 越接近 1 说明干预组和对照组的不平衡程度越高。当匹配后 L_1 较匹配前 L_1 有所下降，则表明取得了较好的匹配效果。需要注意的是，粗糙化精确匹配后干预组和对照组的样本量不相等，因此在匹配过程中会生成权重（weight）变量来平衡每层中各组的数量。

3.2.7　一般统计分析方法

一般统计学描述采用构成比和率、均数及 95% 置信区间等方法，对不符合正态分布的计量资料采用中位数、最大值、最小值、四分位数范围等方法。统计推断采用卡方检验（四格表卡方检验及行 × 列表卡方检验）、t 检验及秩和检验等方法进行组间差异检验。检验显著性水平 α 取 0.05。

3.2.8　定性访谈法

在进行机构调查时，研究人员同时对社区卫生服务中心负责人或分级诊疗及医疗联合体相关负责人进行了一对一的半结构化访谈，旨在系统地总结医疗联合体实施现状、面临的机遇和挑战、存在的问题及改进意见和建议等。根据医疗联合体的指导思想、目的和主要任务等，访谈的主要内容包括：各机构加入医疗联合体后主要开展了哪些工作、医疗联合体的保障机制、取得的成效及存在的问题。

3.2.9 统计分析工具

研究采用 Stata 15.0 进行数据分析，运用 Excel 2016 绘制统计图。

3.3 技术路线图

本研究的技术路线见图 3-4。

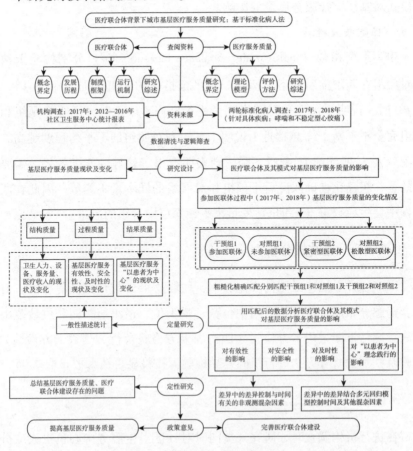

图 3-4 本研究的技术路线图

第4章　研究结果

4.1　标准化病人和调查机构基本特征描述

本研究共招募 10 名标准化病人，平均年龄为 50 岁，职业分别为研究员（1 名）、制药厂职工（1 名）、退休工人（2 名）、农民（1 名）、教师（1 名）、家政服务人员（2 名）及家庭主妇（2 名）。男性占比 20%，高中教育程度占比 90%。

在标准化病人调查过程中，共涉及 132 位医务人员，医务人员的平均年龄为 41 岁，男性占比 45.04%。调查机构中，私立社区卫生服务中心占比 16.39%。

4.2　基层医疗服务质量现状及其变化

4.2.1　结构质量现状

本研究通过卫生人力、医疗设备、医疗服务量及医疗收入情况来反映基层医疗服务的结构质量。首先是卫生人力情况。调查机构的卫生技术人员数平均为 51.16 人，最大值为 102.00 人，最小值为 14.00 人。调查机构的执业（助理）医师数平均为 17.48 人，最大值为 35.00 人，最小值为 6.00 人。注册护士平均为 17.25 人，最大值为 44.00 人，最小值为 1.00 人。调查机构的家庭医生数平均为 5.11 人，最大值为 16.00 人，最小值为 0.00 人。其次是医疗设备情况。调查机构的万元以上设备台数平均为 25.16

台，最大值为 70.00 台，最小值为 1.00 台。再次是医疗服务量。调查机构的诊疗人次平均为 40026.87 人次，最大值为 99134.00 人次，最小值为 4362.00 人次。调查机构的规范化电子健康档案建档人数平均为 47338.31 人，最大值为 88807.00 人，最小值为 2841.00 人。调查机构的高血压规范化管理人数平均为 3704.87 人，最大值为 6558.00 人，最小值为 223.00 人。调查机构的糖尿病规范化管理人数平均为 1246.65 人，最大值为 2235.00 人，最小值为 57.00 人。最后是医疗收入。调查机构的总收入平均为 11326.82 万元，最大值为 24651.00 万元，最小值为 3058.00 万元（见表 4 - 1）。

表 4 - 1　调查机构的基本情况描述

项目	均值	标准差	中位数	最大值	最小值	四分位范围
卫生技术人员数/人	51.16	28.46	45.00	102.00	14.00	29 ~ 64
执业（助理）医师数/人	17.48	10.38	14.50	35.00	6.00	11 ~ 21
注册护士/人	17.25	12.80	14.00	44.00	1.00	9 ~ 25
家庭医生数/人	5.11	6.36	4.00	16.00	0.00	0 ~ 5.13
万元以上设备/台	25.16	22.99	19.00	70.00	1.00	8 ~ 36
诊疗人次/人次	40026.87	32425.59	27825.00	99134.00	4362.00	17652 ~ 47889
规范化电子健康档案建档人数/人	47338.31	26931.95	42757.00	88807.00	2841.00	28381 ~ 62587
高血压规范化管理人数/人	3704.87	1904.27	3446.50	6558.00	223.00	2279 ~ 4842
糖尿病规范化管理人数/人	1246.65	664.62	1097.00	2235.00	57.00	806 ~ 1693
总收入/万元	11326.82	7377.17	10082.00	24651.00	3058.00	6014 ~ 13241
医疗收入/万元	3558.00	3992.59	2169.00	9463.00	177.00	1537 ~ 3548
药品收入/万元	1606.93	1574.16	1082.00	4572.00	116.00	576 ~ 2087
检查收入/万元	266.84	566.77	83.00	699.00	0.00	28 ~ 274

4.2.2　过程质量现状及其变化

1. 基层医疗服务的有效性

首先是基层医疗服务对临床诊疗规范的依从性。医务人员对推荐问诊条目的平均依从性为 27.89%，由 2017 年的 26.82% 上升到 2018 年的

28.96%，差异无显著性（$\chi^2 = 31.98$，$p = 0.128$）。医务人员对必要问诊条目的平均依从性为 32.57%，由 2017 年的 30.81% 上升到 2018 年的 34.34%，差异有显著性（$\chi^2 = 34.59$，$p = 0.002$）。医务人员对推荐检查条目的平均依从性为 34.20%，由 2017 年的 35.54% 下降到 2018 年的 32.87%，差异无显著性（$\chi^2 = 5.80$，$p = 0.563$）。医务人员对必要检查条目的平均依从性为 50.93%，由 2017 年的 51.24% 下降到 2018 年的 50.62%，差异无显著性（$\chi^2 = 1.10$，$p = 0.578$）（见表 4-2）。

表 4-2　基层医疗服务对临床诊疗规范的依从性　　　　　（%）

项目	推荐问诊条目依从性	必要问诊条目依从性	推荐检查条目依从性	必要检查条目依从性
	均值（95%CI）	均值（95%CI）	均值（95%CI）	均值（95%CI）
合计 ($n = 484$)	27.89 (26.46, 29.32)	32.57 (30.65, 34.49)	34.20 (32.37, 36.04)	50.93 (46.91, 54.95)
2017 年 ($n = 242$)	26.82 (24.66, 28.97)	30.81 (27.92, 33.69)	35.54 (32.93, 38.14)	51.24 (45.47, 57.01)
2018 年 ($n = 242$)	28.96 (27.07, 30.85)	34.34 (31.81, 36.87)	32.87 (30.29, 35.45)	50.62 (44.98, 56.26)
χ^2 值	31.98	34.59	5.80	1.10
p 值	0.128	0.002	0.563	0.578

注：95%CI 为 95% 置信区间。p 值为 2017 年、2018 年依从性指标的行×列表 χ^2 检验。

哮喘：医务人员对推荐问诊条目的平均依从性为 37.97%，由 2017 年的 37.55% 上升到 2018 年的 38.28%，差异无显著性（$\chi^2 = 18.10$，$p = 0.202$）。医务人员对必要问诊条目的平均依从性为 32.13%，由 2017 年的 29.18% 上升到 2018 年的 35.20%，差异有显著性（$\chi^2 = 15.41$，$p = 0.009$）。医务人员对推荐检查条目的平均依从性为 28.59%，由 2017 年的 31.15% 下降到 2018 年的 26.02%，差异有显著性（$\chi^2 = 8.37$，$p = 0.039$）。医务人员对必要检查条目的平均依从性为 70.90%，由 2017 年的 71.20% 下降到 2018 年的 70.49%，差异无显著性（$\chi^2 = 0.02$，$p = 0.888$）（见图 4-1）。

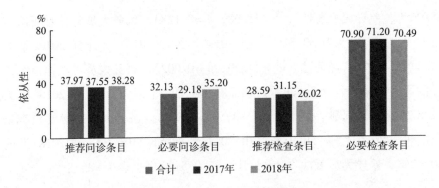

图 4-1　2017 年、2018 年医务人员对临床诊疗规范的依从性（哮喘）

不稳定型心绞痛：医务人员对推荐问诊条目的平均依从性为 17.62%，由 2017 年的 15.70% 上升到 2018 年的 19.47%，差异无显著性（χ^2 = 13.87，$p = 0.127$）。医务人员对必要问诊条目的平均依从性为 33.02%，由 2017 年的 26.46% 上升到 2018 年的 39.58%，差异有显著性（χ^2 = 19.89，$p = 0.001$）。医务人员对推荐检查条目的平均依从性为 39.92%，由 2017 年的 40.00% 下降到 2018 年的 39.83%，差异无显著性（χ^2 = 5.68，$p = 0.224$）。医务人员对必要检查条目的平均依从性为 30.63%，由 2017 年的 30.83% 下降到 2018 年的 30.42%，差异无显著性（$\chi^2 = 1.93$，$p = 0.381$）（见图 4-2）。

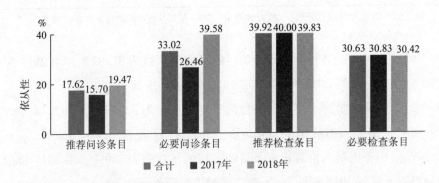

图 4-2　2017 年、2018 年医务人员对临床诊疗规范的依从性（不稳定型心绞痛）

其次是诊断正确性、治疗正确性。正确诊断率为 54.48%，由 2017 年的 57.82% 下降到 2018 年的 50.56%，差异无显著性（$\chi^2 = 2.07$，$p = 0.151$）。正确治疗率为 24.17%，由 2017 年的 15.70% 上升到 2018 年的

32.64%，差异有显著性（$\chi^2 = 18.95$，$p < 0.001$）（见表 4 – 3）。

表 4 – 3　基层医疗服务的正确诊断率和正确治疗率　　　　　　　（%）

项目	诊断正确性			治疗正确性	
	正确诊断率	部分正确诊断率	不正确诊断率	正确治疗率	不正确治疗率
	均值 (95%CI)	均值 (95%CI)	均值 (95%CI)	均值 (95%CI)	均值 (95%CI)
合计 ($n = 484$)	54.48 (49.52, 59.43)	18.41 (14.56, 22.27)	27.10 (22.66, 31.54)	24.17 (20.35, 28.00)	75.83 (72.00, 79.65)
2017 年 ($n = 242$)	57.82 (51.10, 64.54)	17.06 (11.94, 22.18)	25.12 (19.22, 31.02)	15.70 (11.09, 20.32)	84.30 (79.68, 88.91)
2018 年 ($n = 242$)	50.56 (43.18, 57.93)	20.00 (14.10, 25.90)	29.44 (22.72, 36.17)	32.64 (26.69, 38.59)	67.36 (61.41, 73.31)
χ^2 值	2.07	0.56	0.92	18.95	18.95
p 值	0.151	0.455	0.337	< 0.001	< 0.001

注：95%CI 为 95% 置信区间。p 值为 2017 年、2018 年诊断正确性和治疗正确性的四格表 χ^2 检验。

哮喘：正确诊断率为 34.78%，由 2017 年的 34.29% 上升到 2018 年的 35.37%，差异无显著性（$\chi^2 = 0.02$，$p = 0.882$）。正确治疗率为 36.33%，由 2017 年的 21.14% 上升到 2018 年的 51.64%，差异无显著性（$\chi^2 = 0.15$，$p = 0.679$）（见图 4 – 3）。

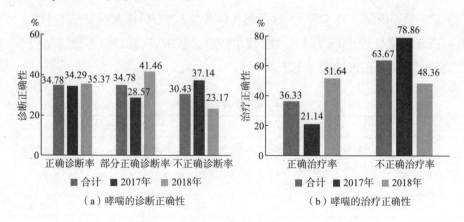

（a）哮喘的诊断正确性　　　　　　（b）哮喘的治疗正确性

图 4 – 3　2017 年、2018 年哮喘的诊断正确性和治疗正确性

不稳定型心绞痛：正确诊断率为 72.04%，由 2017 年的 79.28% 下降到 2018 年的 64.00%，差异有显著性（$\chi^2 = 6.10$，$p = 0.014$）。正确治疗率为 12.30%，由 2017 年的 11.20% 上升到 2018 年的 13.11%，差异有显著性（$\chi^2 = 24.63$，$p < 0.001$）（见图 4-4）。

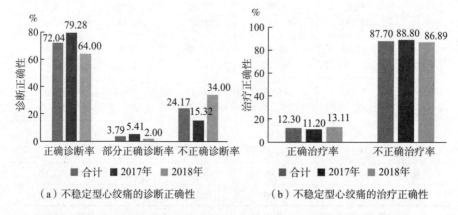

（a）不稳定型心绞痛的诊断正确性　　　（b）不稳定型心绞痛的治疗正确性

图 4-4　2017 年、2018 年不稳定型心绞痛的诊断正确性和治疗正确性

哮喘：医务人员给出的诊断处于前五位的分别是：支气管炎/急性支气管炎/慢性支气管炎（25.82%）、哮喘/过敏性哮喘（22.54%）、呼吸道感染/上呼吸道感染（5.74%）、心肌供血不足（4.10%）、心脏有问题（4.10%），其中哮喘/过敏性哮喘为正确诊断（见表 4-4）。

不稳定型心绞痛：医务人员给出的诊断处于前五位的分别是：心绞痛/不稳定型心绞痛（35.42%）、冠心病（15.83%）、心肌供血不足（14.17%）、心脏有问题（10.00%）和心悸（2.08%），其中，心绞痛/不稳定型心绞痛和冠心病为正确诊断（见表 4-4）。

表 4-4　诊断结果顺位

顺位	哮喘			不稳定型心绞痛		
	诊断结果	例数	构成/%	诊断结果	例数	构成/%
1	支气管炎/急性支气管炎/慢性支气管炎	63	25.82	心绞痛/不稳定型心绞痛	85	35.42
2	哮喘/过敏性哮喘	55	22.54	冠心病	38	15.83
3	呼吸道感染/上呼吸道感染	14	5.74	心肌供血不足	25	14.17

续表

顺位	哮喘			不稳定型心绞痛		
	诊断结果	例数	构成/%	诊断结果	例数	构成/%
4	心肌供血不足	10	4.10	心脏有问题	24	10.00
5	心脏有问题	10	4.10	心悸	5	2.08
6	冠心病	7	2.87	胸闷/胸痛	5	2.08
7	肺部有问题	4	1.64	更年期综合征	3	1.25
8	肺炎	3	1.23	肝气郁结	2	0.83
9	感冒，中暑	4	1.64	神经痛	2	0.83
10	正常	3	1.23	心律不齐	2	0.83
11	急性咽喉炎	2	0.82	正常	2	0.83
12	心悸	2	0.82	疝气	1	0.42
13	支原体感染	2	0.82	肺癌	1	0.42
14	需进一步检查，转诊	2	0.82	心肌梗死	1	0.42
15	甲亢	1	0.41	胸痹（气滞血瘀）	1	0.42
16	心肌炎	1	0.41	需进一步检查，转诊	1	0.42
17	植物神经紊乱	1	0.41	心肌炎	1	0.42
18	没有给出诊断	60	24.59	没有给出诊断	32	13.33
	N	244	100.00	N	240	100.00

2. 基层医疗服务的安全性

侵入性检查比例为52.07%，由2017年的47.52%上升到2018年的56.61%，差异有显著性（$\chi^2 = 4.01$，$p = 0.045$）。不必要检查比例为54.75%，由2017年的51.65%上升到2018年的57.85%，差异无显著性（$\chi^2 = 1.88$，$p = 0.171$）。有害或无用药物比例为28.51%，由2017年的16.94%上升到2018年的40.08%，差异有显著性（$\chi^2 = 31.79$，$p < 0.001$）（见表4-5）。

表4-5　基层医疗服务的安全性　　　　　　　　　　　　　（%）

项目	侵入性检查比例	不必要检查比例	有害或无用药物比例
	均值（95%CI）	均值（95%CI）	均值（95%CI）
合计 （$n = 484$）	52.07 （47.60，56.53）	54.75 （50.30，59.20）	28.51 （24.48，32.55）

项目	侵入性检查比例	不必要检查比例	有害或无用药物比例
	均值（95%CI）	均值（95%CI）	均值（95%CI）
2017 年 （$n=242$）	47.52 （41.18，53.86）	51.65 （45.31，57.99）	16.94 （12.18，21.70）
2018 年 （$n=242$）	56.61 （50.32，62.90）	57.85 （51.59，64.12）	40.08 （33.86，46.30）
χ^2 值	4.01	1.88	31.79
p 值	0.045	0.171	<0.001

注：95%CI 为 95% 置信区间。p 值为 2017 年、2018 年安全性指标的四格表 χ^2 检验。

哮喘：侵入性检查比例为 73.77%，由 2017 年的 67.21% 上升到 2018 年的 80.33%，差异有显著性（$\chi^2=5.42$，$p=0.020$）。不必要检查比例为 72.54%，由 2017 年的 67.21% 上升到 2018 年的 77.87%，差异无显著性（$\chi^2=3.48$，$p=0.062$）。有害或无用药物比例为 23.77%，由 2017 年的 22.95% 上升到 2018 年的 24.59%，差异无显著性（$\chi^2=0.09$，$p=0.764$）[见图 4-5（a）]。

不稳定型心绞痛：侵入性检查比例为 30.00%，由 2017 年的 27.50% 上升到 2018 年的 32.50%，差异无显著性（$\chi^2=0.71$，$p=0.398$）。不必要检查比例为 36.67%，由 2017 年的 35.83% 上升到 2018 年的 37.50%，差异无显著性（$\chi^2=0.07$，$p=0.789$）。有害或无用药物比例为 33.33%，由 2017 年的 8.33% 上升到 2018 年的 44.17%，差异有显著性（$\chi^2=54.68$，$p<0.001$）[见图 4-5（b）]。

哮喘：医务人员涉及的非侵入性不必要检查主要为心电图和尿常规，高达 52.87% 的医务人员建议标准化病人进行心电图检查。侵入性不必要检查处于前五位的分别是：血常规（47.95%）、肺部支原体检查（4.92%）、过敏原测试（3.28%）、心脏 B 超/彩超/超声（2.05%）和 C 反应蛋白检查（2.05%）（见表 4-6）。

不稳定型心绞痛：医务人员涉及的非侵入性不必要检查为血糖检查（12.92%）、血脂检查（4.58%）和尿常规（1.25%）。医务人员涉及的侵入性不必要检查处于前五位的分别是：X 光（10.00%）、心肌酶检查

（7.50%）、心脏 B 超/彩超/超声（7.08%）、冠状造影（5.83%）和血常
规（3.75%）（见表 4 - 6）。

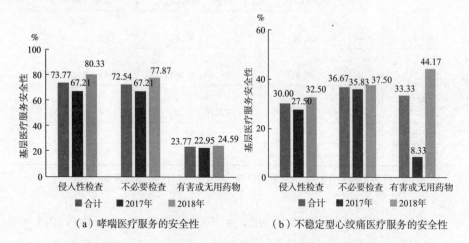

（a）哮喘医疗服务的安全性　　　　　（b）不稳定型心绞痛医疗服务的安全性

图 4 - 5　2017 年、2018 年哮喘和不稳定型心绞痛医疗服务的安全性

表 4 - 6　标准化病人就诊涉及的不必要检查

检查类别	哮喘	不稳定型心绞痛
非侵入性不必要检查	心电图、尿常规	血糖检查、血脂检查、尿常规
侵入性不必要检查	血常规、肺部支原体检查、过敏原测试、C 反应蛋白检查、支气管激发试验、心脏 B 超/彩超/超声、电解质紊乱检查、心肌酶检查、肝功能检查、肾功能检查、甲状腺功能检查、X 光检查、胸透	冠状造影、心肌酶检查、头孢皮试、心脏 B 超/彩超/超声、血常规、血管超声、血管造影、血流变检测、血氧饱和度检测、骨密度检查、肝功能检查、肾功能检查、颈部核磁、X 光、心肌酶检查

3. 基层医疗服务的及时性

总就诊时间为 20.92 分，由 2017 年的 18.91 分上升到 2018 年的 22.93
分，差异有显著性（$t = -3.86$，$p < 0.001$）。等待时间为 7.92 分，由 2017
年的 7.58 分上升到 2018 年的 8.27 分，差异无显著性（$t = -0.91$，$p =
0.361$）。问诊时间为 6.20 分，由 2017 年的 5.47 分上升到 2018 年的 6.94
分，差异有显著性（$t = -3.83$，$p < 0.001$）（见表 4 - 7）。

表 4 -7　基层医疗服务的及时性　　　　　　　　单位：分

项目	总就诊时间	等待时间	问诊时间
	均值（95％CI）	均值（95％CI）	均值（95％CI）
合计（n = 484）	20.92（19.88，21.96）	7.92（7.18，8.66）	6.20（5.50，6.61）
2017 年（n = 242）	18.91（17.53，20.30）	7.58（6.59，8.56）	5.47（4.96，5.98）
2018 年（n = 242）	22.93（21.42，24.44）	8.27（7.16，9.38）	6.94（6.33，7.55）
t 值	− 3.86	− 0.91	− 3.83
p 值	<0.001	0.361	<0.001

注：95％CI 为 95％置信区间。p 值为 2017 年、2018 年及时性指标的 t 检验。

哮喘：总就诊时间为 18.91 分，由 2017 年的 17.86 分上升到 2018 年的 19.96 分，差异有显著性（$t = -3.87$，$p < 0.001$）。等待时间为 7.00 分，由 2017 年的 6.55 分上升到 2018 年的 7.44 分，差异无显著性（$t = -0.43$，$p = 0.669$）。问诊时间为 6.65 分，由 2017 年的 5.58 分上升到 2018 年的 7.72 分，差异无显著性（$t = -1.26$，$p = 0.210$）［见图 4 -6（a）］。

不稳定型心绞痛：总就诊时间为 22.97 分，由 2017 年的 19.98 分上升到 2018 年的 25.95 分，差异有显著性（$t = -1.55$，$p < 0.001$）。等待时间为 8.86 分，由 2017 年的 8.62 分上升到 2018 年的 9.11 分，差异无显著性（$t = -0.90$，$p = 0.368$）。问诊时间为 5.75 分，由 2017 年的 5.36 分上升到 2018 年的 6.14 分，差异有显著性（$t = -4.20$，$p < 0.001$）［见图 4 -6（b）］。

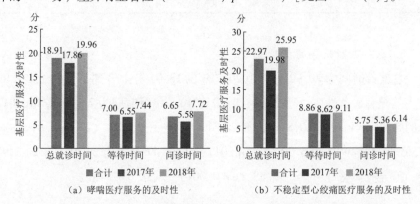

（a）哮喘医疗服务的及时性　　　　　　（b）不稳定型心绞痛医疗服务的及时性

图 4 -6　2017 年、2018 年哮喘和不稳定型心绞痛医疗服务的及时性

4.2.3　结果质量现状及其变化

基层医疗服务"以患者为中心"的总得分为 23.20 分，由 2017 年的 23.29 分下降为 2018 年的 23.11 分，差异无显著性（$t = 0.33$，$p = 0.744$）。第一维度得分为 12.23 分，由 2017 年的 12.26 分下降为 2018 年的 12.20 分，差异无显著性（$t = 0.17$，$p = 0.867$）。第二维度得分为 0.79 分，由 2017 年的 0.76 分上升为 2018 年的 0.82 分，差异无显著性（$t = -1.14$，$p = 0.255$）。第三维度得分为 10.18 分，由 2017 年的 10.27 分下降为 2018 年的 10.08 分，差异无显著性（$t = 0.58$，$p = 0.563$）（见表 4 – 8）。

表 4 – 8　基层医疗服务"以患者为中心"得分　　　　　　单位：分

项目	总得分 均值（95％CI）	第一维度得分 均值（95％CI）	第二维度得分 均值（95％CI）	第三维度得分 均值（95％CI）
合计（$n = 484$）	23.20 (22.64, 23.76)	12.23 (11.87, 12.60)	0.79 (0.73, 0.85)	10.18 (9.85, 10.50)
2017 年（$n = 242$）	23.29 (22.46, 24.13)	12.26 (11.71, 12.82)	0.76 (0.67, 0.85)	10.27 (9.80, 10.75)
2018 年（$n = 242$）	23.11 (22.35, 23.86)	12.20 (11.73, 12.68)	0.82 (0.75, 0.89)	10.08 (9.64, 40.52)
t 值	0.33	0.17	-1.14	0.58
p 值	0.744	0.867	0.255	0.563

注：95％CI 为 95％置信区间。p 值为 2017 年、2018 年"以患者为中心"指标的 t 检验。

哮喘："以患者为中心"的总得分为 23.74 分，由 2017 年的 25.24 分下降为 2018 年的 22.24 分，差异有显著性（$t = 3.74$，$p < 0.001$）。第一维度得分为 13.56 分，由 2017 年的 14.14 分下降为 2018 年的 12.98 分，差异有显著性（$t = 2.35$，$p = 0.020$）。第二维度得分为 0.84 分，由 2017 年的 0.87 分下降为 2018 年的 0.80 分，差异无显著性（$t = 0.78$，$p = 0.438$）。第三维度得分为 9.34 分，由 2017 年的 10.23 分下降为 2018 年的 8.46 分，差异有显著性（$t = 3.87$，$p < 0.001$）（见图 4 – 7）。

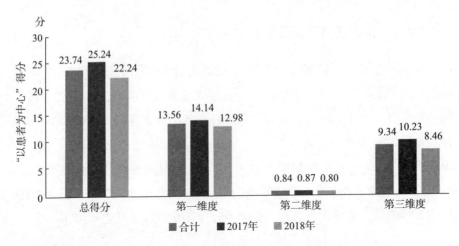

图 4 - 7 2017 年、2018 年哮喘医疗服务"以患者为中心"得分

不稳定型心绞痛："以患者为中心"的总得分为 22.65 分，由 2017 年的 21.32 分上升到 2018 年的 23.99 分，差异有显著性（$t = -3.51$，$p < 0.001$）。第一维度得分为 10.89 分，由 2017 年的 10.36 分上升到 2018 年的 11.42 分，差异有显著性（$t = -2.19$，$p = 0.030$）。第二维度得分为 0.74 分，由 2017 年的 0.64 分上升到 2018 年的 0.84 分，差异有显著性（$t = -2.55$，$p = 0.011$）。第三维度得分为 11.03 分，由 2017 年的 10.32 分上升到 2018 年的 11.73 分，差异有显著性（$t = -3.34$，$p = 0.001$）（见图 4 - 8）。

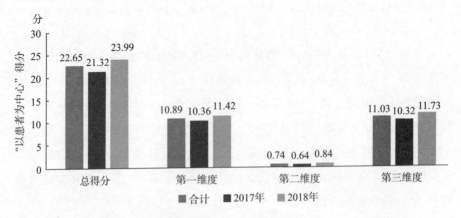

图 4 - 8 2017 年、2018 年不稳定型心绞痛医疗服务"以患者为中心"得分

为进一步了解基层医疗服务对"以患者为中心"理念的践行情况，本研究将"以患者为中心"践行情况划分为三个维度。第一维度为获得患者的疾病体验，主要包括两个方面：①通过对临床诊疗规范中问诊条目和检查条目的依从性获得疾病信息；②当标准化病人表现出焦虑时，医务人员是否能通过安抚患者的情绪，使患者感到轻松，愿意描述自身的症状和表达对疾病的担忧。图 4 – 9 描述了基层医务人员对哮喘和不稳定型心绞痛诊疗规范中各个条目的依从性。研究结果显示，在哮喘的医患互动中，医务人员涉及的推荐问诊条目处于前五位的分别是：怎么不舒服（96.31%）、年龄（72.13%）、现在是否有呼吸困难问题（70.08%）、咳嗽是否有痰（44.67%）、咳得厉害还是喘得厉害（28.69%）。在不稳定型心绞痛的医患互动中，医务人员涉及的推荐问诊条目处于前五位的分别是：年龄（60.00%）、疼痛位置（58.33%）、这次疼痛开始时间（53.75%）、疼痛类型（50.83%）、以前是否有类似疼痛（26.25%）。在哮喘的医患互动中，医务人员涉及的推荐检查条目处于前两位的分别是：听诊（70.90%）和血压（28.28%）。尽管心电图不是哮喘的必要检查条目，仍有52.05%的医务人员建议患者进行心电图检查。在不稳定型心绞痛的医患互动中，医务人员涉及的推荐检查条目处于前两位的分别是：心电图（85.83%）和听诊（52.50%）。

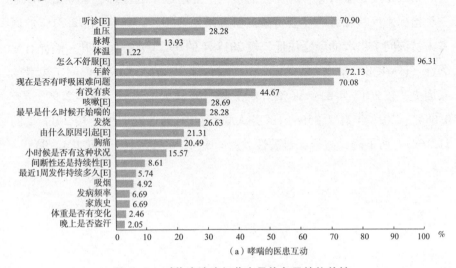

图 4 – 9　对临床诊疗规范中具体条目的依从性

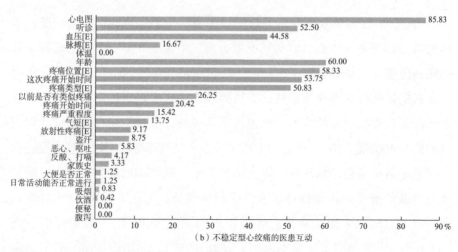

（b）不稳定型心绞痛的医患互动

图 4-9　对临床诊疗规范中具体条目的依从性（续）

注：图中所有条目均为两种疾病临床诊疗规范中的推荐条目；标有［E］的条目为必要问诊条目。

标准化病人对"该医务人员让你感到轻松，你愿意描述自身的症状和表达对疾病的担忧"这一问题的反馈中，非常同意的比例由 2017 年的 11.16% 上升为 2018 年的 28.93%，比较同意的比例由 2017 年的 54.96% 上升为 2018 年的 57.02%，比较不同意和非常不同意的比例均有所下降（见图 4-10）。

第二维度是了解患者的社会情景，主要通过家庭住址、家族史和职业三个指标来反映患者的社会情景。研究结果显示，2018 年有 72.31% 的医务人员询问了患者的家庭住址，较 2017 年的 59.50% 有所上升，差异有显著性（$\chi^2 = 8.84$，$p = 0.003$）。2018 年有 2.07% 的医务人员询问了患者的家族史，较 2017 年的 4.96% 有所下降，差异无显著性（$\chi^2 = 2.99$，$p = 0.084$）。2018 年有 7.85% 的医务人员询问了患者的职业，较 2017 年的 11.16% 有所下降，差异无显著性（$\chi^2 = 1.54$，$p = 0.216$）（见表 4-9）。

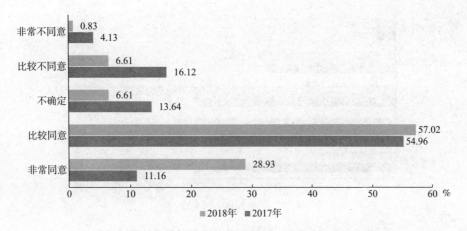

图 4 – 10　2017 年、2018 年标准化病人在就诊过程中的感受

表 4 – 9　基层医务人员对患者社会情景的了解程度　　　　　（％）

项目	合计	2017 年	2018 年	χ^2	p 值
	均值（95％CI）	均值（95％CI）	均值（95％CI）		
询问住址等背景信息	65.91 （61.67，70.15）	59.50 （53.28，65.73）	72.31 （66.64，77.99）	8.84	0.003
询问家族史	3.51 （1.87，5.16）	4.96 （2.20，7.71）	2.07 （0.26，3.87）	2.99	0.084
询问职业	9.50 （6.88，12.13）	11.16 （7.16，15.15）	7.85 （4.44，11.26）	1.54	0.216

注：95％CI 为 95％置信区间。p 值为 2017 年、2018 年社会情景指标的四格表 χ^2 检验。

本研究从 5 个具体条目来衡量医疗服务 "以患者为中心" 践行情况第三维度：①医务人员对该疾病的了解程度；②医务人员在就诊过程中给予了你充分的解释和说明；③医务人员对你的治疗方案（包括药品处方、转诊、医嘱等）给予了充分的解释和说明；④医务人员是否给出医嘱（除吃药之外）；⑤总体来说，你是否喜欢这个医务人员。

第一，从标准化病人对 "医务人员对该疾病的了解程度" 这一问题的反馈中可知，比较了解、非常了解的比例分别由 2017 年的 36.36％ 和 19.01％ 降低到 2018 年的 31.40％ 和 5.79％（见图 4 – 11）。

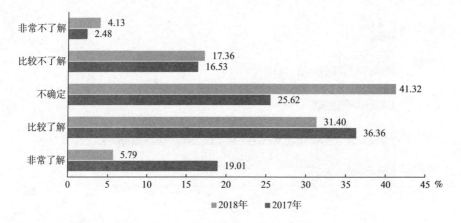

图 4 - 11　2017 年、2018 年医务人员对疾病的了解程度

第二，从标准化病人对"医务人员在就诊过程中给予充分的解释"这一问题的反馈中可知，非常同意的比例由 2017 年的 16.94% 下降到 2018 年的 7.02%，而比较同意的比例由 2017 年的 36.36% 上升到 2018 年的 45.04%（见图 4 - 12）。

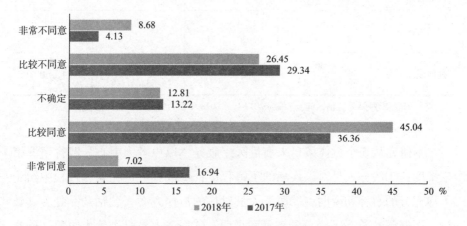

图 4 - 12　2017 年、2018 年医务人员在就诊过程中给予充分的解释

第三，2017 年和 2018 年分别有 32.23% 和 18.60% 的医务人员没有给出任何治疗方案。从标准化病人对"医务人员对治疗方案给予充分的解释"这一问题的反馈中可知，2017 年非常同意、比较同意的比例分别为 14.88% 和 31.40%，2018 年分别为 9.92% 和 38.43%（见图 4 - 13）。

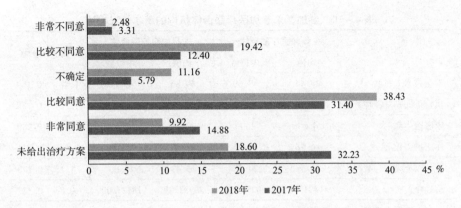

图 4 – 13　2017 年、2018 年医务人员对治疗方案给予充分的解释

此外，2017 年有 20.25% 的医务人员给出医嘱，2018 年有 29.75% 的医务人员给出医嘱。标准化病人对医务人员的喜欢程度有所下降，由 2017 年的 76.03% 下降到 2018 年的 67.78%。

4.3　粗糙化精确匹配结果

4.3.1　参加、未参加医疗联合体基层医疗卫生机构匹配结果

1. 参加、未参加医疗联合体基层医疗卫生机构基本特征描述

参加、未参加医疗联合体机构的卫生技术人员数分别为 48.44 人和 69.86 人，差异无显著性（$t = 1.44$，$p = 0.150$）。参加、未参加医疗联合体机构的执业（助理）医师数分别为 16.44 人和 24.00 人，差异无显著性（$t = 1.32$，$p = 0.188$）。参加、未参加医疗联合体机构的家庭医生数分别为 4.66 人和 6.71 人，差异无显著性（$t = 1.14$，$p = 0.250$）。参加、未参加医疗联合体机构的注册护士数分别为 16.56 人和 22.00 人，差异无显著性（$t = 0.66$，$p = 0.511$）。参加、未参加医疗联合体机构的万元以上设备台数分别为 26.58 台和 15.43 台，差异无显著性（$t = -1.18$，$p = 0.240$）。参加、未参加医疗联合体机构的总诊疗人次分别为 41491.56 人次和 29983.29 人次，差异无显著性（$t = -0.88$，$p = 0.377$）（见表 4 – 10）。

表 4 - 10 参加、未参加医疗联合体机构的基本情况描述

项目	参加医疗联合体		未参加医疗联合体		t 值	p 值
	均值	中位数	均值	中位数		
卫生技术人员数/人	48.44	43.50	69.86	49.00	1.44	0.150
执业（助理）医师数/人	16.44	14.00	24.00	17.00	1.32	0.188
家庭医生数/人	4.66	2.00	6.71	6.00	1.14	0.250
注册护士数/人	16.56	14.00	22.00	15.00	0.66	0.511
万元以上设备台数/台	26.58	20.50	15.43	11.00	-1.18	0.240
总诊疗人次/人次	41491.56	28330.50	29983.29	18723.00	-0.88	0.377

注：p 值为参加、未参加医疗联合体机构基本情况指标的秩和检验。

2. 参加、未参加医疗联合体基层医疗卫生机构匹配及效果检验

按照粗糙化精确匹配方法的步骤，将参加、未参加医疗联合体机构 2016 年的卫生技术人员数、执业（助理）医师数、家庭医生数、注册护士数、万元以上设备台数、总诊疗人次进行一对多匹配，分别检验匹配前后两组数据的不平衡指数（L_1）。结果显示，匹配前 L_1 为 0.6679，匹配后 L_1 小于 0.0001，证明匹配效果较好，匹配后参加、未参加医疗联合体的机构分别为 24 个和 7 个，共 246 个标准化病人调查数据（见表 4 - 11）。

表 4 - 11 参加、未参加医疗联合体机构匹配前后不平衡指数（L_1）的变化

项目	匹配前 L_1	匹配后 L_1
卫生技术人员数/人	0.3155	0
执业（助理）医师数/人	0.2842	6.9×10^{-17}
家庭医生数/人	0.1737	0
注册护士数/人	0.0842	0
万元以上设备台数/台	0.1263	0
总诊疗人次/人次	0.0632	0
Multivariate L_1	0.6679	4.4×10^{-16}
N	484	246

注：Multivariate L_1 为参加、未参加医疗联合体机构基本情况的不平衡指数。N 为标准化病人调查数。

匹配后参加、未参加医疗联合体机构的基本特征无显著性差异（见表 4 - 12）。

表 4 - 12　参加、未参加医疗联合体机构基本特征匹配后差异比较

项目	参加医疗联合体		未参加医疗联合体		t 值	p 值
	均值	中位数	均值	中位数		
卫生技术人员数/人	52.63	47.50	69.85	49.00	0.90	0.368
执业（助理）医师数/人	17.50	15.00	24.00	17.00	1.14	0.256
家庭医生数/人	6.29	2.00	8.60	6.00	0.84	0.403
注册护士数/人	17.04	12.50	17.35	15.00	0.83	0.407
万元以上设备台数/台	24.67	17.00	15.43	11.00	-0.28	0.776
总诊疗人次/人次	37154.96	27186.00	29983.29	18723.00	-0.61	0.539
N	24		7			

注：p 值为参加、未参加医疗联合体机构基本情况指标的秩和检验。N 为样本机构数。

4.3.2　参加紧密型、松散型医疗联合体基层医疗卫生机构匹配结果

1. 参加紧密型、松散型医疗联合体基层医疗卫生机构基本特征描述

2016 年参加紧密型、松散型医疗联合体机构的卫生技术人员数分别为 49.19 人和 48.56 人，差异无显著性（$t = -0.22$，$p = 0.827$）。参加紧密型、松散型医疗联合体机构的执业（助理）医师数分别为 18.13 人和 15.68 人，差异无显著性（$t = -1.53$，$p = 0.126$）。参加紧密型、松散型医疗联合体机构的家庭医生数分别为 5.75 人和 4.15 人，差异无显著性（$t = 0.21$，$p = 0.835$）。参加紧密型、松散型医疗联合体机构的注册护士数分别为 16.81 人和 16.44 人，差异无显著性（$t = -0.42$，$p = 0.677$）。参加紧密型、松散型医疗联合体机构的万元以上设备台数分别为 28.88 台和 25.44 台，差异无显著性（$t = -0.11$，$p = 0.913$）。参加紧密型、松散型医疗联合体机构的总诊疗人次分别为 45620.50 人次和 39427.09 人次，差异无显著性（$t = -0.68$，$p = 0.498$）（见表 4 - 13）。

表 4 - 13　参加紧密型、松散型医疗联合体模式机构的基本情况描述

项目	紧密型医疗联合体		松散型医疗联合体		t 值	p 值
	均值	中位数	均值	中位数		
卫生技术人员数/人	49.19	44.50	48.56	41.50	-0.22	0.827
执业（助理）医师数/人	18.13	18.50	15.68	14.00	-1.53	0.126

项目	紧密型医疗联合体		松散型医疗联合体		t 值	p 值
	均值	中位数	均值	中位数		
家庭医生数/人	5.75	0.50	4.15	2.50	0.21	0.835
注册护士数/人	16.81	14.50	16.44	14.00	-0.42	0.677
万元以上设备台数/台	28.88	22.00	25.44	19.00	-0.11	0.913
总诊疗人次/人次	45620.50	39530.50	39427.09	24527.00	-0.68	0.498

注：p 值为参加紧密型、松散型医疗联合体机构基本情况指标的秩和检验。

2. 参加紧密型、松散型医疗联合体基层医疗卫生机构匹配及效果检验

按照粗糙化精确匹配方法的步骤，将参加紧密型、松散型医疗联合体机构 2016 年的卫生技术人员数、执业（助理）医师数、家庭医生数、注册护士数、万元以上设备台数、总诊疗人次进行一对多匹配，分别检验匹配前后两组数据的不平衡指数（L_1）。研究结果显示，两组数据匹配前不平衡指数 L_1 为 0.6786，匹配后为 0，证明匹配效果较好，匹配后参加紧密型医疗联合体的机构 10 个，参加松散型医疗联合体的机构为 29 个，共 313 个标准化病人调查数据（见表 4-14）。

表 4-14 参加紧密型、松散型医疗联合体机构匹配前后不平衡指数（L_1）的变化

项目	匹配前 L_1	匹配后 L_1
卫生技术人员数/人	0.0013	0
执业（助理）医师数/人	0.3143	0
家庭医生数/人	0.3286	0
注册护士数/人	0.2143	0
万元以上设备台数/台	0.0714	0
总诊疗人次/人次	0.0214	0
Multivariate L_1	0.6786	0
N	450	313

注：Multivariate L_1 为参加紧密型、松散型医疗联合体机构基本情况的不平衡指数。N 为标准化病人调查数。

匹配后参加紧密型、松散型医疗联合体机构的基本特征无显著性差异（见表 4-15）。

表 4 - 15　参加紧密型、松散型医疗联合体机构基本特征匹配后差异比较

项目	紧密型医疗联合体		松散型医疗联合体		t 值	p 值
	均值	中位数	均值	中位数		
卫生技术人员数/人	49. 29	46. 00	49. 38	50. 00	- 0. 12	0. 907
执业（助理）医师数/人	18. 93	18. 50	16. 97	15. 00	- 1. 21	0. 227
家庭医生数/人	5. 80	0. 00	4. 52	2. 00	0. 39	0. 695
注册护士数/人	16. 79	14. 50	15. 69	14. 00	- 0. 83	0. 406
万元以上设备台数/台	30. 93	23. 00	28. 72	23. 00	0. 07	0. 948
总诊疗人次/人次	38074. 9	27229. 00	50046. 79	41865. 50	- 1. 44	0. 150
N	10		29			

注：p 值为参加紧密型、松散型医疗联合体机构基本情况指标的秩和检验。N 为样本机构数。

4.4　医疗联合体及其模式对基层医疗服务有效性的影响

4.4.1　医疗联合体对基层医疗服务有效性的影响

1. 医疗联合体对临床诊疗规范依从性的影响

首先是对参加、未参加医疗联合体的机构对临床诊疗规范依从性的描述。研究结果显示，参加、未参加医疗联合体的机构对推荐问诊条目的依从性分别为 28.46% 和 23.37%，二者无显著差异（χ^2 = 23. 39，p = 0.497）。对必要问诊条目的依从性分别为 32.80% 和 30.74%，二者无显著差异（χ^2 = 5. 99，p = 0. 649）。对推荐检查条目的依从性分别为 34.84% 和 29.17%，二者无显著差异（χ^2 = 13. 78，p = 0. 055）。对必要检查条目的依从性分别为 51.98% 和 42.59%，二者无显著差异（χ^2 = 2. 12，p = 0. 347）（见表 4 - 16）。

表4-16 参加、未参加医疗联合体机构对临床诊疗规范的依从性   （%）

项目	推荐问诊条目依从性	必要问诊条目依从性	推荐检查条目依从性	必要检查条目依从性
	均值（95%CI）	均值（95%CI）	均值（95%CI）	均值（95%CI）
合计				
参加 （N=430）	28.46 （26.89，30.02）	32.80 （30.76，34.85）	34.84 （32.92，36.75）	51.98 （47.72，56.23）
未参加 （N=54）	23.37 （20.36，26.39）	30.74 （25.08，36.40）	29.17 （23.09，35.24）	42.59 （30.33，54.86）
χ^2 值	23.39	5.99	13.78	2.12
p 值	0.497	0.649	0.055	0.347
2017年				
参加 （N=215）	27.30 （24.95，29.65）	31.12 （28.00，34.23）	36.14 （33.42，35.54）	51.86 （45.74，57.99）
未参加 （N=27）	22.97 （18.03，27.91）	28.33 （20.63，36.03）	30.74 （21.77，39.72）	46.30 （28.16，64.43）
χ^2 值	10.27	5.12	15.26	0.39
p 值	0.989	0.745	0.033	0.825
2018年				
参加 （N=215）	29.61 （27.54，31.67）	34.49 （31.83，37.15）	33.53 （30.83，36.25）	52.09 （46.13，58.06）
未参加 （N=27）	23.78 （19.99，27.58）	33.15 （24.44，41.86）	27.59 （18.84，36.34）	38.89 （21.25，56.52）
χ^2 值	34.77	4.73	5.89	2.25
p 值	0.021	0.786	0.553	0.325

注：95%CI为95%置信区间。参加为参加医疗联合体，未参加为未参加医疗联合体。p 值为参加、未参加医疗联合体机构依从性指标的行×列资料的 χ^2 检验。

哮喘：参加、未参加医疗联合体的机构对推荐问诊条目的依从性分别为39.00%和30.04%，二者无显著差异（$\chi^2=18.53$，$p=0.184$）。对必要问诊条目的依从性分别为32.78%和27.14%，二者无显著差异（$\chi^2=9.97$，$p=0.076$）。对推荐检查条目的依从性分别为29.63%和20.54%，二者无显著差异（$\chi^2=5.66$，$p=0.129$）。对必要检查条目的依从性分别为73.15%和53.57%，二者有显著差异（$\chi^2=4.60$，$p=0.032$）［见图4-14（a）］。

不稳定型心绞痛：参加、未参加医疗联合体的机构对推荐问诊条目的依从性分别为 17.77% 和 16.19%，二者无显著差异 ($\chi^2 = 4.49$，$p = 0.876$)。对必要问诊条目的依从性分别为 32.83% 和 34.62%，二者无显著差异 ($\chi^2 = 0.90$，$p = 0.924$)。对推荐检查条目的依从性分别为 40.09% 和 38.46%，二者有显著差异 ($\chi^2 = 9.56$，$p = 0.048$)。对必要检查条目的依从性分别为 30.61% 和 30.77%，二者无显著差异 ($\chi^2 = 0.002$，$p = 0.999$)[见图 4 – 14（b）]。

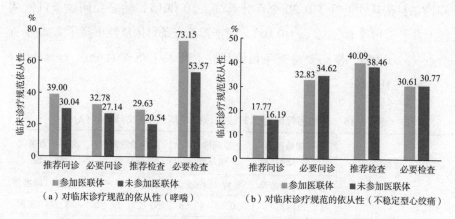

图 4 – 14 参加、未参加医疗联合体机构对临床诊疗规范的依从性
（哮喘、不稳定型心绞痛）

其次是通过差异中的差异法分析参加医疗联合体对临床诊疗规范依从性的影响。由双重差分结果可知，参加医疗联合体使推荐问诊条目的依从性平均上升了 1.49 个百分点，使必要问诊条目的依从性平均下降了 1.44 个百分点，使推荐检查条目的依从性和必要检查条目的依从性分别上升了 0.54 个和 7.64 个百分点（见表 4 – 17）。

表 4 – 17 参加医疗联合体对临床诊疗规范依从性的影响 （1） （%）

项目	推荐问诊条目依从性		必要问诊条目依从性		推荐检查条目依从性		必要检查条目依从性	
	参加	未参加	参加	未参加	参加	未参加	参加	未参加
2017 年	27.30	22.97	31.12	28.33	36.14	30.74	51.86	46.30
2018 年	29.61	23.78	34.49	33.15	33.53	27.59	52.09	38.89
D1	2.31	0.81	3.37	4.81	−2.60	−3.15	0.23	−7.41
D2	1.49		−1.44		0.54		7.64	

最后通过差异中的差异方法结合多元线性回归模型分析参加医疗联合体对临床诊疗规范依从性的影响。以推荐问诊条目依从性、必要问诊条目依从性、推荐检查条目依从性、必要检查条目依从性为因变量，以年份为自变量，以标准化病人性别、医务人员性别及年龄、机构性质为控制变量，控制了疾病、区县、机构、调查时间的固定效应，分析参加医疗联合体对临床诊疗规范依从性的影响。研究结果显示，参加医疗联合体使推荐问诊条目依从性上升了 0.36 个百分点（$p < 0.001$），使必要问诊条目依从性上升了 3.10 个百分点（$p > 0.05$），使推荐检查条目依从性下降了 2.00 个百分点（$p > 0.05$），使必要检查条目依从性上升了 3.75 个百分点（$p < 0.01$）（见表 4 - 18）。

表 4 - 18　参加医疗联合体对临床诊疗规范依从性的影响（2）

项目	推荐问诊条目依从性		必要问诊条目依从性		推荐检查条目依从性		必要检查条目依从性	
	系数	标准误	系数	标准误	系数	标准误	系数	标准误
2018 年	-15.39	8.73	-30.67	17.98	-30.12 *	14.62	-28.24	23.35
参加医疗联合体	9.78 **	2.84	7.18	4.93	9.48 ***	5.58	20.36	11.55
2018 年 × 参加医疗联合体	0.36 ***	0.40	3.10	8.33	-2.00	9.86	3.75 **	10.40
男标准化病人（参照：女性）	-0.96	2.63	3.03	3.24	3.52	4.86	-28.98	10.84
男医务人员（参照：女性）	2.37	1.88	-4.85	3.51	6.78	3.38	5.41	6.83
医务人员年龄（参照：0~29 岁）								
30~40 岁	3.33	5.47	4.61	8.25	5.83	6.65	7.45	15.93
41~50 岁	0.74	5.35	1.43	7.98	4.56	7.56	-0.41	18.60
>50 岁	0.85	5.69	-0.29	8.68	8.30	7.21	15.18	17.44
私立机构（参照：公立机构）	-61.83 ***	2.99	-68.69 ***	9.73	-14.87 *	6.31	-48.29	11.57
N	246		246		246		246	
R^2	0.61		0.22		0.46		0.37	

注：* 表示 $p < 0.05$，** 表示 $p < 0.01$，*** 表示 $p < 0.001$。

2. 医疗联合体对诊断正确性和治疗正确性的影响

首先是对参加、未参加医疗联合体机构的正确诊断率和正确治疗率的描述。研究结果显示，参加、未参加医疗联合体机构的正确诊断率分别为 53.87% 和 59.52%，差异无显著性（$\chi^2 = 0.48$，$p = 0.487$）。正确治疗率分别为 23.49% 和 29.63%，差异无显著性（$\chi^2 = 0.99$，$p = 0.320$）（见表 4－19）。

表 4－19　参加、未参加医疗联合体机构的诊断正确性和治疗正确性　（%）

项目	诊断正确性			治疗正确性	
	正确诊断	部分正确诊断	不正确诊断	正确治疗	不正确治疗
	均值 (95%CI)	均值 (95%CI)	均值 (95%CI)	均值 (95%CI)	均值 (95%CI)
合计					
参加（N=430）	53.87 (48.61, 59.12)	17.77 (13.74, 21.79)	28.37 (23.61, 33.12)	23.49 (19.47, 27.51)	76.51 (72.49, 80.53)
未参加（N=54）	59.52 (44.04, 75.01)	23.81 (10.38, 37.24)	16.67 (4.91, 28.42)	29.63 (17.05, 42.21)	70.37 (57.79, 82.95)
χ^2 值	0.48	0.91	2.60	0.99	0.99
p 值	0.487	0.340	0.107	0.320	0.320
2017 年					
参加（N=215）	56.67 (53.52, 59.82)	17.11 (11.66, 22.56)	26.20 (19.84, 32.56)	13.95 (9.28, 18.62)	86.05 (81.38, 90.72)
未参加（N=27）	66.67 (60.33, 73.01)	16.67 (0.59, 32.74)	16.67 (0.59, 32.74)	29.63 (11.22, 48.04)	70.37 (51.96, 88.78)
χ^2 值	0.87	0.003	1.03	4.45	4.45
p 值	0.351	0.956	0.311	0.035	0.035
2018 年					
参加（N=215）	50.62 (42.84, 58.40)	18.52 (12.47, 24.56)	30.86 (23.67, 38.05)	33.02 (26.69, 39.36)	66.98 (60.64, 73.31)
未参加（N=27）	50.00 (24.41, 75.59)	33.33 (9.21, 57.46)	16.67 (−2.40, 35.74)	29.63 (11.22, 48.04)	70.37 (51.96, 88.78)
χ^2 值	0.003	2.22	1.57	0.13	0.13
p 值	0.960	0.136	0.210	0.723	0.723

注：95%CI 为 95%置信区间。参加为参加医疗联合体，未参加为未参加医疗联合体。p 值为参加、未参加医疗联合体机构的正确诊断率和正确治疗率的四格表 χ^2 检验。

哮喘：参加、未参加医疗联合体机构的正确诊断率分别为 34.38% 和 37.50%，差异无显著性（$\chi^2 = 0.09$，$p = 0.764$）。正确治疗率分别为 13.43% 和 3.57%，差异无显著性（$\chi^2 = 2.23$，$p = 0.135$）[见图 4-15（a）]。

不稳定型心绞痛：参加、未参加医疗联合体机构的正确诊断率分别为 70.37% 和 88.89%，差异无显著性（$\chi^2 = 2.79$，$p = 0.095$）。正确治疗率分别为 33.64% 和 57.69%，差异有显著性（$\chi^2 = 5.80$，$p = 0.016$）[见图 4-15（b）]。

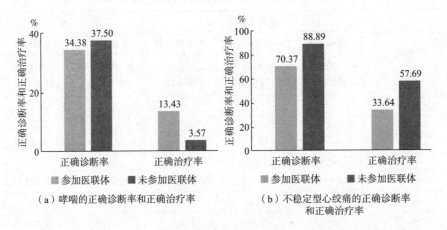

（a）哮喘的正确诊断率和正确治疗率 （b）不稳定型心绞痛的正确诊断率和正确治疗率

图 4-15 参加、未参加医疗联合体机构的哮喘、不稳定型心绞痛的正确诊断率和正确治疗率

其次是通过差异中的差异法分析参加医疗联合体对正确诊断率和正确治疗率的影响。由双重差分结果可知，参加医疗联合体使社区卫生服务中心的正确诊断率平均上升了 0.11 个百分点，使正确治疗率平均上升了 0.19 个百分点（见表 4-20）。

表 4-20　参加医疗联合体对正确诊断率和正确治疗率的影响（1）　　（%）

项目	正确诊断率		正确治疗率	
	参加医联体	未参加医联体	参加医联体	未参加医联体
2017 年	0.56	0.67	0.14	0.30
2018 年	0.51	0.50	0.33	0.30
D1	-0.05	-0.17	0.19	0.00
D2	0.11		0.19	

最后通过差异中的差异方法结合多元 logistic 回归模型分析参加医疗联合体对正确诊断率和正确治疗率的影响。以诊断是否正确和治疗是否正确为因变量，以年份为自变量，以标准化病人性别、医务人员性别及年龄、机构性质为控制变量，控制了疾病、区县、机构、调查时间的固定效应，分析参加医疗联合体对正确诊断率和正确治疗率的影响，年份与是否参加医疗联合体交互项的系数为医疗联合体对正确诊断率和正确治疗率的影响效应。研究结果显示，参加医疗联合体使正确诊断率平均下降了 0.19 个百分点（$p > 0.05$），使正确治疗率平均上升了 4.18 个百分点（$p < 0.01$）（见表 4 – 21）。

表 4 – 21　参加医疗联合体对正确诊断率和正确治疗率的影响（2）　　（%）

项目	正确诊断率		正确治疗率	
	系数	标准误	系数	标准误
2018 年	– 0.32	1.87	– 1.07	2.87
参加医疗联合体	– 0.04	0.71	– 3.82 **	1.46
2018 年 × 参加医疗联合体	– 0.19	1.10	4.18 **	1.36
男标准化病人（参照：女性）	0.51	0.54	1.03	0.76
男医务人员（参照：女性）	0.66	0.53	– 0.33	0.59
医务人员年龄（参照：0 ~ 29 岁）				
30 ~ 40 岁	0.17	1.46	– 2.16	1.15
41 ~ 50 岁	0.35	1.45	– 1.42	1.04
> 50 岁	0.11	1.51	– 0.95	1.16
私立机构（参照：公立机构）	– 15.95 ***	1.17	– 38.20 ***	2.82
N	246	211		
R^2	0.22	0.37		

注：** 表示 $p < 0.01$，*** 表示 $p < 0.001$。

4.4.2　医疗联合体模式对基层医疗服务有效性的影响

1. 医疗联合体模式对临床诊疗规范依从性的影响

首先是对参加紧密型、松散型医疗联合体的机构对临床诊疗规范依从性的描述。研究结果显示，参加紧密型、松散型医疗联合体的机构对推荐问诊条目的依从性分别为 28.83% 和 28.33%，二者无显著差异（$\chi^2 = 19.59$，$p = 0.720$）。对必要问诊条目的依从性分别为 34.33% 和 32.31%，二者无显著差异（$\chi^2 = 6.42$，$p = 0.600$）。对推荐检查条目的依从性分别为 34.14% 和 35.06%，二者无显著差异（$\chi^2 = 1.05$，$p = 0.994$）。对必要检查条目的依从性分别为 52.31% 和 50.95%，二者无显著差异（$\chi^2 = 0.11$，$p = 0.945$）（见表 4 - 22）。

表 4 - 22　参加紧密型、松散型医疗联合体机构对临床诊疗规范的依从性　（%）

项目	推荐问诊条目依从性	必要问诊条目依从性	推荐检查条目依从性	必要检查条目依从性
	均值（95%CI）	均值（95%CI）	均值（95%CI）	均值（95%CI）
合计				
紧密型（$N = 105$）	28.83 (25.54, 32.12)	34.33 (30.41, 38.25)	34.14 (30.15, 38.13)	52.31 (47.40, 57.22)
松散型（$N = 325$）	28.33 (26.55, 30.12)	32.31 (29.91, 34.71)	35.06 (32.87, 37.26)	50.95 (42.26, 59.65)
χ^2 值	19.59	6.42	1.05	0.11
p 值	0.720	0.600	0.994	0.945
2017 年				
紧密型（$N = 54$）	26.60 (21.46, 31.74)	34.02 (27.64, 40.40)	37.06 (31.43, 42.69)	53.92 (41.08, 66.76)
松散型（$N = 161$）	27.52 (24.85, 30.19)	30.21 (26.62, 33.81)	35.85 (32.71, 39.00)	51.22 (44.18, 58.26)
χ^2 值	20.33	4.54	1.31	0.15
p 值	0.622	0.805	0.988	0.929
2018 年				
紧密型（$N = 51$）	30.94 (26.69, 35.18)	34.63 (29.75, 39.51)	31.39 (25.66, 37.11)	53.42 (46.50, 60.33)
松散型（$N = 164$）	29.16 (26.78, 31.54)	34.44 (31.26, 37.62)	34.25 (31.16, 37.34)	48.15 (36.01, 60.29)
χ^2 值	16.43	8.80	1.80	0.60
p 值	0.690	0.359	0.970	0.742

注：95%CI 为 95% 置信区间。紧密型为紧密型医疗联合体，松散型为松散型医疗联合体。p 值为参加紧密型、松散型医疗联合体机构依从性指标的行×列表 χ^2 检验。

　　哮喘：参加紧密型、松散型医疗联合体的机构对推荐问诊条目的依从性分别为 38.67% 和 39.98%，二者无显著差异（$\chi^2 = 7.75$，$p = 0.902$）。对必要问诊条目的依从性分别为 32.72% 和 32.96%，二者无显著差异（$\chi^2 = 3.84$，$p = 0.573$）。对推荐检查条目的依从性分别为 29.48% 和 30.09%，二者无显著差异（$\chi^2 = 0.44$，$p = 0.931$）。对必要检查条目的依从性分别为 73.46% 和 72.22%，二者无显著差异（$\chi^2 = 0.03$，$p = 0.859$）〔见图 4 - 16（a）〕。

　　不稳定型心绞痛：参加紧密型、松散型医疗联合体的机构对推荐问诊条目的依从性分别为 18.00% 和 17.03%，二者无显著差异（$\chi^2 = 11.84$，$p = 0.222$）。对必要问诊条目的依从性分别为 31.90% 和 35.78%，二者无显著差异（$\chi^2 = 4.59$，$p = 0.332$）。对推荐检查条目的依从性分别为 40.61% 和 38.43%，二者无显著差异（$\chi^2 = 0.73$，$p = 0.948$）。对必要检查条目的依从性分别为 31.29% 和 28.43%，二者无显著差异（$\chi^2 = 0.79$，$p = 0.647$）〔见图 4 - 16（b）〕。

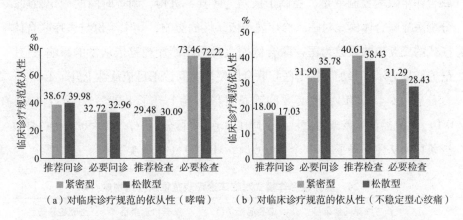

（a）对临床诊疗规范的依从性（哮喘）　　（b）对临床诊疗规范的依从性（不稳定型心绞痛）

图 4 - 16　参加紧密型、松散型医疗联合体机构对临床诊疗规范的依从性
（哮喘、不稳定型心绞痛）

　　其次通过差异中的差异法分析医疗联合体模式对临床诊疗规范依从性的影响。由双重差分结果可知，参加紧密型医疗联合体使推荐问诊条目的依从性平均上升了 2.83 个百分点，使必要问诊条目的依从性平均下降了 1.45 个百分点，使推荐检查条目的依从性平均上升了 3.23 个百分点，使必要检查条目的依从性平均下降了 2. 43 个百分点（见表 4 - 23）。

表 4 - 23　医疗联合体模式对临床诊疗规范依从性的影响（1）　　（％）

项目	推荐问诊条目依从性		必要问诊条目依从性		推荐检查条目依从性		必要检查条目依从性	
	紧密型	松散型	紧密型	松散型	紧密型	松散型	紧密型	松散型
2017 年	26. 45	27. 64	34. 90	30. 81	34. 90	39. 19	51. 92	52. 86
2018 年	30. 71	29. 07	34. 52	31. 88	33. 27	34. 33	49. 04	52. 40
D1	4. 26	1. 43	- 0. 38	1. 07	- 1. 63	- 4. 86	- 2. 88	- 0. 45
D2	2. 83		- 1. 45		3. 23		- 2. 43	

最后通过差异中的差异方法结合多元线性回归模型分析医疗联合体模式对基层医疗服务有效性的影响。以推荐问诊条目依从性、必要问诊条目依从性、推荐检查条目依从性和必要检查条目依从性为因变量，以年份为自变量，以标准化病人性别、医务人员性别及年龄、机构性质、参加医疗联合体年限为控制变量，控制了疾病、区县、机构、调查时间的固定效应，分析医疗联合体模式对临床诊疗规范依从性的影响，其中年份与医疗联合体模式的交互项的系数为医疗联合体模式对临床诊疗规范依从性的影响效应。研究结果显示，参加紧密型医疗联合体使推荐问诊条目依从性上升了 1. 35 个百分点（$p < 0.001$），使必要问诊条目依从性上升了 1. 99 个百分点（$p < 0.01$），使推荐检查条目依从性下降了 4. 64 个百分点（$p > 0.05$），使必要检查条目依从性下降了 4. 80 个百分点（$p > 0.05$）（见表 4 - 24）。

表 4 - 24　医疗联合体模式对临床诊疗规范依从性的影响（2）　　（％）

项目	推荐问诊条目依从性		必要问诊条目依从性		推荐检查条目依从性		必要检查条目依从性	
	系数	标准误	系数	标准误	系数	标准误	系数	标准误
2018 年	- 13. 39 ***	1. 74	- 16. 90	16. 49	- 25. 96 *	11. 79	- 4. 08	21. 83
紧密型医疗联合体	- 4. 46 ***	5. 95	- 3. 85	7. 21	18. 03 *	7. 01	31. 43 *	19. 66
2018 年 × 紧密型医联体	1. 35 ***	0. 10	1. 99 **	1. 28	- 4. 64	6. 77	- 4. 80	13. 11

续表

项目	推荐问诊条目依从性		必要问诊条目依从性		推荐检查条目依从性		必要检查条目依从性	
	系数	标准误	系数	标准误	系数	标准误	系数	标准误
男标准化病人（参照：女性）	-1.60***	1.83	0.80	3.03	3.65	4.05	-22.25*	8.63
男医务人员（参照：女性）	2.30***	1.63	-1.68	2.99	-0.01	3.47	0.25	5.92
医务人员年龄（参照：0~29岁）								
30~40岁	0.55***	4.24	7.02	5.88	5.09	5.74	19.67	14.43
41~50岁	0.39**	3.84	6.57	5.68	7.17	6.30	13.21	15.49
>50岁	-2.07***	4.21	6.68	6.09	9.04	6.51	22.30	15.53
私立机构（参照：公立机构）	-122.30***	2.42	-64.49***	10.03	-8.49***	5.71	-36.27**	9.99
参加医疗联合体年限	-0.01***	1.70	21.46**	5.88	42.89***	5.28	32.84**	9.79
N	312		313		313		313	
R^2	0.60		0.26		0.38		0.40	

注：* 表示 $p < 0.05$，** 表示 $p < 0.01$，*** 表示 $p < 0.001$。

2. 医疗联合体模式对诊断正确性和治疗正确性的影响

首先是对参加紧密型、松散型医疗联合体机构的正确诊断率和正确治疗率的描述。研究结果显示，参加紧密型、松散型医疗联合体的正确诊断率分别为 49.41% 和 55.30%，差异无显著性（$\chi^2 = 0.90$，$p = 0.343$）。正确治疗率分别为 20.00% 和 24.62%，差异无显著性（$\chi^2 = 0.94$，$p = 0.332$）（见表 4-25）。

表 4 –25　参加紧密型、松散型医疗联合体机构的诊断正确性和治疗正确性

（%）

项目	诊断正确性			治疗正确性	
	正确诊断	部分正确诊断	不正确诊断	正确治疗	不正确治疗
	均值（95%CI）	均值（95%CI）	均值（95%CI）	均值（95%CI）	均值（95%CI）
合计（N=430）					
紧密型 （N=105）	49.41 (38.56, 60.26)	16.47 (8.42, 24.52)	34.12 (23.83, 44.40)	20.00 (12.22, 27.78)	80.00 (72.22, 87.79)
松散型 （N=325）	55.30 (49.27, 61.34)	18.18 (13.50, 22.86)	26.52 (21.16, 31.87)	24.62 (19.91, 29.32)	75.38 (70.68, 80.09)
χ^2 值	0.90	0.13	1.83	0.94	0.94
p 值	0.343	0.720	0.176	0.332	0.332
2017 年					
紧密型 （N=54）	55.00 (38.89, 71.11)	15.00 (3.43, 26.57)	30.00 (15.16, 44.84)	15.69 (5.36, 26.02)	84.31 (73.98, 94.64)
松散型 （N=161）	57.14 (49.05, 65.24)	17.69 (11.45, 23.93)	25.17 (18.07, 32.27)	13.41 (8.14, 18.69)	86.59 (81.31, 91.87)
χ^2 值	0.06	0.16	0.38	0.17	0.17
p 值	0.808	0.689	0.538	0.683	0.683
2018 年					
紧密型 （N=51）	44.44 (29.35, 59.54)	17.78 (6.16, 29.39)	37.78 (23.05, 52.51)	24.07 (12.30, 35.85)	75.93 (64.15, 87.70)
松散型 （N=164）	52.99 (43.81, 62.17)	18.80 (11.62, 25.98)	28.21 (19.93, 36.48)	36.02 (28.53, 43.52)	63.98 (56.48, 71.47)
χ^2 值	0.95	0.02	1.40	2.61	2.61
p 值	0.330	0.880	0.237	0.106	0.106

注：95%CI 为 95%置信区间。紧密型为紧密型医疗联合体，松散型为松散型医疗联合体。p 值为参加紧密型、松散型医疗联合体机构诊断正确性和治疗正确性的四格表 χ^2 检验。

哮喘：参加紧密型、松散型医疗联合体的正确诊断率分别为 32.50% 和 35.00%，差异无显著性（χ^2=0.90，p=0.773）。正确治疗率分别为 9.26% 和 14.81%，差异无显著性（χ^2=1.08，p=0.300）［见图 4 – 17（a）］。

不稳定型心绞痛：参加紧密型、松散型医疗联合体机构的正确诊断率

分别为 64.44% 和 72.22%，差异无显著性（$\chi^2 = 0.99$，$p = 0.319$）。正确治疗率分别为 31.37% 和 34.36%，差异无显著性（$\chi^2 = 0.15$，$p = 0.694$）[见图 4 - 17（b）]。

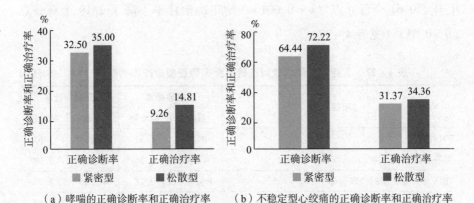

（a）哮喘的正确诊断率和正确治疗率　　（b）不稳定型心绞痛的正确诊断率和正确治疗率

图 4 - 17　参加紧密型、松散型医疗联合体机构哮喘、不稳定型心绞痛的正确诊断率和正确治疗率

其次用差异中的差异法分析医疗联合体模式对正确诊断率和正确治疗率的影响。由双重差分结果可知，参加紧密型医疗联合体使正确诊断率平均下降了 18.99 个百分点，使正确治疗率平均下降了 25.05 个百分点（见表 4 - 26）。

表 4 - 26　医疗联合体模式对正确诊断率和正确治疗率的影响（1）　　（%）

项目	正确诊断率		正确治疗率	
	紧密型医联体	松散型医联体	紧密型医联体	松散型医联体
2017 年	53.49	56.99	19.23	5.71
2018 年	36.36	55.13	23.08	34.62
D1	- 17.12	1.86	3.85	28.90
D2	- 18.99		- 25.05	

最后通过差异中的差异方法结合多元 Logistic 回归模型分析医疗联合体模式对正确诊断率和正确治疗率的影响。以诊断是否正确和治疗是否正确为因变量，以年份为自变量，以标准化病人性别、医务人员性别及年龄、机构性质、参加医疗联合体年限为控制变量，控制了疾病、区县、机

构、调查时间的固定效应，分析医疗联合体模式对正确诊断率和正确治疗率的影响，其中年份与医疗联合体模式的交互项的系数为医疗联合体模式对正确诊断率和正确治疗率的影响效应。紧密型医疗联合体使正确诊断率上升了 0.61 个百分点（$p < 0.001$），使正确治疗率下降了 2.19 个百分点（$p > 0.05$）（见表 4 - 27）。

表 4 - 27　医疗联合体模式对正确诊断率和正确治疗率的影响（2）　　（%）

项目	正确诊断率		正确治疗率	
	系数	标准误	系数	标准误
2018 年	0.45	1.32	- 6.19 ***	1.68
紧密型医疗联合体	- 3.33	0.74	- 8.81 ***	1.38
2018 年 × 紧密型医疗联合体	0.61 ***	0.21	- 2.19	1.03
男标准化病人（参照：女性）	0.23	0.29	0.45	0.58
男医务人员（参照：女性）	- 0.11	0.27	0.21	0.48
医务人员年龄（参照：0 ~ 29 岁）				
30 ~ 40 岁	- 0.18	0.68	0.32	1.05
41 ~ 50 岁	- 0.25	0.68	- 0.01	0.94
> 50 岁	- 0.10	0.70	1.02	0.87
私立机构（参照：公立机构）	- 4.73 ***	0.51	- 35.76 ***	0.28
参加医疗联合体年限	0.00	0.00	2.52 ***	0.00
N	313		313	
R^2	0.20		0.36	

注：*** 表示 $p < 0.001$。

4.5　医疗联合体及其模式对基层医疗服务安全性的影响

4.5.1　医疗联合体对基层医疗服务安全性的影响

首先是对参加、未参加医疗联合体的机构医疗服务安全性的描述。研究结果显示，参加、未参加医疗联合体机构的侵入性检查比例分别为 51.16% 和 59.26%，差异无显著性（$\chi^2 = 1.26$，$p = 0.262$）。不必要检查比例分别为 53.72% 和 62.96%，差异无显著性（$\chi^2 = 1.65$，$p = 0.198$）。

有害或无用药物比例分别为 22.09% 和 12.96%，差异无显著性（$\chi^2 =$ 1.98，$p = 0.160$）（见表 4 - 28）。

表 4 - 28　参加、未参加医疗联合体机构的医疗服务安全性　　　　（％）

项目	侵入性检查比例	不必要检查比例	有害或无用药物比例
	均值（95%CI）	均值（95%CI）	均值（95%CI）
合计			
参加（$N = 430$）	51.16 (46.42, 55.91)	53.72 (48.99, 58.45)	22.09 (18.16, 26.03)
未参加（$N = 54$）	59.26 (45.72, 72.80)	62.96 (49.66, 76.27)	12.96 (3.71, 22.22)
χ^2 值	1.26	1.65	1.98
p 值	0.262	0.198	0.160
2017 年			
参加（$N = 215$）	46.51 (39.79, 53.23)	50.23 (43.50, 56.97)	12.56 (8.09, 17.02)
未参加（$N = 27$）	55.56 (35.52, 75.59)	62.96 (43.50, 82.43)	0.00
χ^2 值	0.79	1.56	3.79
p 值	0.375	0.212	0.052
2018 年			
参加（$N = 215$）	55.81 (49.12, 62.51)	57.21 (50.54, 63.88)	31.63 (25.36, 37.89)
未参加（$N = 27$）	62.96 (43.50, 82.43)	62.96 (43.50, 82.43)	25.93 (8.26, 43.59)
χ^2 值	0.499	0.326	0.117
p 值	0.480	0.568	0.732

注：95%CI 为 95% 置信区间。参加为参加医疗联合体，未参加为未参加医疗联合体。p 值为参加、未参加医疗联合体机构安全性指标的四格表 χ^2 检验。

哮喘：参加、未参加医疗联合体机构的侵入性检查的比例分别为 72.22% 和 85.71%，差异无显著性（$\chi^2 = 2.33$，$p = 0.127$）。不必要检查的比例分别为 70.83% 和 85.71%，差异无显著性（$\chi^2 = 2.76$，$p = 0.097$）。有害或无用药物的比例分别为 16.20% 和 14.29%，差异无显著性（$\chi^2 = 0.61$，$p = 0.435$）〔见图 4 - 18（a）〕。

不稳定型心绞痛：参加、未参加医疗联合体机构的侵入性检查的比例分别为 29.91% 和 30.77%，差异无显著性（$\chi^2 = 0.01$，$p = 0.928$）。不必要检查的比例分别为 36.45% 和 38.46%，差异无显著性（$\chi^2 = 0.04$，$p = 0.841$）。有害或无用药物的比例分别为 34.58% 和 23.08%，差异无显著性（$\chi^2 = 1.38$，$p = 0.108$）〔见图 4 - 18（b）〕。

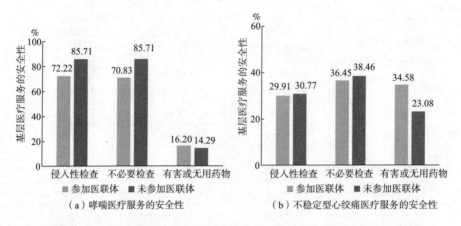

（a）哮喘医疗服务的安全性　　（b）不稳定型心绞痛医疗服务的安全性

图 4 - 18　参加、未参加医疗联合体机构哮喘和不稳定型心绞痛医疗服务的安全性

其次是通过差异中的差异法分析参加医疗联合体对医疗服务安全性的影响。由双重差分结果可知，参加医疗联合体使侵入性检查的比例平均上升了 1.90 个百分点，使不必要检查的比例平均上升了 6.98 个百分点，使有害或无用药物的比例平均下降了 6.86 个百分点（见表 4 - 29）。

表 4 - 29　参加医疗联合体对医疗服务安全性的影响（1）　　　（%）

项目	侵入性检查比例		不必要检查比例		有害或无用药物比例	
	参加	未参加	参加	未参加	参加	未参加
2017 年	46.51	55.56	50.23	62.96	12.56	0.00
2018 年	55.81	62.96	57.21	62.96	31.63	25.93
D1	9.30	7.40	6.98	0.00	19.07	25.93
D2	1.90		6.98		- 6.86	

最后通过差异中的差异方法结合多元 Logistic 回归模型分析参加医疗联合体对基层医疗服务安全性的影响。以是否有侵入性检查、是否有不必

要检查、是否有有害或无用药物为因变量，以年份为自变量，以标准化病人性别、医务人员性别及年龄、机构性质为控制变量，控制了疾病、区县、机构、调查时间的固定效应，分析参加医疗联合体对医疗服务安全性的影响。研究结果显示，参加医疗联合体使侵入性检查比例下降了 1.65 个百分点（$p < 0.05$），使不必要检查比例下降了 0.81 个百分点（$p < 0.05$），使有害或无用药物比例下降了 2.67 个百分点（$p < 0.05$）（见表 4 – 30）。

表 4 – 30　参加医疗联合体对医疗服务安全性的影响（2）　　　（%）

项目	侵入性检查比例		不必要检查比例		有害或无用药物比例	
	系数	标准误	系数	标准误	系数	标准误
2018 年	– 0.40	2.68	– 0.30	2.51	4.34	2.68
参加医疗联合体	4.27**	1.39	3.50*	1.16	– 1.51	1.21
2018 年 × 参加医疗联合体	– 1.65*	0.74	– 0.81*	0.47	– 2.67*	1.28
男标准化病人（参照：女性）	1.19	1.03	0.83	0.80	– 1.63	1.57
男医务人员（参照：女性）	0.67	0.38	0.80*	0.40	– 0.47	0.55
医务人员年龄（参照：0 ~ 29 岁）						
30 ~ 40 岁	0.61	1.71	0.40	1.33	2.44	1.96
41 ~ 50 岁	0.45	1.75	0.59	1.42	1.99	1.80
> 50 岁	– 0.07	1.68	– 0.28	1.46	1.65	1.93
私立机构（参照：公立机构）	– 9.77***	1.75	– 12.74***	1.64	– 37.98***	3.18
N	240		240		82	
R^2	0.40		0.34		0.43	

注：* 表示 $p < 0.05$，** 表示 $p < 0.01$，*** 表示 $p < 0.001$。

4.5.2　医疗联合体模式对基层医疗服务安全性的影响

首先，研究结果显示，参加紧密型、松散型医疗联合体机构的侵入性检查的比例分别为 48.00% 和 60.95%，差异有显著性（$\chi^2 = 5.33$，$p = 0.021$）。不必要检查的比例分别为 50.77% 和 62.86%，差异有显著性（$\chi^2 = 4.66$，$p = 0.031$）。有害或无用药物的比例分别为 21.54% 和 23.81%，差异无显著性（$\chi^2 = 0.24$，$p = 0.626$）（见表 4 – 31）。

表4-31 参加紧密型、松散型医疗联合体机构的医疗服务安全性 （%）

项目	侵入性检查比例	不必要检查比例	有害或无用药物比例
	均值（95％CI）	均值（95％CI）	均值（95％CI）
合计			
紧密型（N＝105）	48.00 (42.54，53.46)	50.77 (45.31，56.23)	21.54 (17.05，26.03)
松散型（N＝325）	60.95 (51.47，70.44)	62.86 (53.46，72.25)	23.81 (15.53，32.09)
χ^2 值	5.33	4.66	0.24
p 值	0.021	0.031	0.626
2017 年			
紧密型（N＝51）	43.29 (35.63，50.96)	47.56 (39.84，55.29)	12.80 (7.64，17.97)
松散型（N＝164）	56.86 (42.79，70.93)	58.82 (44.84，72.80)	11.76 (2.61，20.92)
χ^2 值	2.88	1.97	0.04
p 值	0.090	0.160	0.845
2018 年			
紧密型（N＝54）	52.80 (45.00，60.59)	54.04 (46.26，61.82)	30.43 (23.25，37.62)
松散型（N＝161）	64.81 (51.66，77.97)	66.67 (53.68，79.65)	35.19 (22.03，48.34)
χ^2 值	2.37	2.63	0.42
p 值	0.124	0.105	0.516

注：95％CI 为95％置信区间。紧密型为紧密型医疗联合体，松散型为松散型医疗联合体。p 值为参加紧密型、松散型医疗联合体机构安全性指标的四格表 χ^2 检验。

哮喘：参加紧密型、松散型医疗联合体机构的侵入性检查的比例分别为 69.75% 和 79.63%，差异无显著性（$\chi^2 = 4.37$，$p = 0.112$）。不必要检查的比例分别为 67.90% 和 79.63%，差异无显著性（$\chi^2 = 5.55$，$p = 0.062$）。有害或无用药物的比例分别为 14.81% 和 20.37%，差异无显著性（$\chi^2 = 103$，$p = 0.598$）[见图 4-19（a）]。

不稳定型心绞痛：参加紧密型、松散型医疗联合体机构的侵入性检查的比例分别为 26.38% 和 41.18%，差异无显著性（$\chi^2 = 4.06$，$p = 0.131$）。不必要检查的比例分别为 33.74% 和 45.10%，差异无显著性（$\chi^2 = 2.20$，

$p=0.333$)。有害或无用药物的比例分别为 28.22% 和 27.45%，差异无显著性（ $\chi^2=1.60$ ， $p=0.450$ ）［见图 4–19（b）］。

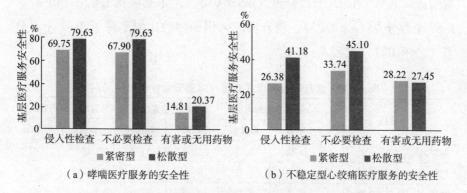

（a）哮喘医疗服务的安全性　　　（b）不稳定型心绞痛医疗服务的安全性

**图 4–19　参加紧密型、松散型医疗联合体机构哮喘和
不稳定型心绞痛医疗服务的安全性**

其次，用差异中的差异法分析医疗联合体模式对医疗服务安全性的影响。由双重差分结果可知，参加紧密型医疗联合体使侵入性检查的比例平均下降了 7.77 个百分点，使不必要检查的比例平均下降了 4.61 个百分点，使有害或无用药物的比例平均上升了 10.44 个百分点（见表 4–32）。

表 4–32　医疗联合体模式对医疗服务安全性的影响（1）　　　　（%）

项目	侵入性检查比例		不必要检查比例		有害或无用药物比例	
	紧密型	松散型	紧密型	松散型	紧密型	松散型
2017 年	62.50	40.88	64.29	45.28	12.50	12.58
2018 年	66.07	52.22	67.86	53.46	39.29	28.93
D1	3.57	11.34	3.57	8.18	26.79	16.35
D2	−7.77		−4.61		10.44	

最后，通过差异中的差异方法结合多元 Logistic 回归模型分析医疗联合体模式对基层医疗服务安全性的影响。以是否有侵入性检查、是否有不必要检查、是否有有害或无用药物为因变量，以年份为自变量，以标准化病人性别、医务人员性别及年龄、机构性质、参加医疗联合体年限为控制变量，控制了疾病、区县、机构、调查时间的固定效应，分析医疗联合体

模式对基层医疗服务安全性的影响，其中年份与医疗联合体模式的交互项的系数为医疗联合体模式的影响效应。参加紧密型医疗联合体使侵入性检查的比例上升了 1.15 个百分点（$p > 0.05$），使不必要检查的比例下降了 1.65 个百分点（$p < 0.05$），使有害或无用药物的比例下降了 2.07 个百分点（$p < 0.05$）（见表 4 – 33）。

表 4 – 33　医疗联合体模式对医疗服务安全性的影响（2）　（％）

项目	侵入性检查比例		不必要检查比例		有害或无用药物比例	
	系数	标准误	系数	标准误	系数	标准误
2018 年	0.32	2.77	– 4.02**	1.38	– 7.17***	1.42
紧密型医疗联合体	– 1.31	1.58	0.45	1.67	8.70**	2.71
2018 年 × 紧密型医联体	1.15	0.78	– 1.65*	0.80	– 2.07*	0.30
男标准化病人（参照：女性）	1.15	0.65	0.70	0.60	0.99	0.67
男医务人员（参照：女性）	0.10	0.39	0.51	0.41	– 0.59	0.69
医务人员年龄（参照：0 ~ 29 岁）						
30 ~ 40 岁	0.87	1.21	0.56	1.21	3.65*	1.78
41 ~ 50 岁	1.19	1.18	1.39	1.14	2.81*	1.20
>50 岁	1.08	1.19	1.48	1.15	3.92**	1.25
私立机构（参照：公立机构）	– 4.42**	1.48	– 5.69***	1.45	– 21.08***	3.29
参加医疗联合体年限	– 3.62***	0.001	– 0.00	0.00	1.73***	0.00
N	313		313		313	
R^2	0.41		0.35		0.29	

注：* 表示 $p < 0.05$，** 表示 $p < 0.01$，*** 表示 $p < 0.001$。

4.6　医疗联合体及其模式对基层医疗服务及时性的影响

4.6.1　医疗联合体对基层医疗服务及时性的影响

首先是对参加、未参加医疗联合体机构的总就诊时间、等待时间和问诊时间的描述。参加、未参加医疗联合体机构的总就诊时间分别为 21.20 分和 18.67 分，差异无显著性（$t = – 1.52$，$p = 0.130$）。等待时间分别为 7.79 分和 8.95 分，差异无显著性（$t = – 0.96$，$p = 0.332$）。问诊时间分别为

6.36 分和 4.96 分，差异有显著性（$t = -2.16$，$p = 0.032$）（见表 4-34）。

表 4-34　参加、未参加医疗联合体机构的医疗服务及时性　　　单位：分

项目	总就诊时间	等待时间	问诊时间
	均值（95%CI）	均值（95%CI）	均值（95%CI）
合计			
参加（$N=430$）	21.20 (20.10, 22.31)	7.79 (7.01, 8.57)	6.36 (5.92, 6.80)
未参加（$N=54$）	18.67 (15.59, 21.74)	8.95 (6.58, 11.31)	4.96 (4.03, 5.90)
t 值	-1.52	-0.96	-2.16
p 值	0.130	0.332	0.032
2017 年			
参加（$N=215$）	19.29 (17.81, 20.76)	7.49 (6.45, 8.53)	5.60 (5.03, 6.16)
未参加（$N=27$）	15.93 (11.85, 20.00)	8.28 (4.96, 11.60)	4.49 (3.53, 5.45)
t 值	-1.51	0.50	-2.02
p 值	0.133	0.619	0.049
2018 年			
参加（$N=215$）	23.12 (21.51, 24.73)	8.10 (6.92, 9.27)	7.13 (6.47, 7.78)
未参加（$N=27$）	21.41 (16.77, 26.04)	9.61 (6.05, 13.18)	5.44 (3.77, 7.10)
t 值	-0.70	0.85	-1.72
p 值	0.484	0.398	0.087

注：95%CI 为 95% 置信区间。参加为参加医疗联合体，未参加为未参加医疗联合体。p 值为参加、未参加医疗联合体机构及时性指标的 t 检验。

哮喘：参加、未参加医疗联合体机构的就诊时间分别为 19.16 分和 17.00 分，差异无显著性（$t = -1.01$，$p = 0.538$）。等待时间分别为 6.89 分和 7.84 分，差异无显著性（$t = 0.62$，$p = 0.538$）。问诊时间分别为 6.84 分和 5.21 分，差异有显著性（$t = -1.99$，$p = 0.047$）［见图 4-20（a）］。

不稳定型心绞痛：参加、未参加医疗联合体机构的总就诊时间分别为

23.27 分和 20.46 分，差异无显著性（$t = -1.11$，$p = 0.270$）。等待时间分别为 8.71 分和 10.14 分，差异无显著性（$t = 0.79$，$p = 0.433$）。问诊时间分别为 5.88 分和 4.70 分，差异无显著性（$t = -1.17$，$p = 0.243$）［见图 4 - 20（b）］。

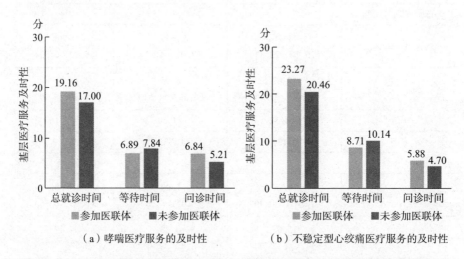

（a）哮喘医疗服务的及时性　　　（b）不稳定型心绞痛医疗服务的及时性

图 4 - 20　参加、未参加医疗联合体机构哮喘和不稳定型心绞痛医疗服务的及时性

其次是通过差异中的差异法分析参加医疗联合体对基层医疗服务及时性的影响。由双重差分结果可知，参加医疗联合体使总就诊时间平均下降了 1.65 分，使等待时间平均下降了 0.72 分，使问诊时间平均上升了 0.58 分（见表 4 - 35）。

表 4 - 35　参加医疗联合体对医疗服务及时性的影响（1）　　　单位：分

项目	总就诊时间		等待时间		问诊时间	
	参加	未参加	参加	未参加	参加	未参加
2017 年	19.29	15.93	7.49	8.28	5.60	4.49
2018 年	23.12	21.41	8.10	9.61	7.13	5.44
D1	3.83	5.48	0.61	1.33	1.53	0.95
D2	-1.65		-0.72		0.58	

最后是通过差异中的差异方法结合多元线性回归模型分析参加医疗联合体对基层医疗服务及时性的影响。以总就诊时间、等待时间、问诊时间

为因变量，以年份为自变量，以标准化病人性别、医务人员性别及年龄、机构性质为控制变量，控制了疾病、区县、机构、就诊时间的固定效应，分析参加医疗联合体对医疗服务及时性的影响，年份与是否参加医疗联合体交互项的系数为医疗联合体对医疗服务及时性的影响效应。研究结果显示，参加医疗联合体使总就诊时间平均上升了 1.48 分（$p > 0.05$），使等待时间平均下降了 1.11 分（$p > 0.05$），使问诊时间平均上升了 4.03 分（$p < 0.001$）（见表 4 – 36）。

表 4 – 36　参加医疗联合体对医疗服务及时性的影响（2）　　　单位：分

项目	总就诊时间		等待时间		问诊时间	
	系数	标准误	系数	标准误	系数	标准误
2018 年	– 10.77	8.81	– 3.36	11.25	– 3.53	3.52
参加医疗联合体	25.82 ***	2.65	23.54 ***	2.91	0.15	2.92
2018 年 × 参加医疗联合体	1.48	3.53	– 1.11	4.14	4.03 ***	1.07
男标准化病人（参照：女性）	– 0.06	2.00	1.20	1.44	– 0.11	0.81
男医务人员（参照：女性）	– 0.31	1.84	0.07	1.33	0.86	0.80
医务人员年龄（参照：0 ~ 29 岁）						
30 ~ 40 岁	0.54	3.65	1.53	2.80	1.41	1.71
41 ~ 50 岁	0.39	4.04	0.88	2.51	1.06	1.78
> 50 岁	1.14	4.44	1.38	2.48	3.10	1.85
私立机构（参照：公立机构）	4.09	4.31	– 0.38	2.25	– 1.00	2.53
N	246		246		246	
R^2	0.42		0.43		0.26	

注：*** 表示 $p < 0.001$。

4.6.2　医疗联合体模式对基层医疗服务及时性的影响

首先，研究结果显示，参加紧密型、松散型医疗联合体机构的总就诊时间分别为 20.46 分和 21.45 分，差异无显著性（$t = 0.76$，$p = 0.450$）。等待时间分别为 6.01 分和 8.37 分，差异有显著性（$t = 2.57$，$p = 0.011$）。

问诊时间分别为 5.67 分和 6.58 分，差异有显著性（$t = 1.99$，$p = 0.048$）（见表 4 - 37）。

表 4 - 37　参加紧密型、松散型医疗联合体机构的医疗服务及时性

单位：分

项目	总就诊时间	等待时间	问诊时间
	均值（95%CI）	均值（95%CI）	均值（95%CI）
合计			
紧密型（$N = 105$）	20.46 (18.36, 22.55)	6.01 (4.85, 7.18)	5.67 (4.92, 6.42)
松散型（$N = 325$）	21.45 (20.15, 22.74)	8.37 (7.41, 9.33)	6.58 (6.06, 7.11)
t 值	0.76	2.57	1.99
p 值	0.450	0.011	0.048
2017 年			
紧密型（$N = 51$）	17.41 (14.68, 20.14)	5.85 (4.24, 7.47)	5.04 (4.04, 6.04)
松散型（$N = 164$）	19.87 (18.13, 21.62)	8.00 (6.74, 9.26)	5.77 (5.10, 6.44)
t 值	1.40	2.09	1.09
p 值	0.163	0.038	0.276
2018 年			
紧密型（$N = 54$）	23.33 (20.29, 26.38)	6.16 (4.44, 7.88)	6.26 (5.14, 7.38)
松散型（$N = 161$）	23.05 (21.14, 24.96)	8.75 (7.29, 10.20)	7.42 (6.62, 8.21)
t 值	-0.15	2.29	1.51
p 值	0.881	0.024	0.132

注：95%CI 为 95% 置信区间。紧密型为紧密型医疗联合体，松散型为松散型医疗联合体。p 值为参加紧密型、松散型医疗联合体机构及时性指标的 t 检验。

哮喘：参加紧密型、松散型医疗联合体机构的总就诊时间分别为 18.19 分和 19.48 分，差异无显著性（$t = 0.78$，$p = 0.437$）。等待时间分别为 4.58 分和 7.66 分，差异有显著性（$t = 3.57$，$p < 0.001$）。问诊时间分别为 6.62 分和 6.91 分，差异无显著性（$t = 0.66$，$p = 0.659$）［见图 4 - 21（a）］。

不稳定型心绞痛：参加紧密型、松散型医疗联合体机构的总就诊时间分别为 22.86 分和 23.40 分，差异无显著性（$t = 0.27$，$p = 0.787$）。等待时间分别为 7.53 分和 9.08 分，差异无显著性（$t = 1.25$，$p = 0.216$）。问诊时间分别为 4.66 分和 6.26 分，差异有显著性（$t = 2.63$，$p = 0.009$）[见图 4 - 21（b）]。

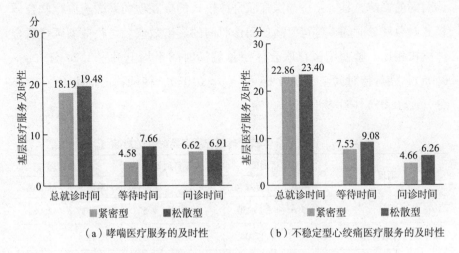

（a）哮喘医疗服务的及时性　　　（b）不稳定型心绞痛医疗服务的及时性

图 4 - 21　参加紧密型、松散型医疗联合体机构哮喘和不稳定型心绞痛医疗服务的及时性

其次，通过差异中的差异方法分析医疗联合体模式对医疗服务及时性的影响。由双重差分结果可知，参加紧密型医疗联合体使总就诊时间平均上升了 6.12 分，使等待时间平均下降了 0.29 分，使问诊时间平均上升了 1.31 分（见表 4 - 38）。

表 4 - 38　医疗联合体模式对医疗服务及时性的影响（1）　　　　单位：分

项目	总就诊时间		等待时间		问诊时间	
	紧密型	松散型	紧密型	松散型	紧密型	松散型
2017 年	16.90	22.01	5.51	6.01	5.57	8.84
2018 年	24.94	23.93	6.64	7.43	6.78	8.74
$D1$	8.04	1.92	1.13	1.42	1.21	- 0.09
$D2$	6.12		- 0.29		1.31	

　　最后，通过差异中的差异方法结合多元线性回归模型分析医疗联合体模式对基层医疗服务及时性的影响。以总就诊时间、等待时间、问诊时间为因变量，以年份为自变量，以标准化病人性别、医务人员性别及年龄、机构性质、参加医疗联合体年限为控制变量，控制了疾病、区县、机构、调查时间的固定效应，分析医疗联合体模式对总就诊时间、等待时间、问诊时间的影响，其中年份与医疗联合体模式的交互项的系数为医疗联合体模式对总就诊时间、等待时间、问诊时间的影响效应。与松散型医疗联合体机构相比，紧密型医疗联合体使总就诊时间平均上升了 1.20 分（$p >$ 0.05），使等待时间上升了 0.64 分（$p > 0.05$），使问诊时间上升了 0.36 分（$p < 0.05$）（见表 4 – 39）。

表 4 – 39　医疗联合体模式对医疗服务及时性的影响（2）　单位：分

项目	总就诊时间		等待时间		问诊时间	
	系数	标准误	系数	标准误	系数	标准误
2018 年	- 3.67	11.56	- 1.19	9.52	- 2.12	2.08
紧密型医疗联合体	3.31	7.04	- 3.81	5.03	0.41	1.57
2018 年 × 紧密型医联体	1.20	2.90	0.64	1.89	0.36*	1.40
男标准化病人（参照：女性）	- 1.53	1.65	- 0.15	1.30	0.28	0.64
男医务人员（参照：女性）	- 0.97	1.74	0.30	1.00	0.67	0.70
医务人员年龄（参照：0~29 岁）						
30~40 岁	3.97	3.70	0.60	1.87	0.99	1.70
41~50 岁	5.39	3.62	1.95	1.57	0.75	1.65
>50 岁	6.38	3.70	2.92	1.58	1.78	1.75
私立机构（参照：公立机构）	4.30	3.63	- 1.34	1.82	0.03	1.99
参加医疗联合体年限	9.68	3.24	- 0.37	1.57	3.16*	1.38
N	313		313		313	
R^2	0.39		0.41		0.28	

注：* 表示 $p < 0.05$。

4.7　医疗联合体及其模式对基层医疗服务践行"以患者为中心"理念的影响

4.7.1　医疗联合体对基层医疗服务践行"以患者为中心"理念的影响

首先是对参加、未参加医疗联合体机构的"以患者为中心"总得分、第一维度得分、第二维度得分、第三维度得分的描述。参加、未参加医疗联合体机构的"以患者为中心"总得分分别为 23.43 分和 21.35 分，差异无显著性（$t = -1.89$，$p = 0.059$）。第一维度得分分别为 12.39 分和 10.98 分，差异有显著性（$t = 0.85$，$p = 0.041$）。第二维度得分分别为 0.82 分和 0.56 分，差异无显著性（$t = -1.52$，$p = 0.130$）。第三维度得分分别为 10.22 分和 9.81 分，差异无显著性（$t = -0.78$，$p = 0.436$）（见表 4−40）。

表 4−40　参加、未参加医疗联合体机构的医疗服务"以患者为中心"得分

单位：分

项目	总得分	第一维度得分	第二维度得分	第三维度得分
	均值（95％CI）	均值（95％CI）	均值（95％CI）	均值（95％CI）
合计				
参加（$N=430$）	23.43 (22.83, 24.03)	12.39 (12.00, 12.78)	0.82 (0.76, 0.88)	10.22 (9.88, 10.57)
未参加（$N=54$）	21.35 (19.90, 22.80)	10.98 (10.07, 11.90)	0.56 (0.42, 0.69)	9.81 (8.94, 10.69)
t 值	−1.89	0.85	−1.52	−0.78
p 值	0.059	0.041	0.130	0.436
2017 年				
参加（$N=215$）	23.50 (22.61, 24.40)	12.40 (11.81, 13.00)	0.80 (0.70, 0.89)	10.30 (9.79, 10.81)
未参加（$N=27$）	21.63 (19.45, 23.81)	11.15 (9.74, 12.56)	0.44 (0.24, 0.64)	10.04 (8.61, 11.46)
t 值	−2.40	−1.41	−3.22	−0.34
p 值	0.613	0.159	0.003	0.731

续表

项目	总得分	第一维度得分	第二维度得分	第三维度得分
	均值（95%CI）	均值（95%CI）	均值（95%CI）	均值（95%CI）
2018 年				
参加 （N=215）	23.36 (22.56, 24.17)	12.38 (11.87, 12.89)	0.84 (0.76, 0.92)	10.14 (9.67, 10.62)
未参加 （N=27）	21.07 (19.02, 23.13)	10.81 (9.55, 12.08)	0.67 (0.48, 0.86)	9.59 (6.48, 10.70)
t 值	-1.89	0.85	-1.52	-0.78
p 值	0.059	0.041	0.130	0.436

注：95%CI 为 95% 置信区间。参加为参加医疗联合体，未参加为未参加医疗联合体。p 值为参加、未参加医疗联合体机构"以患者为中心"指标的 t 检验。

哮喘：参加、未参加医疗联合体机构的"以患者为中心"总得分分别为 24.82 分和 20.82 分，差异有显著性（$t = -2.58$, $p = 0.011$）。第一维度得分分别为 13.84 分和 11.36 分，差异有显著性（$t = -3.23$, $p = 0.001$）。第二维度得分分别为 0.88 分和 0.54 分，差异有显著性（$t = -3.57$, $p = 0.004$）。第三维度得分分别为 9.39 分和 8.96 分，差异无显著性（$t = -2.31$, $p = 0.562$）（见图 4-22）。

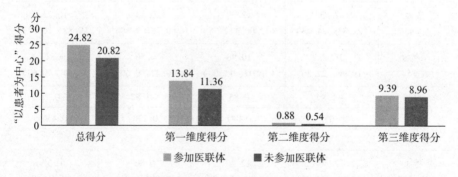

图 4-22 参加、未参加医疗联合体机构哮喘医疗服务的"以患者为中心"得分

不稳定型心绞痛：参加、未参加医疗联合体机构的"以患者为中心"总得分分别为 22.74 分和 21.92 分，差异无显著性（$t = -0.58$, $p = 0.515$）。第一维度得分分别为 10.93 分和 10.00 分，差异无显著性（$t = -0.44$, $p = 0.658$）。第二维度得分分别为 0.76 分和 0.62 分，差异无显著

性（$t = -1.11$，$p = 0.267$）。第三维度得分分别为 11.06 分和 10.73 分，差异无显著性（$t = -0.47$，$p = 0.515$）（见图 4 - 23）。

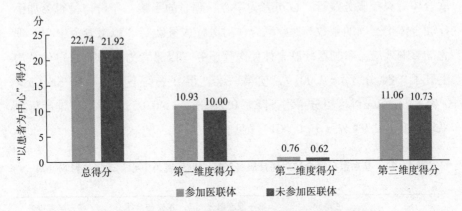

图 4 - 23　参加、未参加医疗联合体机构不稳定型心绞痛
医疗服务的"以患者为中心"得分

其次，通过差异中的差异法分析参加医疗联合体对基层医疗服务践行"以患者为中心"理念的影响。由双重差分结果可知，参加医疗联合体使机构的"以患者为中心"总得分平均上升了 0.42 分，使第一维度得分平均上升了 0.31 分，使第二维度得分平均下降了 0.18 分，使第三维度得分平均上升了 0.29 分（见表 4 - 41）。

表 4 - 41　参加医疗联合体对医疗服务践行"以患者为中心"理念的影响（1）

单位：分

项目	总得分		第一维度得分		第二维度得分		第三维度得分	
	参加	未参加	参加	未参加	参加	未参加	参加	未参加
2017 年	23.50	21.63	12.40	11.15	0.80	0.44	10.30	10.04
2018 年	23.36	21.07	12.38	10.81	0.84	0.67	10.14	9.59
$D1$	-0.14	-0.56	-0.03	-0.33	0.05	0.22	-0.16	-0.44
$D2$	0.42		0.31		-0.18		0.29	

最后，通过差异中的差异方法结合多元线性回归模型分析参加医疗联合体对基层医疗服务践行"以患者为中心"理念的影响。以"以患者为中心"总得分、第一维度得分、第二维度得分、第三维度得分为因变量，以

年份为自变量，以标准化病人性别、医务人员性别及年龄、机构性质为控制变量，控制了疾病、区县、机构、调查时间的固定效应，分析参加医疗联合体对医疗服务践行"以患者为中心"理念的影响，年份与是否参加医疗联合体交互项的系数为医疗联合体对医疗服务践行"以患者为中心"理念的影响效应。参加医疗联合体使医疗服务"以患者为中心"总得分平均上升了 0.80 分（$p < 0.001$），使第一维度得分平均下降了 0.66 分（$p > 0.05$），使第二维度得分平均下降了 0.28 分（$p > 0.05$），使第三维度得分平均上升了 2.94 分（$p < 0.001$）（见表 4 – 42）。

表 4 – 42　参加医疗联合体对医疗服务践行"以患者为中心"理念的影响（2）

单位：分

项目	总得分		第一维度得分		第二维度得分		第三维度得分	
	系数	标准误	系数	标准误	系数	标准误	系数	标准误
2018 年	− 15.88 ***	4.05	− 10.45 **	2.96	− 0.42	0.26	− 5.01 *	2.34
参加医疗联合体	− 7.58	1.47	5.11 ***	0.84	0.82 ***	0.09	1.65 *	0.79
2018 年 × 参加医疗联合体	0.80 ***	2.79	− 0.66	1.67	− 0.28	0.22	2.94 ***	0.70
男标准化病人（参照：女性）	0.32	0.92	− 0.16	0.52	0.003	0.11	0.48	0.60
男医务人员（参照：女性）	1.25	1.11	0.49	0.67	0.76	0.09	0.68	0.58
医务人员年龄（参照：0 ~ 29 岁）								
30 ~ 40 岁	0.83	3.26	1.40	1.87	0.46	0.32	− 1.03	1.82
41 ~ 50 岁	− 1.13	3.01	0.39	1.86	0.38	0.31	− 1.90	1.67
>50 岁	0.32	3.10	0.90	1.95	0.45	0.30	− 1.03	1.67
私立机构（参照：公立机构）	− 17.84 ***	2.27	− 13.43 ***	1.30	− 1.38 ***	0.17	− 3.04 *	1.35
N	246		246		246		246	
R^2	0.37		0.46		0.31		0.27	

注：* 表示 $p < 0.05$，** 表示 $p < 0.01$，*** 表示 $p < 0.001$。

4.7.2 医疗联合体模式对基层医疗服务践行"以患者为中心"理念的影响

首先,研究结果显示,参加紧密型、松散型医疗联合体机构"以患者为中心"总得分分别为 23.28 分和 23.48 分,差异无显著性（$t = 0.29$, $p = 0.772$）。第一维度得分分别为 12.50 分和 12.36 分,差异无显著性（$t = -0.30$, $p = 0.766$）。第二维度得分均为 0.82 分,差异无显著性（$t = -0.01$, $p = 0.994$）。第三维度得分分别为 9.96 分和 10.31 分,差异无显著性（$t = 0.84$, $p = 0.401$）（见表 4-43）。

表 4-43 参加紧密型、松散型医疗联合体机构医疗服务"以患者为中心"得分

单位:分

项目	总得分 均值（95%CI）	第一维度得分 均值（95%CI）	第二维度得分 均值（95%CI）	第三维度得分 均值（95%CI）
合计				
紧密型（$N=105$）	23.28 (22.05, 24.50)	12.50 (11.71, 13.29)	0.82 (0.69, 0.95)	9.96 (9.32, 10.60)
松散型（$N=325$）	23.48 (22.79, 24.18)	12.36 (11.90, 12.81)	0.82 (0.75, 0.89)	10.31 (9.89, 10.72)
t 值	0.29	-0.30	-0.01	0.84
p 值	0.772	0.766	0.994	0.401
2017 年				
紧密型（$N=51$）	23.08 (21.11, 25.04)	12.43 (11.15, 13.71)	0.82 (0.62, 1.03)	9.82 (8.84, 10.81)
松散型（$N=164$）	23.63 (22.62, 24.65)	12.40 (11.71, 13.08)	0.79 (0.68, 0.90)	10.45 (9.85, 11.05)
t 值	0.52	-0.05	-0.32	1.03
p 值	0.605	0.961	0.748	0.303
2018 年				
紧密型（$N=54$）	23.46 (21.91, 25.01)	12.56 (11.57, 13.55)	0.81 (0.66, 0.97)	10.09 (9.23, 10.95)
松散型（$N=161$）	23.33 (22.38, 24.28)	12.32 (11.71, 12.92)	0.85 (0.76, 0.94)	10.16 (9.59, 10.73)

续表

项目	总得分	第一维度得分	第二维度得分	第三维度得分
	均值（95%CI）	均值（95%CI）	均值（95%CI）	均值（95%CI）
t 值	-0.14	-0.40	0.40	0.12
p 值	0.888	0.690	0.690	0.902

注：95%CI 为95%置信区间。紧密型为紧密型医疗联合体，松散型为松散型医疗联合体。p 值为参加紧密型、松散型机构"以患者为中心"指标的 t 检验。

哮喘：参加紧密型、松散型医疗联合体机构"以患者为中心"总得分分别为24.00分和24.15分，差异无显著性（$t=0.15$，$p=0.879$）。第一维度得分分别为14.02分和13.78分，差异无显著性（$t=-0.38$，$p=0.704$）。第二维度得分分别为0.85分和0.89分，差异无显著性（$t=0.35$，$p=0.724$）。第三维度得分分别为9.13分和9.48分，差异无显著性（$t=0.60$，$p=0.550$）（见图4-24）。

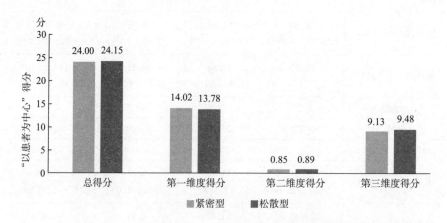

图4-24　参加紧密型、松散型医疗联合体机构哮喘医疗
服务的"以患者为中心"得分

不稳定型心绞痛：参加紧密型、松散型医疗联合体机构"以患者为中心"总得分分别为22.51分和22.82分，差异无显著性（$t=0.31$，$p=0.758$）。第一维度得分分别为10.88分和10.94分，差异无显著性（$t=0.09$，$p=0.927$）。第二维度得分分别为0.78分和0.75分，差异无显著性（$t=-0.37$，$p=0.722$）。第三维度得分分别为10.84分和11.13分，差异

无显著性（$t = 0.52$，$p = 0.601$）（见图 4 − 25）。

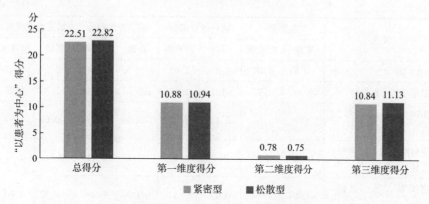

图 4 − 25 参加紧密型、松散型医疗联合体机构不稳定型心绞痛医疗
服务的"以患者为中心"得分

其次，通过差异中的差异法分析医疗联合体模式对基层医疗服务践行"以患者为中心"理念的影响。紧密型医疗联合体使机构的"以患者为中心"总得分平均上升了 1.44 分，使第一维度得分平均上升了 0.66 分，使第二维度得分平均上升了 0.07 分，使第三维度得分平均上升了 0.72 分（见表 4 −44）。

表 4 − 44 医疗联合体模式对医疗服务践行"以患者为中心"理念的影响（1）

单位：分

项目	总得分		第一维度得分		第二维度得分		第三维度得分	
	紧密型	松散型	紧密型	松散型	紧密型	松散型	紧密型	松散型
2017 年	22.73	24.10	12.35	12.79	0.73	0.80	9.65	10.50
2018 年	23.38	23.31	12.52	12.31	0.85	0.85	10.02	10.15
D1	0.65	− 0.79	0.17	− 0.48	0.12	0.05	0.37	− 0.35
D2	1.44		0.66		0.07		0.72	

最后，通过差异中的差异方法结合多元线性回归模型分析医疗联合体模式对基层医疗服务践行"以患者为中心"理念的影响。研究结果显示，与松散型医疗联合体机构相比，紧密型医疗联合体使"以患者为中心"总得分平均上升了 1.35 分（$p < 0.01$），使第一维度得分平均上升了 0.49 分（$p > 0.05$），使第二维度得分平均下降了 0.06 分（$p > 0.05$），使第三维度得分平均下降了 0.26 分（$p > 0.05$）（见表 4 − 45）。

表 4-45　医疗联合体模式对医疗服务践行"以患者为中心"理念的影响（2）

单位：分

项目	总得分		第一维度得分		第二维度得分		第三维度得分	
	系数	标准误	系数	标准误	系数	标准误	系数	标准误
2018 年	-0.57	1.07	-7.75*	2.95	-0.20	0.54	-0.29	1.43
紧密型医疗联合体	-0.48*	1.72	-1.53	1.19	-0.20	0.31	-2.92	1.88
2018 年 × 紧密型医联体	1.35**	1.01	0.49	1.06	-0.06	0.23	-0.26	1.04
男标准化病人（参照：女性）	0.12	0.89	-0.24	0.47	0.11	0.11	0.51	0.51
男医务人员（参照：女性）	-0.04	1.14	0.02	0.59	-0.06	0.09	-0.32	0.60
医务人员年龄（参照：0~29 岁）								
30~40 岁	1.06	2.26	1.10	1.29	0.23	0.27	-0.65	1.22
41~50 岁	0.16	2.00	1.12	1.27	0.27	0.27	-0.21	1.19
>50 岁	1.22	2.43	1.25	1.46	0.31	0.28	0.52	1.28
私立机构（参照：公立机构）	-18.22***	1.14	-12.17***	1.57	-1.31***	0.24	-2.69***	1.08
参加医疗联合体年限	10.95***	0.67	6.93***	1.21	-0.13	0.21	8.26***	0.82
N	313		313		313		313	
R²	0.34		0.43		0.26		0.22	

注：* 表示 $p<0.05$，** 表示 $p<0.01$，*** 表示 $p<0.001$。

4.8　社区卫生服务中心的性质对基层医疗服务质量的影响

在上述分析过程中，本研究发现公立社区卫生服务中心和私立社区卫生服务中心的医疗服务质量差异较大，因此进一步分析了社区卫生服务中心的性质对基层医疗服务质量的影响，具体研究结果如下。

4.8.1　公立和私立社区卫生服务中心基本特征比较

表 4-46 详细比较了公立社区卫生服务中心和私立社区卫生服务中心的基本特征。研究结果显示，有 436 个社区卫生服务中心参加了医疗联合

体，其中参加医疗联合体的公立社区卫生服务中心为 358 个，私立社区卫生服务中心为 78 个，差异具有统计学意义（$p = 0.001$）。社区卫生服务中心医务人员的平均从业年限为 22.87 年，其中公立社区卫生服务中心和私立社区卫生服务中心医务人员的平均从业年限分别为 22.22 年和27.93 年，差异具有统计学意义（$p = 0.021$）。二者的其他基本特征均无显著性差异。

表 4 - 46　公立和私立社区卫生服务中心医疗服务质量比较

项目	合计		公立社区卫生服务中心		私立社区卫生服务中心		p 值
	频数	百分比/%	频数	百分比/%	频数	百分比/%	
是否加入医疗联合体							
是	436	88.62	358	86.47	78	100.00	0.001
否	56	11.38	56	13.53	0	0.00	
N	492		414		78		
标准化病人性别							
女	411	83.54	343	82.85	68	87.18	0.344
男	81	16.46	71	17.15	10	12.82	
N	492		414		78		
医务人员年龄							
年龄 <30 岁	28	5.69	26	6.28	2	2.56	0.283
30 岁≤年龄 <40 岁	122	24.80	107	25.85	15	19.23	
40 岁≤年龄 <50 岁	181	36.79	148	35.75	33	42.31	
年龄≥50 岁	161	32.72	133	32.13	28	35.90	
N	492		414		78		
医务人员性别							
女	268	54.47	222	53.62	46	58.97	0.384
男	224	45.53	192	46.38	32	41.03	
N	492		414		78		
医务人员从业年限(年)，均数，标准差	22.87	12.09	22.22	11.98	27.93	11.98	0.021
N	239		212		27		

项目	合计		公立社区卫生服务中心		私立社区卫生服务中心		p 值
	频数	百分比/%	频数	百分比/%	频数	百分比/%	
医务人员受教育程度							
初中及以下	96	40.17	88	41.51	8	29.63	0.236
高中及以上	143	59.83	124	58.49	19	70.37	
N	239		212		27		
是否执业（助理）医师							
是	229	95.82	202	95.28	27	100.00	0.249
否	10	4.18	10	4.72	0	0.00	
N	239		212		27		

注：N 代表"就诊"次数；对于变量是否加入医疗联合体、标准化病人性别、医务人员性别、医务人员年龄，不存在缺失值，因此 N 为 492；其他变量存在缺失，因此 N 为 239；对分类变量采用卡方检验；对数值型变量采用方差分析。

4.8.2 公立和私立社区卫生服务中心医疗服务质量比较

表 4-47 详细比较了公立社区卫生服务中心和私立社区卫生服务中心的医疗服务质量。研究结果显示，公立社区卫生服务中心和私立社区卫生服务中心的诊疗依从性分别为 31.89% 和 34.55%，差异不具有统计学意义（$p > 0.05$）；公立社区卫生服务中心和私立社区卫生服务中心的诊断正确性分别为 43.24% 和 48.72%，差异不具有统计学意义（$p > 0.05$）；公立社区卫生服务中心和私立社区卫生服务中心的治疗正确性分别为 25.60% 和 16.67%，差异不具有统计学意义（$p > 0.05$）；公立社区卫生服务中心和私立社区卫生服务中心的不必要检查数目分别为 0.86 个和 1.17 个，差异具有统计学意义（$p = 0.035$）；公立社区卫生服务中心和私立社区卫生服务中心的不必要药品数目分别为 0.47 个和 0.31 个，差异不具有统计学意义（$p > 0.05$）；公立社区卫生服务中心和私立社区卫生服务中心的"以患者为中心"总得分分别为 23.15 分和 23.55 分，差异不具有统计学意义（$p > 0.05$）（见表 4-47）。

表4-47 公立和私立社区卫生服务中心医疗服务质量比较

医疗服务质量评价指标	合计	公立社区卫生服务中心	私立社区卫生服务中心	p 值
(1) 诊疗依从性（%）	32.31 (16.02)	31.89 (16.06)	34.55 (15.73)	0.844
(2) 诊断正确性（N,%）	217 (44.11)	179 (43.24)	38 (48.72)	0.371
(3) 治疗正确性（N,%）	119 (24.19)	106 (25.60)	13 (16.67)	0.091
(4) 不必要检查和药品（均数，标准差）				
不必要检查的数目	0.91 (1.05)	0.86 (1.00)	1.17 (1.26)	0.035
不必要药品的数目	0.45 (0.82)	0.47 (0.84)	0.31 (0.69)	0.063
(5) 问诊时间（均数，标准差）	6.21 (4.52)	6.12 (4.27)	6.65 (5.67)	0.440
(6) 总费用（均数，标准差）	35.00 (41.26)	34.31 (40.39)	38.67 (45.76)	0.133
(7) "以患者为中心"得分（均数，标准差）				
总得分	23.22 (6.24)	23.15 (6.18)	23.55 (6.55)	0.482
第一维度得分	12.24 (4.04)	12.09 (4.05)	13.00 (3.95)	0.801
第二维度得分	0.79 (0.64)	0.78 (0.64)	0.82 (0.62)	0.753
第三维度得分	10.19 (3.60)	10.28 (3.62)	9.73 (3.48)	0.699
N	492	414	78	

注：N 代表"就诊"次数；对分类变量采用卡方检验；对数值型变量采用方差分析。

4.8.3 社区卫生服务中心性质对基层医疗服务质量的影响

通过回归模型（固定效应模型）分析社区卫生服务中心性质对基层医疗服务质量的影响。分别以诊疗依从性、诊断正确性、治疗正确性、不必要检查的数目、不必要药品的数目、问诊时间、总费用、"以患者为中心"总得分、"以患者为中心"第一维度得分、"以患者为中心"第二维度得分、"以患者为中心"第三维度得分为因变量，以社区卫生服务中心性质为自变量，以标准化病人性别、医务人员性别及年龄、机构性质为控制变量，控制了疾病、区县、机构、调查时间的固定效应，分析社区卫生服务中心性质对基层医疗服务质量的影响。研究结果显示，私立社区卫生服务中心使诊疗依从性下降了 4.73 个百分点（$p < 0.05$）；私立社区卫生服务中心使诊断正确性下降了 0.29 个百分点（$p < 0.001$）；私立社区卫生服务中心使治疗正确性下降了 0.70 个百分点（$p < 0.001$）；私立社区卫生服务中心使不必要检查的数目下降了 1.42 个（$p < 0.001$）；私立社区卫生服务中心使不必要药品的数目上升了 0.32 个（$p < 0.05$）；私立社区卫生服务中心使"以患者为中心"总得分下降了 9.31 分（$p < 0.001$）；私立社区卫生服务中心使"以患者为中心"第一维度得分下降了 3.37 分（$p < 0.001$）；私立社区卫生服务中心使"以患者为中心"第二维度得分下降了 0.48 分（$p < 0.001$）；私立社区卫生服务中心使"以患者为中心"第三维度得分下降了 5.46 分（$p < 0.001$）（见表 4 - 48）。

表4-48 社区卫生服务中心性质对基层医疗服务质量的影响

项目	(1) 诊疗依从性/%	(2) 诊断正确性/%	(3) 治疗正确性/%	(4) 不必要检查的数目/个	(5) 不必要药品的数目/个	(6) 问诊时间/分	(7) 总费用/元	(8) "以患者为中心"总得分/分	(9) "以患者为中心"第一维度得分/分	(10) "以患者为中心"第二维度得分/分	(11) "以患者为中心"第三维度得分/分
私立社区卫生服务中心	-4.73* (2.53)	-0.29*** (0.09)	-0.70*** (0.10)	-1.42*** (0.18)	0.32* (0.17)	-0.31 (0.58)	0.82 (5.10)	-9.31*** (1.39)	-3.37*** (0.72)	-0.48*** (0.15)	-5.46*** (0.78)
未加入医疗联合体	3.69*** (1.16)	-0.03 (0.07)	-0.08 (0.05)	0.30** (0.14)	0.86*** (0.14)	-1.75*** (0.64)	26.18*** (3.03)	1.81*** (0.59)	2.30*** (0.33)	-0.18*** (0.06)	-0.31 (0.369)
男性标准化病人	0.45 (1.38)	0.13** (0.06)	0.06 (0.05)	0.41*** (0.15)	-0.25** (0.12)	-0.18 (0.41)	3.86 (4.52)	0.51 (0.65)	-0.41 (0.36)	0.0004 (0.08)	0.93** (0.39)
男性医务人员	-1.34 (1.35)	-0.01 (0.07)	-0.004 (0.04)	-0.04 (0.13)	0.07 (0.09)	-0.42 (0.55)	-3.52 (4.87)	-0.08 (0.75)	-0.23 (0.45)	-0.04 (0.08)	0.19 (0.43)
30岁≤医务人员年龄<40岁	1.63 (3.72)	-0.03 (0.13)	-0.12 (0.10)	0.26 (0.26)	0.14 (0.20)	-0.43 (1.35)	20.26* (10.35)	0.99 (1.87)	0.61 (1.08)	0.21 (0.19)	0.17 (1.04)
40岁≤医务人员年龄<50岁	-0.22 (3.62)	-0.06 (0.13)	-0.12 (0.10)	0.16 (0.26)	0.11 (0.18)	-0.82 (1.24)	17.29* (10.17)	-0.06 (1.80)	0.14 (1.07)	0.18 (0.19)	-0.39 (1.03)
医务人员年龄≥50岁	-0.731 (4.01)	-0.13 (0.14)	-0.07 (0.10)	0.07 (0.27)	0.22 (0.18)	0.19 (1.30)	22.17* (12.07)	0.31 (1.97)	0.01 (1.14)	0.22 (0.20)	0.08 (1.11)
疾病种类	20.31*** (1.09)	-0.37*** (0.05)	-0.25*** (0.05)	0.55*** (0.10)	0.09 (0.08)	0.97** (0.45)	6.64 (4.27)	1.32** (0.56)	2.80*** (0.37)	0.09 (0.06)	-1.56*** (0.31)
N	492	492	492	492	492	492	492	492	492	492	492
R^2	0.577	0.336	0.277	0.348	0.291	0.271	0.37	0.302	0.400	0.271	0.264

注：(1)~(11)代表11个回归模型；对连续变量采用OLS回归，对分类变量采用Logistic回归；*表示$p<0.05$，**表示$p<0.01$，***表示$p<0.001$。

4.8.4 稳健性检验

为进一步检验上述研究结果的稳健性，本研究首先分疾病种类，进一步分析了社区卫生服务中心性质对基层医疗服务质量的影响。在哮喘子样本中，研究结果显示，私立社区卫生服务中心使诊断正确性下降了 0.57 个百分点（$p < 0.001$）；私立社区卫生服务中心使治疗正确性下降了 0.51 个百分点（$p < 0.001$）；私立社区卫生服务中心使不必要检查的数目下降了 2.17 个（$p < 0.001$）；私立社区卫生服务中心使"以患者为中心"总得分下降了 8.38 分（$p < 0.001$）；私立社区卫生服务中心使"以患者为中心"第二维度得分下降了 0.84 分（$p < 0.001$）；私立社区卫生服务中心使"以患者为中心"第三维度得分下降了 6.97 分（$p < 0.001$）（见表 4 - 49）。

在不稳定型心绞痛子样本中，研究结果显示，私立社区卫生服务中心使治疗正确性下降了 0.61 个百分点（$p < 0.01$）；私立社区卫生服务中心使不必要药品的数目上升了 1.32 个（$p < 0.001$）；私立社区卫生服务中心使总费用上升了 47.56 元（$p < 0.01$）；私立社区卫生服务中心使"以患者为中心"总得分上升了 12.32 分（$p < 0.05$）；私立社区卫生服务中心使"以患者为中心"第三维度得分上升了 9.96 分（$p < 0.001$）（见表 4 - 50）。

其次，本研究进一步控制了医务人员的从业年限、受教育程度和职业资格后分析了社区卫生服务中心性质对基层医疗服务质量的影响。研究结果显示，私立社区卫生服务中心使诊断正确性下降了 0.70 个百分点（$p < 0.001$）；私立社区卫生服务中心使治疗正确性下降了 0.82 个百分点（$p < 0.001$）；私立社区卫生服务中心使不必要检查的数目下降了 1.20 个（$p < 0.001$）；私立社区卫生服务中心使"以患者为中心"总得分下降了 5.03 分（$p < 0.05$）；私立社区卫生服务中心使"以患者为中心"第三维度得分下降了 3.39 分（$p < 0.01$）（见表 4 - 51）。

表4-49 社区卫生服务中心性质对哮喘医疗服务质量的影响

项目	(1) 诊疗依从性/%	(2) 诊断正确性/%	(3) 治疗正确性/%	(4) 不必要检查的数目/个	(5) 不必要药品的数目/个	(6) 问诊时间/分	(7) 总费用/元	(8) "以患者为中心"总得分/分	(9) "以患者为中心"第一维度得分/分	(10) "以患者为中心"第二维度得分/分	(11) "以患者为中心"第三维度得分/分
私立社区卫生服务中心	-1.33 (3.59)	-0.57*** (0.18)	-0.51*** (0.17)	-2.17*** (0.15)	-0.26 (0.20)	-1.00 (1.39)	-5.84 (9.93)	-8.38*** (2.22)	-0.58 (1.16)	-0.84*** (0.24)	-6.97*** (1.41)
未加入医疗联合体	1.22 (2.64)	-0.05 (0.10)	-0.28*** (0.08)	1.29*** (0.19)	0.34** (0.09)	-1.05 (0.91)	26.09*** (7.46)	-1.51 (1.35)	1.22 (0.92)	0.28** (0.13)	-3.00*** (0.67)
男性标准化病人	0.07 (3.19)	-0.02 (0.12)	0.09 (0.12)	-0.01 (0.27)	-0.18* (0.10)	-0.36 (0.89)	0.22 (7.53)	5.36*** (1.77)	0.88 (1.02)	0.04 (0.16)	4.45*** (0.97)
男性医务人员	-0.25 (2.23)	0.09 (0.10)	0.05 (0.09)	0.21 (0.23)	0.17 (0.17)	-0.63 (0.87)	1.58 (6.67)	0.83 (1.06)	-0.15 (0.72)	-0.03 (0.12)	1.01 (0.68)
30岁≤医务人员年龄<40岁	-2.53 (5.09)	0.08 (0.22)	-0.19 (0.15)	0.12 (0.34)	0.09 (0.25)	-0.76 (2.19)	15.27 (15.71)	-1.49 (2.56)	-0.93 (1.70)	0.15 (0.33)	-0.71 (1.34)
40岁≤医务人员年龄<50岁	-5.24 (4.76)	-0.04 (0.21)	-0.16 (0.15)	-0.17 (0.33)	-0.06 (0.26)	-2.60 (2.10)	6.34 (16.34)	-2.71 (2.47)	-1.68 (1.62)	-0.06 (0.31)	-0.97 (1.41)
医务人员年龄≥50岁	-3.84 (4.55)	-0.17 (0.22)	-0.20 (0.13)	-0.27 (0.41)	-0.03 (0.25)	0.16 (1.89)	11.58 (19.49)	-2.36 (2.59)	-1.09 (1.53)	-0.06 (0.34)	-1.21 (1.63)
N	245	245	245	245	245	245	245	245	245	245	245
R^2	0.429	0.347	0.487	0.392	0.573	0.446	0.495	0.476	0.454	0.390	0.499

注:(1)~(11)代表11个回归模型;对连续变量采用OLS回归,对分类变量采用Logistic回归;* 表示 $p < 0.05$,** 表示 $p < 0.01$,*** 表示 $p < 0.001$。

151

表 4-50 社区卫生服务中心性质对不稳定型心绞痛医疗服务质量的影响

项目	(1) 诊疗依从性/%	(2) 诊断正确性/%	(3) 治疗正确性/%	(4) 不必要检查的数目/个	(5) 不必要药品的数目/个	(6) 问诊时间/分	(7) 总费用/元	(8) "以患者为中心"总得分/分	(9) "以患者为中心"第一维度得分/分	(10) "以患者为中心"第二维度得分/分	(11) "以患者为中心"第三维度得分/分
私立社区卫生服务中心	-13.70 (17.61)	-0.43 (0.67)	-0.61** (0.28)	0.33 (1.09)	1.32*** (0.42)	3.10 (1.88)	47.56** (18.87)	12.32* (6.28)	2.31 (4.63)	0.05 (0.97)	9.96*** (1.99)
未加入医疗联合体	4.07 (2.65)	-0.01 (0.08)	0.11 (0.08)	-0.61** (0.25)	1.510*** (0.32)	-2.86*** (0.98)	35.71*** (8.65)	5.44*** (1.26)	3.31*** (0.86)	-0.51*** (0.16)	2.64*** (0.66)
男性标准化病人	4.55** (2.20)	0.16* (0.09)	0.09 (0.06)	0.64*** (0.20)	-0.28 (0.18)	-0.25 (0.69)	3.69 (6.37)	-0.36 (0.99)	-0.40 (0.58)	0.01 (0.11)	0.04 (0.64)
男性医务人员	-2.20 (2.77)	-0.10 (0.09)	-0.06 (0.06)	-0.28 (0.20)	-0.13 (0.18)	0.09 (1.00)	-15.52 (9.37)	-1.61 (1.43)	-0.66 (0.85)	-0.10 (0.16)	-0.85 (0.80)
30岁≤医务人员年龄<40岁	6.69 (6.31)	-0.21 (0.19)	-0.11 (0.12)	0.73 (0.50)	0.16 (0.28)	-0.03 (2.00)	24.32 (15.75)	1.86 (2.77)	2.01 (1.67)	0.19 (0.26)	-0.35 (1.66)
40岁≤医务人员年龄<50岁	5.81 (6.0)	-0.24 (0.19)	-0.12 (0.11)	0.78* (0.44)	0.33 (0.02)	0.38 (1.95)	20.44 (15.47)	1.25 (2.80)	1.73 (1.61)	0.40 (0.25)	-0.88 (1.58)
医务人员年龄≥50岁	3.550 (6.63)	-0.21 (0.19)	0.06 (0.12)	0.61 (0.46)	0.48* (0.29)	0.20 (1.80)	30.51** (14.70)	2.25 (2.92)	1.21 (1.78)	0.49* (0.25)	0.55 (1.54)
N	247	247	247	247	247	247	247	247	247	247	247
R^2	0.571	0.448	0.454	0.560	0.411	0.408	0.591	0.525	0.509	0.456	0.449

注：(1)～(11) 代表 11 个回归模型；对连续变量采用 OLS 回归，对分类变量采用 Logistic 回归；* 表示 $p<0.05$，** 表示 $p<0.01$，*** 表示 $p<0.001$。

表 4-51 社区卫生服务中心性质对基层医疗服务质量的影响（控制不同的控制变量）

项目	(1) 诊疗依从性/%	(2) 诊断正确性/%	(3) 治疗正确性/%	(4) 不必要检查的数目/个	(5) 不必要药品的数目/个	(6) 问诊时间/分	(7) 总费用/元	(8) "以患者为中心"总得分/分	(9) "以患者为中心"第一维度得分/分	(10) "以患者为中心"第二维度得分/分	(11) "以患者为中心"第三维度得分/分
私立社区卫生服务中心	0.87 (4.77)	-0.70*** (0.18)	-0.82*** (0.07)	-1.20*** (0.32)	-0.07 (0.29)	1.90 (1.40)	2.03 (8.55)	-5.03* (2.97)	-1.38 (1.66)	-0.26 (0.27)	-3.39** (1.39)
未加入医疗联合体	10.59*** (2.75)	-0.06 (0.12)	0.03 (0.09)	0.91** (0.34)	-0.24 (0.18)	-5.16*** (1.38)	-5.07 (8.81)	3.15** (1.56)	3.58*** (0.74)	-0.11 (0.15)	-0.31 (1.05)
男性标准化病人	2.29 (2.38)	0.08 (0.11)	-0.02 (0.09)	0.63*** (0.18)	-0.46*** (0.1)	-0.26 (0.76)	3.24 (7.60)	0.82 (1.21)	0.29 (0.67)	0.03 (0.15)	0.49 (0.73)
男性医务人员	-1.62 (2.69)	-0.04 (0.11)	0.07 (0.09)	-0.29 (0.31)	0.05 (0.18)	-0.50 (1.26)	-2.45 (9.27)	0.16 (1.63)	-0.22 (0.82)	-0.09 (0.20)	0.48 (0.85)
30 岁≤医务人员年龄 < 40 岁	4.02 (8.88)	-0.40* (0.22)	-0.08 (0.22)	-0.27 (0.59)	0.09 (0.48)	4.54** (2.24)	14.94 (18.07)	0.26 (4.47)	1.04 (2.05)	0.29 (0.49)	-1.07 (2.49)
40 岁≤医务人员年龄 < 50 岁	0.29 (9.08)	-0.44** (0.20)	-0.05 (0.23)	-0.61 (0.64)	0.06 (0.47)	4.27* (2.48)	14.03 (19.01)	-1.04 (4.46)	-0.32 (0.29)	0.40 (0.50)	-1.12 (2.54)
医务人员年龄≥50 岁	0.89 (9.97)	-0.48** (0.22)	-0.03 (0.24)	-0.82 (0.71)	0.09 (0.47)	5.70** (2.52)	12.87 (20.62)	0.70 (5.10)	0.55 (2.33)	0.36 (0.52)	-0.20 (2.86)
医务人员从业年限	-0.11 (0.14)	-0.01 (0.01)	0.002 (0.004)	-0.001 (0.02)	-0.003 (0.01)	-0.05 (0.07)	-0.56 (0.54)	-0.10 (0.10)	-0.03 (0.04)	-0.01 (0.01)	-0.06 (0.07)

续表

项目	(1) 诊疗依从性/%	(2) 诊断正确性/%	(3) 治疗正确性/%	(4) 不必要检查的数目/个	(5) 不必要药品的数目/个	(6) 问诊时间/分	(7) 总费用/元	(8) "以患者为中心"总得分/分	(9) "以患者为中心"第一维度得分/分	(10) "以患者为中心"第二维度得分/分	(11) "以患者为中心"第三维度得分/分
高中及以上	-6.57 (4.04)	-0.31 (0.20)	0.06 (0.14)	-0.36 (0.42)	-0.14 (0.30)	1.10 (1.61)	-25.29** (12.07)	-1.88 (3.25)	-1.43 (1.34)	-0.08 (0.20)	-0.35 (2.07)
执业（助理）医师	-1.06 (6.59)	0.26 (0.21)	0.10 (0.17)	-0.43 (0.56)	0.13 (0.31)	-2.92 (3.34)	-1.61 (11.98)	-0.24 (3.28)	-0.66 (1.80)	0.03 (0.29)	0.38 (1.790)
疾病种类	23.02*** (1.59)	-0.38*** (0.08)	-0.14** (0.06)	0.42*** (0.14)	0.19 (0.11)	0.24 (0.73)	7.37 (7.69)	1.96* (1.00)	3.27*** (0.55)	-0.03 (0.11)	-1.28** (0.62)
N	239	239	239	239	239	239	239	239	239	239	239
R^2	0.683	0.503	0.428	0.537	0.425	0.349	0.448	0.374	0.504	0.319	0.362

注：(1) ~ (11) 代表 11 个回归模型；对连续变量采用 OLS 回归，对分类变量采用 Logistic 回归；* 表示 $p < 0.05$，** 表示 $p < 0.01$，*** 表示 $p < 0.001$。

4.9　"以患者为中心"的医疗服务模式对基层医疗服务质量的影响

4.9.1　"以患者为中心"的医疗服务模式对基层医疗服务质量的影响

通过回归模型（固定效应模型）分析"以患者为中心"的服务模式对基层医疗服务质量的影响。分别以诊断正确性、治疗正确性、医疗费用、问诊时间、不必要检查的数目、不必要药品的数目为因变量，以"以患者为中心"总得分、"以患者为中心"第一维度得分、"以患者为中心"第二维度得分、"以患者为中心"第三维度得分为自变量，以标准化病人性别、医务人员性别及年龄、机构性质为控制变量，控制了疾病、区县、机构、调查时间的固定效应，分析"以患者为中心"的服务模式对基层医疗服务质量的影响。研究结果显示，"以患者为中心"总得分每上升 1 分，诊断正确性将上升 0.10 个百分点（$p < 0.001$）；"以患者为中心"总得分每上升 1 分，治疗正确性将上升 0.07 个百分点（$p < 0.001$）；"以患者为中心"总得分每上升 1 分，医疗费用将上升 1.46 元（$p < 0.001$）；"以患者为中心"总得分每上升 1 分，问诊时间将上升 0.17 分（$p < 0.001$）；"以患者为中心"总得分每上升 1 分，不必要药品的数目将上升 0.03 个（$p < 0.001$）。"以患者为中心"各个维度对基层医疗服务质量也产生类似的影响（见表 4 - 52）。

4.9.2　稳健性检验

为进一步检验上述研究结果的稳健性，本研究首先分疾病种类进一步分析了"以患者为中心"的服务模式对基层医疗服务质量的影响。在不稳定型心绞痛子样本中，研究结果显示，"以患者为中心"总得分每上升 1 分，诊断正确性将上升 0.16 个百分点（$p < 0.001$）；"以患者为中心"总得分每上升 1 分，医疗费用将上升 1.11 元（$p < 0.001$）；"以患者为中心"总得分每上升 1 分，问诊时间将上升 0.16 分（$p < 0.001$）；"以患者为中心"总得分每上升 1 分，不必要检查的数目将上升 0.03 个（$p < 0.01$）；"以患者为中心"总得分每上升 1 分，不必要药品的数目将上升 0.02 个（$p < 0.01$）。"以患者为中心"各个维度对基层医疗服务质量也产生类似的

影响（见表 4 - 53）。在哮喘子样本中，研究结果显示，"以患者为中心"总得分每上升 1 分，诊断正确性将上升 0.11 个百分点（$p < 0.001$）；"以患者为中心"总得分每上升 1 分，治疗正确性将上升 0.27 个百分点（$p < 0.001$）；"以患者为中心"总得分每上升 1 分，医疗费用将上升 1.84 元（$p < 0.001$）；"以患者为中心"总得分每上升 1 分，问诊时间将上升 0.23 分（$p < 0.001$）；"以患者为中心"总得分每上升 1 分，不必要药品的数目将上升 0.04 个（$p < 0.001$）。"以患者为中心"各个维度对基层医疗服务质量也产生类似的影响（见表 4 - 54）。

其次，本研究分年份进一步分析了"以患者为中心"的服务模式对基层医疗服务质量的影响。在 2017 年子样本中，研究结果显示，"以患者为中心"总得分每上升 1 分，诊断正确性将上升 0.13 个百分点（$p < 0.001$）；"以患者为中心"总得分每上升 1 分，治疗正确性将上升 0.06 个百分点（$p < 0.01$）；"以患者为中心"总得分每上升 1 分，医疗费用将上升 1.59 元（$p < 0.001$）；"以患者为中心"总得分每上升 1 分，问诊时间将上升 0.16 分（$p < 0.001$）；"以患者为中心"总得分每上升 1 分，不必要药品的数目将上升 0.03 个（$p < 0.001$）。"以患者为中心"各个维度对基层医疗服务质量也产生类似的影响（见表 4 - 55）。在 2018 年子样本中，研究结果显示，"以患者为中心"总得分每上升 1 分，诊断正确性将上升 0.12 个百分点（$p < 0.001$）；"以患者为中心"总得分每上升 1 分，治疗正确性将上升 0.09 个百分点（$p < 0.01$）；"以患者为中心"总得分每上升 1 分，医疗费用将上升 1.33 元（$p < 0.001$）；"以患者为中心"总得分每上升 1 分，问诊时间将上升 0.27 分（$p < 0.001$）；"以患者为中心"总得分每上升 1 分，不必要药品的数目将上升 0.03 个（$p < 0.001$）。"以患者为中心"各个维度对基层医疗服务质量也产生类似的影响（见表 4 - 56）。

再次，本研究进一步控制了医务人员的从业年限、受教育程度和职业资格后分析了"以患者为中心"的服务模式对基层医疗服务质量的影响。研究结果显示，"以患者为中心"总得分每上升 1 分，问诊时间将上升 0.09 分（$p < 0.05$）；"以患者为中心"总得分每上升 1 分，不必要药品的数目将上升 0.04 个（$p < 0.001$）。"以患者为中心"各个维度对基层医疗服务质量也产生类似的影响（见表 4 - 57）。

最后，由于"以患者为中心"的医疗服务模式各个维度的度量标准不一致，因此，本研究进一步将"以患者为中心"各个维度标准化之后分析

"以患者为中心"的服务模式对基层医疗服务质量的影响。研究结果显示，"以患者为中心"总得分每上升 1 分，问诊时间将上升 1.07 分（$p <$ 0.001）；"以患者为中心"总得分每上升 1 分，不必要药品的数目将上升 0.21 个（$p < 0.001$）。"以患者为中心"各个维度对基层医疗服务质量也产生类似的影响（见表 4 – 58）。

表4-52 "以患者为中心"服务模式对基层医疗服务质量的影响

项目	诊断正确性/%				治疗正确性/%				医疗费用/元			
	(1)	(2)	(3)	(4)	(5)	(6)	(7)	(8)	(9)	(10)	(11)	(12)
	回归系数（标准误）	回归系数（标准误）	回归系数（标准误）	回归系数（标准误）	回归系数（标准误）	回归系数（标准误）	回归系数（标准误）	回归系数（标准误）	回归系数（标准误）	回归系数（标准误）	回归系数（标准误）	回归系数（标准误）
"以患者为中心"总得分	0.10*** (0.02)				0.07*** (0.02)				1.46*** (0.28)			
第一维度得分		0.07** (0.03)				0.03 (0.04)				2.17*** (0.48)		
第二维度得分			0.12 (0.17)				0.10 (0.25)				7.54** (3.01)	
第三维度得分				0.24*** (0.04)				0.19*** (0.04)				1.85*** (0.53)
私立医疗机构	0.44 (0.35)	0.40 (0.34)	0.44 (0.34)	0.66* (0.34)	-0.60** (0.30)	-0.56** (0.28)	-0.52* (0.27)	-0.49* (0.28)	4.81 (6.50)	3.61 (6.45)	5.18 (6.74)	6.00 (6.62)
未加入医联体	0.30*** (0.45)	0.11** (0.47)	0.03** (0.46)	0.10*** (0.41)	0.69 (0.50)	0.54 (0.44)	0.53 (0.44)	0.62 (0.56)	-3.53 (11.83)	-3.22 (11.39)	-2.46 (11.56)	-6.41 (11.94)
标准化病人性别	0.91*** (0.33)	0.89*** (0.30)	0.85*** (0.30)	0.90*** (0.35)	0.46 (0.29)	0.53* (0.30)	0.52* (0.30)	0.28 (0.31)	5.97 (4.10)	6.99* (4.16)	6.49 (4.40)	5.37 (4.27)
医务人员年龄30~39岁	-0.13 (0.27)	-0.08 (0.26)	-0.09 (0.26)	-0.21 (0.28)	-0.16 (0.25)	-0.14 (0.25)	-0.14 (0.25)	-0.23 (0.25)	-3.70 (3.99)	-3.11 (4.02)	-3.62 (4.08)	-4.14 (4.08)

续表

项目	诊断正确性/%				治疗正确性/%				医疗费用/元			
	(1) 回归系数 (标准误)	(2) 回归系数 (标准误)	(3) 回归系数 (标准误)	(4) 回归系数 (标准误)	(5) 回归系数 (标准误)	(6) 回归系数 (标准误)	(7) 回归系数 (标准误)	(8) 回归系数 (标准误)	(9) 回归系数 (标准误)	(10) 回归系数 (标准误)	(11) 回归系数 (标准误)	(12) 回归系数 (标准误)
医务人员年龄 40~49 岁	-0.46 (0.56)	-0.34 (0.51)	-0.32 (0.49)	-0.45 (0.56)	-0.82* (0.43)	-0.69* (0.41)	-0.70* (0.40)	-0.84* (0.43)	20.58*** (6.89)	21.00*** (6.81)	20.53*** (7.16)	21.35*** (7.44)
医务人员年龄 ≥50 岁	-0.66 (0.57)	-0.54 (0.51)	-0.52 (0.49)	-0.60 (0.56)	-0.96** (0.44)	-0.88** (0.41)	-0.89** (0.41)	-0.95** (0.45)	20.25*** (6.89)	20.07*** (6.70)	18.92*** (6.87)	20.90*** (7.34)
男性医务人员	-0.96* (0.58)	-0.86 (0.52)	-0.89* (0.51)	-1.02* (0.57)	-0.88* (0.49)	-0.83* (0.48)	-0.86* (0.48)	-0.88* (0.49)	24.08*** (7.92)	24.56*** (7.72)	21.82*** (7.86)	23.82*** (8.49)
2018 年	0.64 (1.15)	0.32 (0.17)	-0.01 (1.09)	0.39 (1.05)	1.43 (1.41)	1.10 (1.32)	0.96 (1.32)	1.46 (1.43)	9.76 (14.69)	10.97 (15.31)	-1.16 (16.29)	3.45 (14.94)
疾病种类	-0.65*** (0.26)	-0.72*** (0.24)	-0.42*** (0.22)	-0.53*** (0.24)	-0.68*** (0.31)	-0.67*** (0.32)	-0.59*** (0.32)	-0.32*** (0.33)	3.79 (3.94)	-0.26 (3.83)	4.96 (3.90)	8.44** (4.09)
N	492	492	492	492	492	492	492	492	492	492	492	492
R^2	0.20	0.16	0.16	0.24	0.19	0.17	0.16	0.21	0.25	0.24	0.22	0.23

续表

项目	问诊时间/分 (1)	(2)	(3)	(4)	不必要检查的数目/个 (5)	(6)	(7)	(8)	不必要药品的数目/个 (9)	(10)	(11)	(12)
	回归系数(标准误)	回归系数(标准误)	回归系数(标准误)	回归系数(标准误)	回归系数(标准误)	回归系数(标准误)	回归系数(标准误)	回归系数(标准误)	回归系数(标准误)	回归系数(标准误)	回归系数(标准误)	回归系数(标准误)
"以患者为中心"总得分	0.17*** (0.03)				0.01				0.03*** (0.01)			
第一维度得分		0.32*** (0.06)				0.03* (0.01)				0.03*** (0.01)		
第二维度得分			1.60*** (0.34)				0.05 (0.09)				0.26*** (0.08)	
第三维度得分				0.13** (0.06)				-0.01 (0.02)				0.06*** (0.01)
私立医疗机构	0.19 (0.63)	0.01 (0.60)	0.24 (0.63)	0.28 (0.65)	0.35** (0.01)	0.33** (0.15)	0.35** (0.14)	0.35** (0.14)	-0.14 (0.11)	-0.16 (0.11)	-0.14 (0.10)	-0.11 (0.10)
未加入医联体	-1.57*** (0.58)	-1.44** (0.64)	-1.07* (0.62)	-1.90*** (0.63)	-0.01 (0.19)	0.02 (0.18)	0.01 (0.20)	-0.01 (0.21)	0.36* (0.18)	0.34* (0.17)	0.42** (0.17)	0.29 (0.18)
标准化病人性别	0.09 (0.46)	0.23 (0.45)	0.16 (0.48)	0.07 (0.48)	0.35** (0.15)	0.36** (0.15)	0.35** (0.15)	0.36** (0.15)	-0.23** (0.11)	-0.21* (0.11)	-0.22* (0.11)	-0.26** (0.11)
医务人员年龄30~39岁	-0.42 (0.44)	-0.34 (0.45)	-0.41 (0.44)	-0.45 (0.45)	-0.09 (0.11)	-0.08 (0.11)	-0.09 (0.11)	-0.08 (0.11)	0.02 (0.08)	0.03 (0.08)	0.03 (0.08)	0.01 (0.08)

续表

项目	问诊时间/分 (1) 回归系数 (标准误)	(2) 回归系数 (标准误)	(3) 回归系数 (标准误)	(4) 回归系数 (标准误)	不必要检查的数目/个 (5) 回归系数 (标准误)	(6) 回归系数 (标准误)	(7) 回归系数 (标准误)	(8) 回归系数 (标准误)	不必要药品的数目/个 (9) 回归系数 (标准误)	(10) 回归系数 (标准误)	(11) 回归系数 (标准误)	(12) 回归系数 (标准误)
医务人员年龄 40~49 岁	-0.95 (1.10)	-0.92 (1.07)	-1.08 (0.99)	-0.83 (1.10)	0.35* (0.18)	0.35* (0.18)	0.35* (0.15)	0.36* (0.19)	0.01 (0.13)	0.03 (0.15)	-0.01 (0.13)	0.02 (0.14)
医务人员年龄 ≥50 岁	-0.86 (1.07)	-0.89 (1.05)	-1.16 (0.95)	-0.80 (1.07)	0.29 (0.18)	0.29 (0.18)	0.28 (0.18)	0.29 (0.19)	0.02 (0.13)	0.02 (0.15)	-0.03 (0.13)	0.04 (0.14)
男性医务人员	-0.69 (1.09)	-0.61 (1.05)	-1.13 (0.95)	-0.73 (1.10)	0.22 (0.16)	0.23 (0.18)	0.21 (0.19)	0.22 (0.19)	0.09 (0.13)	0.09 (0.15)	0.02 (0.14)	0.08 (0.14)
2018 年	1.56 (1.34)	2.02 (1.34)	0.15 (1.45)	0.66 (1.48)	0.39 (0.48)	0.48 (0.48)	0.34 (0.48)	0.33 (0.47)	0.02 (0.26)	-0.05 (0.27)	-0.25 (0.32)	-0.10 (0.27)
疾病种类	0.70 (0.42)	0.05 (0.47)	0.77* (0.41)	1.10*** (0.39)	0.53*** (0.09)	0.47*** (0.10)	0.53*** (0.09)	0.52*** (0.09)	0.05 (0.07)	0.01 (0.08)	0.07 (0.07)	0.19** (0.08)
N	492	492	492	492	492	492	492	492	492	492	492	492
R^2	0.26	0.27	0.26	0.22	0.17	0.19	0.19	0.19	0.18	0.14	0.16	0.19

注：(1)~(12) 代表 12 个回归模型；对连续变量采用 OLS 回归，对分类变量采用 Logistic 回归；* 表示 $p < 0.05$，** 表示 $p < 0.01$，*** 表示 $p < 0.001$。

161

表 4-53 "以患者为中心"服务模式对不稳定型心绞痛医疗服务质量的影响

项目	诊断正确性/%				治疗正确性/%				医疗费用/元			
	(1) 回归系数 (标准误)	(2) 回归系数 (标准误)	(3) 回归系数 (标准误)	(4) 回归系数 (标准误)	(5) 回归系数 (标准误)	(6) 回归系数 (标准误)	(7) 回归系数 (标准误)	(8) 回归系数 (标准误)	(9) 回归系数 (标准误)	(10) 回归系数 (标准误)	(11) 回归系数 (标准误)	(12) 回归系数 (标准误)
"以患者为中心"总得分	0.16*** (0.04)				-0.01 (0.03)				1.11*** (0.41)			
第一维度得分		0.09** (0.04)				-0.09* (0.05)				1.31* (0.67)		
第二维度得分			0.47* (0.27)				-0.61* (0.34)				10.28** (4.36)	
第三维度得分				0.42*** (0.09)				0.11* (0.06)				1.48* (0.74)
私立医疗机构	0.23 (0.45)	0.26 (0.44)	0.41 (0.43)	0.71* (0.43)	-0.50 (0.44)	-0.35 (0.47)	-0.47 (0.43)	-0.52 (0.42)	-2.68 (6.46)	-3.58 (6.52)	-1.62 (6.84)	-0.35 (6.72)
未加入医联体	0.24 (0.51)	-0.04 (0.63)	-0.07 (0.59)	0.04 (0.38)	0.68 (0.63)	0.68 (0.64)	0.54 (0.62)	0.78 (0.65)	1.03 (10.93)	-0.54 (10.11)	1.13 (11.46)	-0.47 (11.43)
标准化病人性别	0.11 (0.81)	0.61 (0.75)	0.36 (0.72)	-1.31 (1.02)	0.10 (0.78)	-0.06 (0.79)	0.13 (0.81)	-0.57 (0.92)	1.21 (13.19)	6.66 (12.87)	2.98 (12.84)	-2.01 (13.70)
医务人员年龄 30~39 岁	0.17 (0.35)	0.32 (0.33)	0.30 (0.31)	0.04 (0.37)	0.38 (0.38)	0.40 (0.38)	0.38 (0.37)	0.32 (0.37)	0.17 (4.83)	1.04 (4.92)	1.14 (4.73)	0.36 (4.75)

续表

项目	诊断正确性/%				治疗正确性/%				医疗费用/元			
	(1)	(2)	(3)	(4)	(5)	(6)	(7)	(8)	(9)	(10)	(11)	(12)
	回归系数 (标准误)	回归系数 (标准误)	回归系数 (标准误)	回归系数 (标准误)	回归系数 (标准误)	回归系数 (标准误)	回归系数 (标准误)	回归系数 (标准误)	回归系数 (标准误)	回归系数 (标准误)	回归系数 (标准误)	回归系数 (标准误)
医务人员年龄 40~49 岁	0.20 (0.61)	0.04 (0.54)	-0.09 (0.53)	0.28 (0.59)	-0.37** (0.68)	-0.45** (0.71)	-0.28* (0.74)	-0.37** (0.69)	13.75 (10.55)	13.08 (10.62)	11.19 (10.31)	13.84 (10.98)
医务人员年龄 ≥50 岁	-0.46 (0.59)	-0.54 (0.54)	-0.61 (0.55)	-0.41 (0.62)	-0.48** (0.73)	-0.56** (0.76)	-0.46* (0.78)	-0.48** (0.76)	10.41 (10.45)	9.61 (10.53)	8.38 (10.41)	10.11 (10.94)
男性医务人员	-0.83 (0.64)	-0.17* (0.61)	-0.20** (0.60)	-0.73 (0.66)	-0.04** (0.91)	-0.16*** (0.95)	-0.99** (0.98)	-0.01** (0.90)	11.05 (11.43)	9.33 (11.15)	6.91 (10.64)	10.30 (12.00)
2018 年	0.05 (0.50)	0.10 (0.53)	-0.47 (0.52)	-0.89 (0.47)	0.85 (0.81)	0.64 (0.77)	0.12* (0.89)	0.86 (0.92)	1.51 (16.82)	3.33 (18.24)	-5.52 (17.16)	-2.52 (16.77)
N	245	245	245	245	245	245	245	245	245	245	245	245
R^2	0.18	0.12	0.11	0.23	0.21	0.22	0.22	0.22	0.32	0.31	0.32	0.31

续表

项目	问诊时间/分				不必要检查的数目/个				不必要药品的数目/个			
	(1) 回归系数(标准误)	(2) 回归系数(标准误)	(3) 回归系数(标准误)	(4) 回归系数(标准误)	(5) 回归系数(标准误)	(6) 回归系数(标准误)	(7) 回归系数(标准误)	(8) 回归系数(标准误)	(9) 回归系数(标准误)	(10) 回归系数(标准误)	(11) 回归系数(标准误)	(12) 回归系数(标准误)
"以患者为中心"总得分	0.16*** (0.06)				0.03** (0.01)				0.02** (0.01)			
第一维度得分		0.34*** (0.09)				0.05** (0.02)				0.01 (0.01)		
第二维度得分			1.31*** (0.48)				0.14 (0.11)				0.21*** (0.07)	
第三维度得分				-0.01 (0.09)				0.03 (0.02)				0.04*** (0.01)
私立医疗机构	0.12 (0.98)	-0.30 (0.98)	0.28 (0.96)	0.34 (0.97)	0.34* (0.19)	0.29 (0.19)	0.37** (0.17)	0.39** (0.18)	-0.23** (0.10)	-0.22** (0.10)	-0.21** (0.10)	-0.18* (0.10)
未加入医联体	1.51 (1.42)	1.50 (1.34)	1.47 (1.60)	1.01 (1.35)	0.26 (0.31)	0.23 (0.31)	0.21 (0.32)	0.20 (0.34)	0.09 (0.15)	0.05 (0.16)	0.10 (0.14)	0.09 (0.17)
标准化病人性别	-3.08** (1.28)	-2.05* (1.13)	-2.79** (1.24)	-2.56* (1.40)	-0.13 (0.31)	0.03 (0.31)	-0.06 (0.31)	-0.16 (0.31)	0.10 (0.16)	0.17 (0.16)	0.12 (0.16)	-0.02 (0.18)
医务人员年龄 30~39岁	-0.48 (0.60)	-0.42 (0.60)	-0.34 (0.60)	-0.27 (0.61)	-0.04 (0.15)	-0.02 (0.15)	-0.01 (0.15)	-0.02 (0.16)	0.08 (0.09)	0.10 (0.09)	0.10 (0.08)	0.07 (0.09)

续表

项目	问诊时间/分				不必要检查的数目/个				不必要药品的数目/个			
	(1)	(2)	(3)	(4)	(5)	(6)	(7)	(8)	(9)	(10)	(11)	(12)
	回归系数(标准误)	回归系数(标准误)	回归系数(标准误)	回归系数(标准误)	回归系数(标准误)	回归系数(标准误)	回归系数(标准误)	回归系数(标准误)	回归系数(标准误)	回归系数(标准误)	回归系数(标准误)	回归系数(标准误)
医务人员年龄 40~49 岁	-1.45 (1.40)	-1.50 (1.37)	-1.80 (1.35)	-1.62 (1.49)	0.17 (0.22)	0.16 (0.21)	0.13 (0.20)	0.17 (0.21)	0.04 (0.15)	0.03 (0.17)	-0.01 (0.14)	0.06 (0.16)
医务人员年龄 ≥50 岁	-2.18 (1.37)	-2.20* (1.32)	-2.46* (1.28)	-2.41* (1.42)	-0.14 (0.23)	-0.15 (0.22)	-0.19 (0.22)	-0.16 (0.23)	-0.02 (0.17)	-0.04 (0.19)	-0.06 (0.16)	-0.01 (0.17)
男性医务人员	-1.86 (1.33)	-1.91 (1.26)	-2.45* (1.24)	-2.38* (1.38)	0.01 (0.27)	-0.03 (0.26)	-0.10 (0.25)	-0.04 (0.27)	0.02 (0.16)	-0.03 (0.18)	-0.06 (0.15)	0.03 (0.17)
2018 年	2.09 (2.35)	2.93 (2.32)	1.14 (2.68)	1.63 (2.60)	0.03 (0.67)	0.13 (0.67)	-0.10 (0.66)	-0.07 (0.67)	-0.08 (0.29)	-0.09 (0.31)	-0.21 (0.30)	-0.16 (0.28)
N	245	245	245	245	245	245	245	245	245	245	245	245
R^2	0.39	0.42	0.39	0.36	0.19	0.20	0.18	0.18	0.38	0.36	0.39	0.39

注：（1）~（12）代表 12 个回归模型，对连续变量采用 OLS 回归，对分类变量采用 Logistic 回归；* 表示 $p<0.05$，** 表示 $p<0.01$，*** 表示 $p<0.001$。

165

表4-54　"以患者为中心"服务模式对哮喘医疗服务质量的影响

项目	诊断正确性/%					治疗正确性/%			医疗费用/元			
	(1) 回归系数(标准误)	(2) 回归系数(标准误)	(3) 回归系数(标准误)	(4) 回归系数(标准误)	(5) 回归系数(标准误)	(6) 回归系数(标准误)	(7) 回归系数(标准误)	(8) 回归系数(标准误)	(9) 回归系数(标准误)	(10) 回归系数(标准误)	(11) 回归系数(标准误)	(12) 回归系数(标准误)
"以患者为中心"总得分	0.11*** (0.04)				0.27*** (0.05)				1.84*** (0.40)			
第一维度得分		0.08 (0.05)				0.23*** (0.07)				2.96*** (0.65)		
第二维度得分			−0.30 (0.27)				1.02* (0.53)				4.17 (4.50)	
第三维度得分				0.33*** (0.08)				0.56*** (0.09)				2.75*** (0.83)
私立医疗机构	0.82* (0.46)	0.71* (0.43)	0.65 (0.44)	0.95* (0.52)	−0.94 (0.73)	−0.76 (0.71)	−0.89 (0.80)	−1.18* (0.65)	14.98 (9.58)	14.57 (9.45)	13.21 (9.60)	14.44 (9.57)
未加入医联体	0.68*** (0.14)	0.34*** (0.08)	0.06*** (0.97)	0.56*** (0.02)	−0.67 (0.82)	−0.13 (0.66)	−0.76 (0.58)	−0.86 (0.75)	−13.82 (14.94)	−12.21 (15.42)	−12.31 (14.34)	−17.76 (14.42)
标准化病人性别	0.67*** (0.59)	0.45*** (0.55)	0.43*** (0.52)	0.09*** (0.62)	0.85** (0.92)	0.39** (0.83)	0.39* (0.73)	0.29** (0.04)	14.11* (7.08)	11.00 (7.07)	12.07 (7.31)	16.19** (7.34)
医务人员年龄 30~39岁	−0.84** (0.39)	−0.89** (0.40)	−0.92** (0.41)	−0.84** (0.41)	−0.42 (0.61)	−0.66 (0.54)	−0.93 (0.60)	−0.39 (0.72)	−3.34 (6.65)	−4.17 (6.86)	−6.00 (7.25)	−3.81 (6.66)

续表

项目	诊断正确性/%				治疗正确性/%				医疗费用/元			
	(1) 回归系数 (标准误)	(2) 回归系数 (标准误)	(3) 回归系数 (标准误)	(4) 回归系数 (标准误)	(5) 回归系数 (标准误)	(6) 回归系数 (标准误)	(7) 回归系数 (标准误)	(8) 回归系数 (标准误)	(9) 回归系数 (标准误)	(10) 回归系数 (标准误)	(11) 回归系数 (标准误)	(12) 回归系数 (标准误)
医务人员年龄 40~49 岁	-0.61* (0.90)	-0.37 (0.84)	-0.18 (0.82)	-0.69* (0.97)	-0.24 (0.95)	-0.09 (0.85)	0.05 (0.91)	0.13 (1.03)	25.28** (12.23)	25.18** (12.45)	30.05** (12.43)	28.12** (12.60)
医务人员年龄 ≥50 岁	-0.46 (0.95)	-0.26 (0.88)	-0.02 (0.85)	-0.42 (0.95)	-086 (0.25)	-0.43 (0.10)	-0.06 (0.11)	-0.31 (0.09)	29.19** (11.77)	29.10** (11.81)	32.02*** (11.63)	31.79** (12.12)
男性医务人员	-0.44 (0.98)	-0.10 (0.91)	-0.86 (0.87)	-0.78* (0.03)	-0.10 (0.94)	0.15 (0.86)	0.18 (0.95)	-0.06 (1.00)	33.61*** (12.14)	36.11*** (12.10)	37.16*** (12.33)	34.43*** (12.41)
2018 年	0.71 (0.75)	0.14 (0.71)	0.71 (0.67)	0.95 (0.71)	0.82*** (0.28)	0.44*** (0.88)	0.67*** (0.91)	0.93*** (0.25)	17.27 (26.29)	17.91 (25.99)	1.00 (26.20)	10.47 (26.14)
N	247	247	247	247	247	247	247	247	247	247	247	247
R^2	0.21	0.16	0.16	0.26	0.32	0.20	0.19	0.37	0.33	0.32	0.27	0.31

167

续表

项目	问诊时间/分				不必要检查的数目/个				不必要药品的数目/个			
	(1) 回归系数（标准误）	(2) 回归系数（标准误）	(3) 回归系数（标准误）	(4) 回归系数（标准误）	(5) 回归系数（标准误）	(6) 回归系数（标准误）	(7) 回归系数（标准误）	(8) 回归系数（标准误）	(9) 回归系数（标准误）	(10) 回归系数（标准误）	(11) 回归系数（标准误）	(12) 回归系数（标准误）
"以患者为中心"总得分	0.23*** (0.04)				−0.005 (0.01)				0.04*** (0.01)			
第一维度得分		0.36*** (0.06)				0.01 (0.02)				0.05*** (0.12)		
第二维度得分			1.90*** (0.35)				−0.03 (0.11)				0.23* (0.12)	
第三维度得分				0.30*** (0.08)				−0.03 (0.02)				0.09*** (0.02)
私立医疗机构	0.55 (0.62)	0.49 (0.55)	0.37 (0.53)	0.46 (0.70)	0.32 (0.20)	0.34* (0.20)	0.33* (0.19)	0.31 (0.19)	−0.01 (0.16)	−0.03 (0.17)	−0.05 (0.16)	−0.01 (0.15)
未加入医联体	−4.43*** (1.06)	−4.24*** (1.09)	−3.30*** (1.20)	−4.89*** (1.04)	−0.25 (0.22)	−0.23 (0.21)	−0.26 (0.23)	−0.21 (0.22)	0.45 (0.34)	0.47 (0.33)	0.58* (0.29)	0.34 (0.31)
标准化病人性别	0.27 (0.63)	−0.12 (0.64)	−0.01 (0.68)	0.47 (0.67)	0.44** (0.22)	0.44** (0.22)	0.45** (0.22)	0.41* (0.22)	−0.03 (0.17)	−0.10 (0.17)	−0.08 (0.17)	0.05 (0.17)
医务人员年龄 30~39岁	0.36 (0.61)	0.25 (0.62)	0.05 (0.64)	0.27 (0.66)	−0.10 (0.18)	−0.09 (0.18)	−0.10 (0.18)	−0.12 (0.18)	−0.03 (0.13)	−0.07 (0.14)	−0.10 (0.13)	−0.03 (0.13)

续表

项目	问诊时间/分				不必要检查的数目/个				不必要药品的数目/个			
	(1) 回归系数(标准误)	(2) 回归系数(标准误)	(3) 回归系数(标准误)	(4) 回归系数(标准误)	(5) 回归系数(标准误)	(6) 回归系数(标准误)	(7) 回归系数(标准误)	(8) 回归系数(标准误)	(9) 回归系数(标准误)	(10) 回归系数(标准误)	(11) 回归系数(标准误)	(12) 回归系数(标准误)
医务人员年龄 40~49 岁	-0.57 (1.28)	-0.57 (1.28)	-0.17 (1.29)	-0.18 (1.36)	0.66* (0.36)	0.62* (0.36)	0.65* (0.35)	0.67* (0.35)	-0.01 (0.25)	0.02 (0.27)	0.08 (0.24)	0.04 (0.23)
医务人员年龄 ≥50 岁	0.11 (1.33)	0.11 (1.34)	0.08 (1.28)	0.45 (1.39)	0.89*** (0.32)	0.86*** (0.32)	0.89*** (0.32)	0.90*** (0.31)	0.04 (0.22)	0.06 (0.24)	0.07 (0.22)	0.09 (0.20)
男性医务人员	-0.83 (1.15)	-0.51 (1.14)	-0.86 (1.15)	-0.66 (1.23)	0.62* (0.34)	0.60* (0.34)	0.62* (0.34)	0.66** (0.33)	0.18 (0.24)	0.25 (0.26)	0.22 (0.25)	0.17 (0.22)
2018 年	1.23 (1.77)	1.25 (1.78)	-1.08 (1.74)	0.25 (1.85)	0.60 (0.59)	0.70 (0.58)	0.64 (0.57)	0.54 (0.58)	0.27 (0.42)	0.17 (0.44)	-0.14 (0.49)	0.17 (0.43)
N	247	247	247	247	247	247	247	247	247	247	247	247
R^2	0.38	0.36	0.35	0.33	0.22	0.22	0.22	0.22	0.23	0.19	0.18	0.23

注：(1)~(12) 代表 12 个回归模型，对连续变量采用 OLS 回归，对分类变量采用 Logistic 回归；* 表示 $p < 0.05$，** 表示 $p < 0.01$，*** 表示 $p < 0.001$。

169

表4-55 "以患者为中心"服务模式对2017年基层医疗服务质量的影响

项目	诊断正确性/%					治疗正确性/%			医疗费用/元			
	(1)	(2)	(3)	(4)	(5)	(6)	(7)	(8)	(9)	(10)	(11)	(12)
	回归系数(标准误)	回归系数(标准误)	回归系数(标准误)	回归系数(标准误)	回归系数(标准误)	回归系数(标准误)	回归系数(标准误)	回归系数(标准误)	回归系数(标准误)	回归系数(标准误)	回归系数(标准误)	回归系数(标准误)
"以患者为中心"总得分	0.13*** (0.04)				0.06** (0.03)				1.59*** (0.39)			
第一维度得分		0.08* (0.05)								2.59*** (0.71)		
第二维度得分			0.13 (0.23)				-0.04 (0.36)				3.59 (3.40)	
第三维度得分				0.29*** (0.06)				0.21*** (0.07)				1.77*** (0.63)
私立医疗机构	-0.22 (0.53)	-0.29 (0.50)	-0.22 (0.47)	0.14 (0.54)	-0.11 (0.88)	-0.04 (0.87)	-0.08 (0.88)	0.15 (0.81)	4.43 (4.21)	1.66 (4.62)	4.23 (5.05)	6.37 (4.90)
未加入医联体	0.29*** (0.86)	0.85* (0.84)	0.66** (0.84)	0.94*** (0.75)	0.42 (0.81)	0.09 (0.69)	0.15 (0.71)	0.41 (0.87)	0.53 (19.23)	1.81 (19.56)	-1.88 (18.32)	-3.85 (18.21)
标准化病人性别	0.25 (0.48)	0.41 (0.43)	0.37 (0.42)	0.21 (0.49)	-0.11 (0.51)	0.13 (0.50)	0.13 (0.48)	-0.38 (0.64)	2.67 (4.94)	5.31 (4.87)	4.60 (5.35)	3.08 (5.10)
医务人员年龄30~39岁	-0.74** (0.32)	-0.59* (0.32)	-0.57* (0.32)	-0.86** (0.32)	0.14 (0.36)	0.24 (0.35)	0.22 (0.34)	0.08 (0.34)	-3.25 (5.63)	-2.57 (5.44)	-1.62 (5.74)	-2.99 (5.77)

续表

项目	诊断正确性/%				治疗正确性/%				医疗费用/元			
	(1)	(2)	(3)	(4)	(5)	(6)	(7)	(8)	(9)	(10)	(11)	(12)
	回归系数（标准误）	回归系数（标准误）	回归系数（标准误）	回归系数（标准误）	回归系数（标准误）	回归系数（标准误）	回归系数（标准误）	回归系数（标准误）	回归系数（标准误）	回归系数（标准误）	回归系数（标准误）	回归系数（标准误）
医务人员年龄 40~49 岁	-0.22 (0.71)	-0.15 (0.73)	-0.13 (0.70)	-0.34 (0.74)	0.46*** (0.89)	0.20*** (0.29)	0.19*** (0.49)	0.39*** (0.72)	11.75* (6.30)	11.72 (7.08)	12.96* (7.75)	12.19 (7.39)
医务人员年龄 ≥50 岁	-0.52 (0.81)	-0.37 (0.76)	-0.39 (0.73)	-0.60 (0.83)	0.63*** (0.78)	0.29*** (0.97)	0.30*** (0.97)	0.60*** (0.82)	11.19* (6.28)	11.49 (6.96)	10.73 (7.59)	11.18 (7.28)
男性医务人员	-0.93 (0.81)	-0.86 (0.78)	-0.95 (0.75)	-1.23 (0.83)	0.11*** (0.65)	0.65*** (0.04)	0.68*** (0.03)	0.10*** (0.84)	21.88*** (6.98)	23.15*** (7.76)	20.01** (8.21)	20.11** (7.87)
疾病种类	-0.76*** (0.44)	-0.30*** (0.34)	-0.05*** (0.31)	-0.42*** (0.36)	-0.10** (0.49)	-0.65 (0.48)	-0.75* (0.45)	-0.03* (0.56)	7.81* (4.10)	4.74 (4.64)	13.74*** (4.49)	14.10*** (4.20)
N	248	248	248	248	248	248	248	248	248	248	248	248
R^2	0.26	0.21	0.20	0.30	0.14	0.13	0.13	0.18	0.24	0.24	0.17	0.20

171

续表

项目	问诊时间/分				不必要检查的数目/个				不必要药品的数目/个			
	(1) 回归系数 (标准误)	(2) 回归系数 (标准误)	(3) 回归系数 (标准误)	(4) 回归系数 (标准误)	(5) 回归系数 (标准误)	(6) 回归系数 (标准误)	(7) 回归系数 (标准误)	(8) 回归系数 (标准误)	(9) 回归系数 (标准误)	(10) 回归系数 (标准误)	(11) 回归系数 (标准误)	(12) 回归系数 (标准误)
"以患者为中心"总得分	0.16*** (0.04)				0.01 (0.01)				0.03*** (0.01)			
第一维度得分		0.25*** (0.06)				0.02 (0.02)				0.04*** (0.01)		
第二维度得分			1.69*** (0.29)				0.11 (0.11)				0.19** (0.09)	
第三维度得分				0.13** (0.07)				0.01 (0.02)				0.05*** (0.02)
私立医疗机构	0.41 (0.81)	0.13 (0.84)	0.33 (0.80)	0.55 (0.81)	0.28 (0.19)	0.27 (0.19)	0.28 (0.18)	0.30 (0.18)	-0.14 (0.12)	-0.18 (0.13)	-0.14 (0.13)	-0.08 (0.11)
未加入医联体	-1.88*** (0.66)	-1.76*** (0.62)	-1.37* (0.74)	-2.31** (0.92)	-0.06 (0.27)	-0.06 (0.28)	-0.03 (0.28)	-0.10 (0.27)	0.27 (0.28)	0.26 (0.27)	0.28 (0.26)	0.18 (0.25)
标准化病人性别	-1.84*** (0.63)	-1.57** (0.63)	-2.03*** (0.65)	-1.74*** (0.65)	0.52*** (0.16)	0.54*** (0.16)	0.51*** (0.17)	0.52*** (0.16)	-0.09 (0.09)	-0.04 (0.09)	-0.09 (0.09)	-0.10 (0.10)
医务人员年龄 30~39 岁	0.15 (0.51)	0.22 (0.52)	0.38 (0.51)	0.20 (0.51)	-0.10 (0.16)	-0.09 (0.16)	-0.08 (0.16)	-0.09 (0.27)	-0.04 (0.10)	-0.02 (0.10)	0.001 (0.10)	-0.04 (0.10)

续表

项目	问诊时间/分				不必要检查的数目/个				不必要药品的数目/个			
	(1)	(2)	(3)	(4)	(5)	(6)	(7)	(8)	(9)	(10)	(11)	(12)
	回归系数 (标准误)	回归系数 (标准误)	回归系数 (标准误)	回归系数 (标准误)	回归系数 (标准误)	回归系数 (标准误)	回归系数 (标准误)	回归系数 (标准误)	回归系数 (标准误)	回归系数 (标准误)	回归系数 (标准误)	回归系数 (标准误)
医务人员年龄 40~49 岁	-1.08 (1.08)	-1.08 (1.07)	-0.86 (0.95)	-1.02 (1.14)	0.52* (0.28)	0.52* (0.29)	0.53* (0.27)	0.52* (0.28)	-0.25 (0.24)	-0.25 (0.27)	-0.22 (0.24)	-0.25 (0.25)
医务人员年龄 ≥50 岁	-1.31 (1.10)	-1.28 (1.10)	-1.51 (1.02)	-1.31 (1.20)	0.41 (0.25)	0.41 (0.25)	0.40* (0.23)	0.41 (0.25)	-0.27 (0.23)	-0.27 (0.27)	-0.30 (0.22)	-0.27 (0.24)
男性医务人员	-1.43 (1.08)	-1.31 (1.10)	-1.67* (0.93)	-1.61 (1.19)	0.29 (0.24)	0.29 (0.24)	0.27 (0.23)	0.27 (0.24)	-0.16 (0.25)	-0.15 (0.28)	-0.21 (0.25)	-0.20 (0.26)
疾病种类	-0.30 (0.52)	-0.58 (0.54)	0.01 (0.50)	0.34 (0.48)	0.50*** (0.13)	0.50*** (0.14)	0.53*** (0.12)	0.55*** (0.12)	0.20** (0.08)	0.18** (0.09)	0.29*** (0.09)	0.32*** (0.09)
N	248	248	248	248	248	248	248	248	248	248	248	248
R^2	0.25	0.24	0.27	0.21	0.21	0.21	0.22	0.21	0.23	0.20	0.19	0.21

注：(1) ~ (12) 代表 12 个回归模型；对连续变量采用 OLS 回归，对分类变量采用 Logistic 回归；* 表示 $p < 0.05$，** 表示 $p < 0.01$，*** 表示 $p < 0.001$。

173

表 4-56 "以患者为中心"服务模式对 2018 年基层医疗服务质量的影响

项目	诊断正确性/%				治疗正确性/%				医疗费用/元			
	(1) 回归系数（标准误）	(2) 回归系数（标准误）	(3) 回归系数（标准误）	(4) 回归系数（标准误）	(5) 回归系数（标准误）	(6) 回归系数（标准误）	(7) 回归系数（标准误）	(8) 回归系数（标准误）	(9) 回归系数（标准误）	(10) 回归系数（标准误）	(11) 回归系数（标准误）	(12) 回归系数（标准误）
"以患者为中心"总得分	0.12*** (0.04)				0.09** (0.04)				1.33*** (0.50)			
第一维度得分		0.11** (0.05)				0.11* (0.06)				1.91** (0.84)		
第二维度得分			0.30 (0.29)				0.29 (0.23)				13.30** (5.64)	
第三维度得分				0.32*** (0.07)				0.18*** (0.06)				1.91* (1.07)
私立医疗机构	0.95 (0.59)	0.90* (0.55)	0.98* (0.54)	0.16** (0.58)	-0.20*** (0.52)	-0.18*** (0.50)	-0.26** (0.50)	-0.06** (0.53)	4.10 (10.32)	3.82 (10.25)	5.63 (10.87)	4.81 (10.05)
未加入医联体	0.91** (0.43)	0.97** (0.41)	0.92*** (0.36)	0.69* (0.38)	1.32 (0.87)	1.32 (0.86)	1.25 (0.83)	1.15 (0.87)	-12.85 (9.87)	-12.01 (9.63)	-8.61 (10.33)	-15.28 (10.75)
标准化病人性别	0.38** (0.67)	0.38** (0.66)	0.50** (0.66)	0.39** (0.66)	0.07** (0.83)	0.09*** (0.81)	0.13*** (0.80)	0.99** (0.83)	2.71 (14.11)	3.24 (13.82)	8.13 (14.56)	3.02 (14.85)
医务人员年龄 30～39 岁	0.39 (0.41)	0.38 (0.42)	0.33 (0.42)	0.39 (0.41)	-0.47 (0.38)	-0.43 (0.37)	-0.47 (0.37)	-0.49 (0.39)	-2.75 (6.59)	-2.34 (6.60)	-4.16 (6.72)	-3.28 (6.77)

续表

项目	诊断正确性/%				治疗正确性/%				医疗费用/元			
	(1) 回归系数（标准误）	(2) 回归系数（标准误）	(3) 回归系数（标准误）	(4) 回归系数（标准误）	(5) 回归系数（标准误）	(6) 回归系数（标准误）	(7) 回归系数（标准误）	(8) 回归系数（标准误）	(9) 回归系数（标准误）	(10) 回归系数（标准误）	(11) 回归系数（标准误）	(12) 回归系数（标准误）
医务人员年龄 40~49 岁	-0.42*** (0.62)	-0.40 (0.54)	-0.37 (0.54)	-0.12 (0.65)	-0.49*** (0.54)	-0.42* (0.54)	-0.41*** (0.54)	-0.34* (0.54)	28.21*** (9.58)	27.49*** (9.53)	25.41*** (9.49)	29.64*** (10.15)
医务人员年龄 ≥50 岁	-0.69 (0.65)	-0.69 (0.56)	-0.64 (0.55)	-0.43 (0.64)	-0.14*** (0.64)	-0.08*** (0.62)	-0.96*** (0.60)	-0.99*** (0.66)	33.44*** (10.27)	32.47*** (10.29)	31.47*** (9.99)	34.45*** (10.56)
男性医务人员	-0.04 (0.66)	-0.97* (0.58)	-0.52* (0.59)	-0.96 (0.67)	-0.66*** (0.64)	-0.55** (0.62)	-0.55*** (0.62)	-0.57*** (0.64)	25.96** (11.99)	25.66** (11.90)	22.02** (11.65)	26.70** (12.60)
疾病种类	-0.61*** (0.36)	-0.93*** (0.39)	-0.73*** (0.33)	-0.85** (0.36)	-0.91*** (0.57)	-0.20*** (0.58)	-0.93*** (0.56)	-0.41*** (0.61)	-1.01 (6.62)	-6.56 (6.33)	-3.95 (6.18)	2.89 (8.15)
N	244	244	244	244	244	244	244	244	244	244	244	244
R^2	0.21	0.18	0.16	0.25	0.28	0.27	0.26	0.28	0.26	0.26	0.26	0.25

175

续表

项目	问诊时间/分				不必要检查的数目/个				不必要药品的数目/个			
	(1) 回归系数(标准误)	(2) 回归系数(标准误)	(3) 回归系数(标准误)	(4) 回归系数(标准误)	(5) 回归系数(标准误)	(6) 回归系数(标准误)	(7) 回归系数(标准误)	(8) 回归系数(标准误)	(9) 回归系数(标准误)	(10) 回归系数(标准误)	(11) 回归系数(标准误)	(12) 回归系数(标准误)
"以患者为中心"总得分	0.27*** (0.05)				0.002 (0.01)				0.03*** (0.01)			
第一维度得分		0.45*** (0.08)				0.02 (0.02)				0.03* (0.01)		
第二维度得分			2.13*** (0.60)				-0.07 (0.15)				0.30*** (0.11)	
第三维度得分				0.33*** (0.09)				-0.02 (0.02)				0.07*** (0.02)
私立医疗机构	0.06 (0.70)	-0.03 (0.64)	0.35 (0.82)	0.21 (0.76)	0.46* (0.24)	0.45* (0.25)	0.46* (0.24)	0.46* (0.24)	-0.17 (0.13)	-0.17 (0.13)	-0.14 (0.13)	-0.16 (0.14)
未加入医联体	-1.98* (1.13)	-1.74 (1.21)	-1.36 (0.89)	-2.44** (1.00)	0.002 (0.30)	0.03 (0.29)	-0.03 (0.31)	0.01 (0.31)	0.44 (0.28)	0.44 (0.29)	0.54* (0.28)	0.38 (0.29)
标准化病人性别	-0.97 (1.14)	-0.92 (1.14)	-0.001 (1.17)	-0.85 (1.19)	0.03 (0.34)	0.01 (0.34)	0.01 (0.35)	0.05 (0.34)	-0.61** (0.26)	-0.58** (0.26)	-0.48** (0.26)	-0.62** (0.26)
医务人员年龄 30~39岁	-1.14* (0.60)	-1.03* (0.58)	-1.38** (0.65)	-1.24* (0.63)	-0.16 (0.16)	-0.15 (0.17)	-0.16 (0.16)	-0.16 (0.16)	0.11 (0.12)	0.12 (0.12)	0.08 (0.12)	0.10 (0.12)

续表

项目	问诊时间/分				不必要检查的数目/个				不必要药品的数目/个			
	(1) 回归系数（标准误）	(2) 回归系数（标准误）	(3) 回归系数（标准误）	(4) 回归系数（标准误）	(5) 回归系数（标准误）	(6) 回归系数（标准误）	(7) 回归系数（标准误）	(8) 回归系数（标准误）	(9) 回归系数（标准误）	(10) 回归系数（标准误）	(11) 回归系数（标准误）	(12) 回归系数（标准误）
医务人员年龄 40~49 岁	-0.11 (1.38)	-0.29 (1.34)	-0.54 (1.21)	0.15 (1.39)	0.28 (0.25)	0.27 (0.24)	0.30 (0.26)	0.27 (0.26)	0.18 (0.17)	0.17 (0.18)	0.12 (0.15)	0.23 (0.17)
医务人员年龄 ≥50 岁	0.12 (1.38)	-0.10 (1.34)	-0.21 (1.20)	0.28 (1.37)	0.19 (0.23)	0.18 (0.22)	0.19 (0.24)	0.17 (0.24)	0.28 (0.17)	0.26 (0.18)	0.23 (0.16)	0.32* (0.18)
男性医务人员	0.54 (1.32)	0.47 (1.27)	-0.10 (1.14)	0.66 (1.37)	0.28 (0.26)	0.27 (0.25)	0.29 (0.27)	0.26 (0.27)	0.18 (0.16)	0.18 (0.17)	0.09 (0.15)	0.21 (0.17)
疾病种类	2.33*** (0.62)	1.12 (0.68)	1.73*** (0.64)	2.91*** (0.66)	0.60*** (0.15)	0.57*** (0.16)	0.60*** (0.15)	0.52*** (0.17)	-0.02 (0.12)	-0.12 (0.12)	-0.08 (0.11)	0.16 (0.16)
N	244	244	244	244	244	244	244	244	244	244	244	244
R^2	0.36	0.36	0.32	0.31	0.22	0.22	0.22	0.22	0.19	0.17	0.19	0.20

注：(1) ~ (12) 代表 12 个回归模型；对连续变量采用 OLS 回归，对分类变量采用 Logistic 回归；* 表示 $p < 0.05$，** 表示 $p < 0.01$，*** 表示 $p < 0.001$。

表4-57 "以患者为中心"服务模式对基层医疗服务质量的影响（控制不同的控制变量）

项目	问诊时间/分 (1) 回归系数(标准误)	(2) 回归系数(标准误)	(3) 回归系数(标准误)	(4) 回归系数(标准误)	不必要检查的数目/个 (5) 回归系数(标准误)	(6) 回归系数(标准误)	(7) 回归系数(标准误)	(8) 回归系数(标准误)	不必要药品的数目/个 (9) 回归系数(标准误)	(10) 回归系数(标准误)	(11) 回归系数(标准误)	(12) 回归系数(标准误)
"以患者为中心"总得分	0.09* (0.05)				0.02 (0.01)				0.04*** (0.01)			
第一维度得分		0.16** (0.08)				0.03 (0.02)				0.03 (0.02)		
第二维度得分			0.74* (0.39)				0.04 (0.11)				0.34*** (0.11)	
第三维度得分				0.09 (0.09)				0.01 (0.02)				0.07*** (0.02)
私立医疗机构	1.03 (0.83)	0.82 (0.86)	0.91 (0.83)	1.14 (0.83)	0.85*** (0.29)	0.81*** (0.30)	0.84*** (0.30)	0.87*** (0.29)	-0.26 (0.17)	-0.30* (0.17)	-0.31* (0.16)	-0.16 (0.16)
未加入医联体	-3.48** (1.72)	-3.51** (1.71)	-3.54** (1.62)	-3.78** (1.75)	0.02 (0.43)	0.02 (0.43)	-0.04 (0.44)	-0.04 (0.43)	0.12 (0.28)	0.03 (0.26)	0.13 (0.26)	0.06 (0.24)
标准化病人性别	-0.44 (0.67)	-0.39 (0.68)	-0.45 (0.73)	-0.45 (0.70)	0.53*** (0.18)	0.54*** (0.18)	0.53*** (0.19)	0.53*** (0.18)	-0.45*** (0.12)	-0.44*** (0.12)	-0.46*** (0.12)	-0.47*** (0.13)
医务人员年龄30~39岁	2.31 (1.55)	2.25 (1.53)	2.22 (1.45)	2.44 (1.48)	0.35 (0.35)	0.33 (0.36)	0.36 (0.38)	0.37 (0.37)	-0.07 (0.21)	-0.06 (0.24)	-0.12 (0.23)	-0.02 (0.21)
医务人员年龄40~49岁	2.31 (1.60)	2.30 (1.58)	1.98 (1.49)	2.39 (1.54)	0.14 (0.35)	0.13 (0.36)	0.12 (0.38)	0.15 (0.36)	-0.06 (0.24)	-0.05 (0.27)	-0.21 (0.25)	-0.01 (0.23)

续表

项目	问诊时间/分				不必要检查的数目/个				不必要药品的数目/个			
	(1) 回归系数（标准误）	(2) 回归系数（标准误）	(3) 回归系数（标准误）	(4) 回归系数（标准误）	(5) 回归系数（标准误）	(6) 回归系数（标准误）	(7) 回归系数（标准误）	(8) 回归系数（标准误）	(9) 回归系数（标准误）	(10) 回归系数（标准误）	(11) 回归系数（标准误）	(12) 回归系数（标准误）
医务人员年龄≥50岁	2.08 (1.68)	2.09 (1.64)	1.86 (1.53)	2.22 (1.61)	-0.25 (0.35)	-0.26 (0.35)	-0.25 (0.37)	-0.23 (0.36)	0.04 (0.22)	0.07 (0.26)	-0.08 (0.25)	0.08 (0.21)
男性医务人员	-0.88 (0.77)	-0.80 (0.81)	-0.89 (0.78)	-0.97 (0.77)	-0.16 (0.18)	-0.14 (0.18)	-0.17 (0.18)	-0.17 (0.18)	0.06 (0.24)	0.06 (0.11)	0.06 (0.10)	0.01 (0.11)
医务人员从业年限	0.69 (0.77)	0.70 (0.78)	0.60 (0.79)	0.63 (0.77)	-0.11 (0.20)	-0.11 (0.20)	-0.13 (0.20)	-0.12 (0.20)	0.04 (0.16)	0.03 (0.16)	0.01 (0.15)	0.03 (0.16)
高中及以上	-3.43** (1.48)	-3.33** (1.42)	-3.74** (1.48)	-3.68** (0.45)	0.12 (0.39)	0.15 (0.39)	0.06 (0.38)	0.07 (0.38)	-0.25 (0.38)	-0.30 (0.43)	-0.37 (0.40)	-0.32 (0.37)
执业（助理）医师	0.29 (0.87)	0.26 (0.87)	0.27 (0.93)	0.10 (0.89)	0.14 (0.24)	0.14 (0.24)	0.11 (0.23)	0.11 (0.23)	0.08 (0.15)	0.02 (0.15)	0.10 (0.15)	0.04 (0.15)
2018 年	0.91 (2.02)	1.38 (2.01)	0.57 (2.09)	0.53 (2.13)	-0.54 (0.72)	-0.44 (0.70)	-0.59 (0.74)	-0.61 (0.75)	0.22 (0.36)	0.25 (0.34)	0.08 (0.49)	0.02 (0.37)
疾病种类	0.23 (0.61)	-0.10 (0.63)	0.46 (0.63)	0.51 (0.60)	0.37*** (0.14)	0.30* (0.16)	0.41*** (0.13)	0.43*** (0.12)	0.07 (0.10)	0.05 (0.10)	0.17 (0.11)	0.22* (0.12)
N	239	239	239	239	239	239	239	239	239	239	239	239
R^2	0.26	0.26	0.25	0.25	0.29	0.29	0.28	0.28	0.26	0.21	0.26	0.27

注：(1)~(12) 代表 12 个回归模型；对连续变量采用 OLS 回归，对分类变量采用 Logistic 回归；* 表示 $p < 0.05$，** 表示 $p < 0.01$，*** 表示 $p < 0.001$。

表4-58 "以患者为中心"服务模式对基层医疗服务质量的影响（"以患者为中心"得分标准化结果）

项目	问诊时间/分				不必要检查的数目/个				不必要药品的数目/个			
	(1) 回归系数(标准误)	(2) 回归系数(标准误)	(3) 回归系数(标准误)	(4) 回归系数(标准误)	(5) 回归系数(标准误)	(6) 回归系数(标准误)	(7) 回归系数(标准误)	(8) 回归系数(标准误)	(9) 回归系数(标准误)	(10) 回归系数(标准误)	(11) 回归系数(标准误)	(12) 回归系数(标准误)
"以患者为中心"总得分	1.07*** (0.03)				0.04 (0.05)				0.21*** (0.04)			
第一维度得分		1.29*** (0.23)				0.11* (0.06)				0.13*** (0.04)		
第二维度得分			1.01*** (0.22)				0.03 (0.05)				0.16*** (0.05)	
第三维度得分				0.45** (0.20)				-0.03 (0.06)				0.22*** (0.04)
私立医疗机构	0.19 (0.21)	0.003 (0.60)	0.24 (0.63)	0.28 (0.65)	0.35** (0.15)	0.33** (0.15)	0.35** (0.14)	0.35** (0.14)	-0.14 (0.11)	-0.16 (0.11)	-0.13 (0.10)	-0.11 (0.10)
未加入医联体	-1.57*** (0.63)	-1.44** (0.64)	-1.07* (0.62)	-1.90*** (0.63)	-0.0004 (0.19)	0.02 (0.18)	0.01 (0.20)	-0.01 (0.21)	0.36* (0.18)	0.34* (0.17)	0.42** (0.17)	0.28 (0.18)
标准化病人性别	0.09 (0.46)	0.23 (0.45)	0.16 (0.48)	0.07 (0.48)	0.35** (0.15)	0.36** (0.15)	0.35** (0.15)	0.36** (0.15)	-0.23 (0.11)	-0.21* (0.11)	-0.22* (0.11)	-0.26** (0.11)
医务人员年龄30~39岁	-0.42 (0.44)	-0.34 (0.45)	-0.41 (0.44)	-0.45 (0.45)	-0.09 (0.11)	-0.08 (0.11)	-0.09 (0.11)	-0.08 (0.11)	0.02 (0.08)	0.03 (0.08)	0.03 (0.08)	0.01 (0.08)

续表

项目	问诊时间/分				不必要检查的数目/个				不必要药品的数目/个			
	(1) 回归系数（标准误）	(2) 回归系数（标准误）	(3) 回归系数（标准误）	(4) 回归系数（标准误）	(5) 回归系数（标准误）	(6) 回归系数（标准误）	(7) 回归系数（标准误）	(8) 回归系数（标准误）	(9) 回归系数（标准误）	(10) 回归系数（标准误）	(11) 回归系数（标准误）	(12) 回归系数（标准误）
医务人员年龄 40~49 岁	-0.95 (1.10)	-0.92 (1.07)	-1.08 (0.99)	-0.83 (1.10)	0.35* (0.18)	0.35* (0.18)	0.35* (0.18)	0.36* (0.19)	0.01 (0.13)	0.03 (0.15)	-0.005 (0.13)	0.02 (0.14)
医务人员年龄 ≥50 岁	-0.86 (1.07)	-0.89 (1.05)	-1.16 (0.95)	-0.80 (1.07)	0.29 (0.18)	0.29 (0.18)	0.28 (0.18)	0.29 (0.19)	0.02 (0.13)	0.02 (0.15)	-0.03 (0.13)	0.04 (0.14)
男性医务人员	-0.69 (1.09)	-0.61 (1.05)	-1.13 (0.95)	-0.73 (1.10)	0.22 (0.19)	0.23 (0.18)	0.21 (0.19)	0.22 (0.19)	0.09 (0.13)	0.09 (0.15)	0.02 (0.14)	0.08 (0.14)
2018 年	1.56 (1.34)	2.02 (1.34)	0.15 (1.45)	0.66 (1.48)	0.39 (0.48)	0.48 (0.48)	0.34 (0.48)	0.33 (0.19)	0.02 (0.26)	-0.05 (0.27)	-0.25 (0.32)	-0.10 (0.27)
疾病种类	0.70 (0.42)	0.05 (0.47)	0.77* (0.41)	1.10*** (0.39)	0.53*** (0.09)	0.47*** (0.10)	0.53*** (0.09)	0.52*** (0.47)	0.05 (0.07)	0.01 (0.08)	0.07 (0.07)	0.19** (0.08)
N	492	492	492	492	492	492	492	492	492	492	492	492
R^2	0.26	0.27	0.26	0.22	0.19	0.19	0.19	0.19	0.18	0.14	0.16	0.19

注：(1)~(12) 代表 12 个回归模型；对连续变量采用 OLS 回归，对分类变量采用 Logistic 回归；* 表示 $p<0.05$，** 表示 $p<0.01$，*** 表示 $p<0.001$。

181

第5章 讨 论

5.1 研究的方法学讨论

5.1.1 基层医疗服务质量评价理论模型的选择

选择并构建适宜的基层医疗服务质量评价理论模型是本研究的第一个重点和难点问题。通过系统的文献综述，本研究梳理了两个常用的理论模型：美国学者多纳比蒂安的"结构—过程—结果"评价模型和美国国家医学院的"医疗服务的安全性—有效性—及时性—以患者为中心"评价模型。具体而言，多纳比蒂安为定义医疗服务质量做出了开创性的贡献，提出从结构、过程、结果三个维度评估医疗服务质量。然而，如何选择具体的评价指标来测量医疗服务质量的结构维度、过程维度和结果维度至关重要。通过回顾国内外文献可知，一方面，已有研究极少关注社区卫生服务中心的医疗服务质量，更少关注基层医疗服务的过程质量评价；另一方面，尽管有部分文献关注了医疗服务的过程质量，但大多研究采用诸如医疗费用、药品费用、医师日均担负诊疗人次等指标，其重点在于探讨医疗服务的效率，而忽略了医疗服务的有效性、安全性和及时性等维度。然而，社区卫生服务中心是面向家庭与社区，集临床医学、预防医学、康复医学与人文学科于一体的综合性基层医疗卫生保健体系，其医疗服务质量是医疗联合体运行与发展的核心与基础，其服务质量的优劣直接决定了能否将患者留在基层。关注社区卫生服务中心的过程质量有利于考核医务人员的诊疗行为，避免出现医疗设备、药品等使用不当的问题，对患者身心健康产生危害。此外，随着医疗服务模式从"以医疗为中心"逐步向"以患者为中心"转变，在社区卫生服务中心构建"以患者为中心"的医疗服务模式、增强服务理念和树立"以患者为中心"的结果质量意识尤为重要。通过系统的文献回顾可知，目前针对社区卫生服务中心门诊常见病、多发病的诊断过程、诊断结果和治疗结果及医疗服务模式，尚无系统的、合理的、科学的医疗服务质量评价指标体系。美国国家医学院提出医疗服务质量评价模式（医疗服务的有效性、安全性、及时性和"以患者为中心"理念的践行情况），将医疗服务的过程质量分解为有效性、安全性和及时性，能够很好地针对具体疾病评价基层医务人员的诊疗行为，并且将"以患者为中心"理念的践行情况作为结果质量，很好地契合了多纳比蒂安的"结构—过程—结果"评价模型。本研究将多纳比蒂安的"结构—过程—结果"评价模型与美国国家医学院的有效性、安全性、及时性和"以患者为中心"理念的践行情况相结合，为建立"以患者为中心"理念的践行情况的社区卫生服务质量管理模式和评价体系提供了科学依据。在基层医疗服务质量评价模型方面，本研究的贡献在于首次将"结构—过程—结果"评价模型和美国国家医学院提出的医疗服务质量评价模型相整合，结合中国基层医疗卫生机构的特性，构建了社区卫生服务中心门诊疾病的医疗服务质量评价指标体系，为相关研究选择适宜的评价指标提供了借鉴。

5.1.2 标准化病人方法讨论

已有研究认为，由于疾病差别和个体差异的存在，很难对所有疾病的医疗服务质量进行综合评价。本研究选择标准化病人方法，针对门诊常见疾病（哮喘和不稳定型心绞痛），开展医疗联合体及其模式对基层医疗服务质量的影响研究。国外运用标准化病人方法评价医疗服务质量已得到广泛认同，相对于其他医疗服务质量评价方法，标准化病人方法具有明显的优势。首先，按照国际惯例，在获得伦理审批和知情同意的情况下，使用标准化病人方法评估医疗服务质量时，允许使用隐蔽的录音设备全程记录医务人员对该疾病的诊疗过程，而医务人员尚未意识到他们正在被评估，可以有效避免霍桑效应，即医务人员因知道被观察或评估而改变其诊疗行为从而无法真实地反映其医疗服务质量；其次，标准化病人方法测量的是实际临床诊疗行为和临床技能，不仅仅是医务人员的临床知识，评估结果更真实、可靠；再次，该方法是通过录音资料获取就诊信息，较少受到回忆偏倚的影响；最后，由于选择的病例都是常见并且是根据病种的临床诊疗规范严格进行标准化的，所以标准化病人方法可以用来对不同形式和不同地方的医务人员提供的医疗服务质量进行比较。因此，标准化病人方法已成为国际学术界广泛认可的评价医疗服务质量的标准。

5.1.3 粗糙化精确匹配方法讨论

本研究采用粗糙化精确匹配方法分析了医疗联合体对基层医疗服务质量的影响，同时比较了参加紧密型医疗联合体和参加松散型医疗联合体的社区卫生服务中心的医疗服务质量的差异。尽管研究数据并非来源于社区实验，但采用粗糙化精确匹配可测量医疗联合体及其模式对基层医疗服务质量的无偏估计，进而分析医疗联合体及其模式与基层医疗服务质量之间的因果关系。与其他传统匹配方法如特征分数倾向性匹配（propensity score matching，PSM）相比，粗糙化精确匹配法具有独特的优势，具体表现在以下几个方面：首先，粗糙化精确匹配不需要以两组数据的共同取值范围（common support）为基础，能很好地满足匹配前后的数据一致性原则。具体来讲，在运用特征分数倾向性匹配前，需要对两组数据的特征分数的重叠性进行检验，并根据检验结果确定两组数据的共同区域，对共同区域内的数据进行匹配，粗糙化精确匹配的优势在于不需要确定共同区域，而是直接根据原始数据的分布进行精确匹配，进而满足了匹配前后的数据一致性原则。其次，粗糙化精确匹配可以最大限度地保留原有样本，进而保证政策评估结果的真实性。具体来讲，进行特征分数倾向性匹配后，两组数据的样本量必须相等，粗糙化精确匹配的优势在于匹配后两组数据的样本量可以不相等，并且在匹配过程中会产生权重变量以平衡两组数据的数量，因此可以最大限度地保留原始数据，进而保证政策评估结果的真实性。最后，粗糙化精确匹配可以减少对模型的依赖。具体来讲，在运用特征分数倾向性匹配时，需要采用 Logistic 等回归模型拟合特征分数，通过特征分数进行匹配，粗糙化精确匹配的优势在于直接根据每个要纳入匹配变量的分布进行匹配，可以减少对模型的依赖。

总而言之，由于 PSM 匹配在压缩数据时损失了一定的信息（第一阶段的 Logistic 回归也有一定的主观性），且无法保证数据的平衡性，故 PSM 近年来受到了越来越多的质疑。CEM 匹配将连续变量离散化，例如，将教育年限分为小学以下、小学、初中、高中、大学、硕士、博士，然后使用粗糙化的教育年限进行精确匹配，以保证处理组的小学毕业生一定能匹配到控制组的小学毕业生，以此类推，进而保证数据的均衡性。

5.1.4　差异中的差异方法讨论

为了控制标准化病人人口学特征变量（性别）、医务人员人口学特征变量（性别、年龄）、社区卫生服务中心性质（公立社区卫生服务中心和私立社区卫生服务中心）和时间变量等混杂因素对研究结果的影响，本研究进一步采用了多元回归模型和差异中的差异相结合的方法分析医疗联合体及其模式对基层医疗服务质量的影响。理论上讲，单纯采用差异中的差异方法仅仅控制了与时间有关的非观测混杂因素对研究结果的影响，而未考虑人群在性别、年龄等人口学特征等方面的差异对研究结果的影响；将回归模型与差异中的差异方法相结合，既可控制与时间相关的非观测混杂因素，也可控制其他可观测混杂因素，因此研究结果更准确、可靠。此外，本研究还采用固定效应模型，进一步控制了疾病、社区卫生服务中心所在区县、社区卫生服务中心就诊机构、调查时间（调查年、月、日）等因素的固定效应。

本研究发现，采用回归模型与差异中的差异相结合的方法与单纯使用差异中的差异方法得出的结果基本接近，但诸如正确诊断率、侵入性检查比例等呈相反趋势，因此，为提高研究结果的准确性，在使用差异中的差异方法时需要充分考虑混杂因素对研究结果的影响（见表 5 – 1）。

表 5 - 1　运用不同方法测算的关于医疗联合体及其模式对
基层医疗服务质量的影响比较

项目	医疗联合体实施效果研究		医疗联合体模式效果研究	
	单纯差异中的差异	回归模型 + 差异中的差异	单纯差异中的差异	回归模型 + 差异中的差异
基层医疗服务有效性/%				
推荐问诊条目依从性	1.49	0.36 ***	2.83	1.35 ***
必要问诊条目依从性	− 1.44	3.10	− 1.45	1.99 **
推荐检查条目依从性	0.54	− 2.00	3.23	− 4.64
必要检查条目依从性	7.64	3.75 **	− 2.43	− 4.90
正确诊断率	0.11	− 0.19	− 18.99	0.61 ***
正确治疗率	0.19	4.18 **	− 25.05	− 2.19 *
基层医疗服务安全性/%				
侵入性检查比例	1.90	− 1.65 *	− 7.77	1.15
不必要检查比例	6.98	− 0.81 *	− 4.61	− 1.65 *
有害或无用药物比例	− 6.86	− 2.67 *	10.44	− 2.07 *
基层医疗服务及时性/分				
总就诊时间	− 1.65	1.48	6.12	1.20
等待时间	− 0.72	− 1.11	− 0.29	0.64
问诊时间	0.58	4.03 ***	1.31	0.36 *
基层医疗服务"以患者为中心"/分				
总得分	0.42	0.80 ***	1.44	1.35 **
第一维度得分	0.31	− 0.66	0.66	0.49
第二维度得分	− 0.18	− 0.28	0.07	− 0.06
第三维度得分	0.29	2.94 ***	0.72	− 0.26

注：* 表示 $p < 0.05$，** 表示 $p < 0.01$，*** 表示 $p < 0.001$。

5.2　基层医疗服务质量现状讨论

加强基层医疗卫生机构基础设施建设、提高基层医疗卫生服务质量是医疗联合体实施的基础。本研究着重对陕西省 A 市 61 个社区卫生服务中心的结构质量（包括社区卫生服务中心的卫生人力情况、医疗设备情况、医疗服务量、医疗收入及其构成情况）、过程质量（医疗服务的有效性、安全性、及时性）及结果质量（"以患者为中心"的医疗服务模式）进行分析。研究结果显示，在结构质量方面，卫生人力资源总量不足，家庭医生、注册护士缺口较大，执业医师数量也低于其他地区，医疗设备配置不足，诊疗人次有所上升，对居民建档、慢病管理等惠民工作的重视程度越来越大，总收入、医疗收入及药品收入呈上升趋势，检查收入有所下降，不同社区卫生服务中心结构指标的差异较大。在过程质量方面，基层医疗服务的有效性水平整体较低，存在安全隐患，存在供方诱导需求，医疗服务的及时性较差，需优化就诊流程。在结果质量方面，基层医疗服务尚未形成"以患者为中心"的服务模式。

5.2.1 基层医疗服务的结构质量

社区卫生服务中心是城市医疗卫生机构的重要组成部分，是实现人人享有初级卫生保健目标的基础环节。根据"结构—过程—结果"模型可知，卫生人力、医疗设备、医疗服务量、医疗收入及其构成是医疗服务质量的重要组成部分，是影响医务人员诊断和治疗的重要因素，因此本研究描述了 2016 年社区卫生服务中心卫生人力、医疗设备、医疗服务量、医疗收入的基本情况，以此探究医疗联合体的运行基础。

首先是卫生人力情况。本研究中社区卫生服务中心的平均卫生技术人员数为 51.16 人，占在岗职工数的 81.20%，高于仇蕾洁等报道的 2015 年山东省 333 家社区卫生服务中心卫生技术人员占比（73.59%），略低于 2009—2016 年厦门市 38 个社区卫生服务中心的平均卫生技术人员占比（81.43%）。执业（助理）医师数为 17.48 人，占卫生技术人员数的 36.25%，高于山东省（32.86%）、沈阳市（34.12%），低于厦门市（45.62%），略低于湖南省（43.24%）。注册护士数为 15.62 人，占卫生技术人员的 31.55%，高于山东省（27.70%）、沈阳市（30.53%），略低于厦门市（33.87%），低于湖南省（35.17%）。平均医护比为 1.43∶1，低于厦门市（1.60∶1），高于湖南省（1.23∶1）、山东省（1.17∶1）、上海市（1∶0.83），尚未达到《全国医疗卫生服务体系规划纲要（2015—2020）》及"十三五"卫生规划中医护比 1∶1.25 的要求。护士数量仍不足，医护比例倒置问题尚未解决。医师按职业资格分为执业医师和执业助理医师。本研究中，执业医师占比为78.95%，执业助理医师占比为20.15%，执业医师占比低于山东省（79.29%）。平均家庭医生数为5.11人，远远未达到《城市社区卫生服务机构设置和编制标准指导意见》规定的全科医生与护士的比例按1:1的标准配置。由此可见，A市社区卫生服务中心卫生人力资源总量不足，家庭医生数、注册护士数缺口较大，执业医师数也低于其他地区，且不同社区卫生服务中心的差异较大，在一定程度上阻碍了医疗联合体的发展。

其次是医疗设备情况。医疗设备是医疗、科研、教学等工作中最基本的元素，是医疗卫生机构现代化水平的重要标志。研究结果显示，万元以上设备台数占比为84.80%，高于甘肃省（41%）及全国平均水平（54%）。A市社区卫生服务中心全部配有体温计、听诊器、心电图、血糖仪、血常规和尿常规检查设备等基本设备，能满足基本需求，但B超、彩超、X光等设备还较缺乏。

再次是医疗服务量情况。诊疗人次与国内其他地区的发展趋势相同，如鄂雅妮报道的乌鲁木齐市2005—2007年15个社区卫生服务中心门急诊人次数平均增长速度为17.75%。规范化健康档案建档人数、高血压及糖尿病规范化管理人数逐年上升，平均增长速度分别为8.74%、5.70%和6.54%。由此可见，随着分级诊疗的开展，社区卫生服务中心对居民建档、慢病管理等惠民工作的重视程度越来越大。

最后是医疗收入情况。总收入、医疗收入及药品收入平均增长速度分别为4.23%、3.95%和7.78%。与国内其他研究结果相比，医疗收入及药品收入增长率较高，如乌鲁木齐市的平均增长率分别为6.47%、1.13%和5.40%。此外，研究结果显示，A市社区卫生服务中心的检查收入有所下降。

总而言之，基层医疗卫生机构的医疗卫生资源总量不足、质量不高、结构与布局不合理等问题依然突出，包括与经济社会发展和人民群众日益增长的服务需求相比，基层医疗卫生资源总量相对不足，质量有待提高；医疗卫生资源布局结构不合理，基层医疗卫生机构服务能力不足，利用效率不高，资源要素之间配置结构失衡，家庭医生、护士配备严重不足；各级各类医疗卫生机构合作不够、协同性不强，服务体系难以有效应对日益严重的慢性病高发等健康问题。

5.2.2　基层医疗服务的过程质量

首先，基层医疗服务的有效性。2018 年，基层医疗服务对临床诊疗规范中推荐问诊条目的依从性和必要问诊条目的依从性分别为 28.96% 和 34.34%，较 2017 年有所增长。2018 年，基层医疗服务对临床诊疗规范中推荐检查条目的依从性和必要检查条目的依从性分别为 32.87% 和 50.62%，较 2017 年有所下降。2018 年的正确诊断率为 50.56%，较 2017 年的 57.82% 有所下降；2018 年的正确治疗率为 32.64%，较 2017 年的 15.70% 有所上升。研究结果显示，与 2017 年相比，2018 年基层医疗服务的正确治疗率呈明显上升趋势，而基层医疗服务对临床诊疗规范的依从性和正确诊断率有所下降。美国学者 Sean 等采用标准化病人方法，针对心绞痛和小儿腹泻，对陕南地区 36 个村卫生室及 12 个乡镇卫生院的医疗服务质量进行了评估。研究结果显示，村卫生室医务人员对临床诊疗规范中推荐问诊条目和检查条目的依从性与必要问诊条目和检查条目的依从性分别为 17.84% 和 36.44%，正确诊断率和正确治疗率分别为 26.00% 和 53.00%；乡镇卫生院医务人员对临床诊疗规范中推荐问诊条目和检查条目的依从性与必要问诊条目和检查条目的依从性分别为 22.98% 和 43.48%，正确诊断率和正确治疗率分别为 52.00% 和 52.00%。印度学者 Das 等采用标准化病人方法，针对常见门诊疾病（哮喘、不稳定型心绞痛和小儿腹泻），分别对农村地区（Madhya Pradesh）和城市地区（Delhi）的医疗服务质量进行了评估。研究结果显示，印度农村地区医务人员对临床诊疗规范中推荐问诊条目和检查条目、必要问诊条目和检查条目的依从性分别为 21.90% 和 33.70%，正确诊断率和正确治疗率分别为 12.20% 和 30.40%；印度城市地区医务人员对临床诊疗规范中必要问诊条目和检查条目的依从性为 31.80%，正确诊断率和正确治疗率分别为 21.80% 和 45.60%。肯尼亚学者 Daniels 等采用标准化病人方法，针对哮喘、不稳定型心绞痛和小儿腹泻，对内比亚地区基层医疗服务质量进行了评估，研究结果显示，内比亚医务人员对临床诊疗规范中推荐问诊条目和检查条目的依从性为

38.00%，疾病正确管理率（包括诊断和治疗）为 53.00%。与国内外研究结果一致，基层医疗服务的有效性水平整体较低，这与基层医务人员的诊疗水平息息相关。研究表明，基层医疗卫生机构中，硕士及以上学历、高级以上职称的比例均低于 10%；执业（助理）医师中，大学本科及以上学历者占比仅为 45%；注册护士中，大学本科及以上学历者占比仅为 10%，这严重限制了基层医疗卫生机构的发展。

其次，基层医疗服务的安全性。医疗服务事关生命与健康，因此，医疗服务的安全性至关重要。医疗服务安全性问题是一个全球性问题。据统计，美国每年大约有 10 万人死于完全可避免的医疗差错，造成直接经济损失达 376 亿美元，占美国卫生总费用的 4%。澳大利亚每年至少在 8 万个住院病例中存在药物安全问题，造成的直接经济损失约为 35000 万澳元。本研究通过侵入性检查比例、不必要检查比例及有害或无用药物比例分析了基层医疗服务的安全性。研究结果显示，2018 年 56.61% 的医务人员建议侵入性检查，较 2017 年的 47.52% 有所上升，2018 年 57.85% 的医务人员建议不必要检查，较 2017 年的 51.65% 有所上升。涉及的侵入性检查和不必要检查均为血常规、心电图、肺功能检查、心脏 B 超/彩超/超声等收费性实验室检查。2018 年有害或无用药物的比例为 40.08%，较 2017 年的 16.94% 大幅上升，反映出基层医务人员医疗行为不规范，基层医疗服务存在安全隐患，需引起足够的重视。医务人员行为不规范，存在"大检查、大处方"现象，在一定程度上证明了基层医疗服务存在供方诱导需求（supplier induced demand，SID），其原因在于医疗服务的特殊性、专业性及医患双方医疗信息不对称，医务人员可能利用其专业知识优势，诱导患者进行不必要的医疗服务，包括检查和药物。供给者诱导需求是一个极具争议性的话题，国内外学者从不同视角对其进行了界定，具有代表性的定义如下：部分学者以"代理理论"为基础，认为供方诱导需求是在经济或利益刺激下，医疗服务供给者（医务人员）无法做到完美代理，会提供额外的医疗服务或不恰当的医疗服务。也有部分学者从更加积极的视角，从医务人员可以改变患者需求曲线的视角出发，无论医务人员的动机如何，都会在健康状况不会变坏的情况下影响患者的决定。通过总结国内外研究可得，供方诱导需求的产生有三个关键点：一是信息不对称；二是医务人员与患者的利益不一致，医务人员会损害患者的利益，进而产生道德风险；三是医务人员的行为使患者的需求曲线外移，进而导致患者的需求增加。基层医疗卫生机构存在供方诱导需求，可能的原因在于其现行的收支制度：在收入方面，对于门诊及其他医学检查方面，基层医疗卫生机构采用按项目收费、多劳多得的收入模式。在支出方面，就政府举办的社区卫生服务中心而言，房屋建设支出、医疗设备支出、在编人员工资支出均由财政负担，而非在编人员支出，如水、电、气、办公经费等均需机构自己解决。就非政府举办的社区卫生服务中心而言，上述费用均由机构自身解决，这就直接导致了基层医疗卫生机构需要通过医药收支的利润来弥补这部分支出。因而，在现行的财政投入机制或管理制度上允许社区卫生服务中心"自行创收"，社区卫生服务中心对于收支结余或亏损均自行处理。

最后，基层医疗服务的及时性。2018 年的总就诊时间为 22.93 分，较 2017 年的 18.91 分有所上升，远高于美国学者 Sean 等对陕西省村卫生室（7.24 分）和乡镇卫生院（10.52 分）的研究结果，也高于印度城市地区（5.40 分）、印度农村地区（3.60 分）及肯尼亚（7.17 分）的就诊时间。2018 年的等待时间为 8.27 分，较 2017 年的 7.58 分有所上升，占总就诊时间的 36.07%，高于陕西省村卫生室（1.72 分）、乡镇卫生院（1.17 分）。2018 年的问诊时间为 6.94 分，较 2017 年的 5.47 分有所上升，占总就诊时间的 30.27%，高于陕西省村卫生室（1.61 分）和乡镇卫生院（5.06 分）。2018 年的检查时间为 5.72 分，较 2017 年的 3.61 分有所上升，占总就诊时间的 24.95%。结果显示，A 市基层医疗服务的问诊时间有所上升，在一定程度上反映出基层医疗服务的医患沟通充分性有所提升，而等待时间有所上升，且占总就诊时间的比例较高，在一定程度上反映出基层医疗服务的及时性较差，需优化就诊流程。

5.2.3 基层医疗服务的结果质量

"水能载舟，亦能覆舟"，企业因顾客而兴亡，医院因顾客而存在。"顾客原理"的核心在于充分认识你的顾客并尽全力满足其需求。同理，患者是医疗服务中的顾客，其基本需求是获得明确的诊断、正确的治疗和及时的护理，保证医疗服务质量，同时希望有舒适、安全、清洁的就医环境，希望其隐私权、知情权及决定权得到尊重，希望在就诊过程中医务人员能对疾病及治疗方案给予清晰、充分的解释和说明，希望能参与到最终的治疗方案制定与疾病管理中。2016年7月，卫生计生委印发了《医疗质量管理办法》，明确提出要进一步加强医疗服务能力建设，推行"以患者为中心、以疾病为链条"的多学科诊疗模式，提高医疗服务质量。国际上已将医疗服务对"以患者为中心"理念的践行情况作为医疗服务质量的重要评价指标，取得了丰富的研究成果，认为"以患者为中心"的医疗服务有利于提高医疗服务利用率，缓和医患关系，改善居民健康，因此，对医疗服务"以患者为中心"模式的研究至关重要。

目前，国内对基层医疗服务的"以患者为中心"模式的研究较少。本研究采用国际上通用的医疗服务"以患者为中心"评价模式，构建我国社区卫生服务中心"以患者为中心"服务模式评价指标。本研究是首次针对具体疾病，结合临床诊疗规范研究中国城市基层医疗服务的"以患者为中心"模式。与国外文献结果一致，基层医疗服务对"以患者为中心"理念的践行程度较低，"以患者为中心"的医疗服务模式尚未形成。研究结果显示，在满分为49分的情况下，2018年基层医疗服务"以患者为中心"的总得分为23.11分，且较2017年的23.29分有所下降。相对于其他研究，本研究的优势在于将"以患者为中心"的医疗服务模式与疾病的临床诊疗规范相结合，在标准化病人剧本中设置情绪相关问题（当标准化病人表现出焦虑时，医务人员能够通过安抚患者的情绪，使患者感到轻松，进而愿意描述自身的症状和表达对疾病的担忧），要求患者表现出焦虑和不安，以此来测量医务人员对患者情绪的安抚程度，进而反映医务人员的人文关怀和"以患者为中心"意识。根据标准化病人对上述问题的反馈可知，非常同意的比例由2017年的11.16%上升为2018年的28.93%，比较同意的比例由2017年的54.96%上升为2018年的57.02%，反映出医务人员对患者人文关怀的意识逐渐增强，开始注重患者在问诊过程中的心情和感受。然而，医务人员对"了解患者的社会情景"在基层医疗卫生服务中的重要性认识不足，在就诊过程中仅3.51%和9.50%的医务人员问到了患者的家族史、职业和家庭住址等基本社会情景信息。最后，根据标准化病人的反馈可知，医务人员对疾病的了解程度、在就诊过程中的解释和说明、对治疗方案的解释和说明不够清晰，且仅有 29.75% 的医务人员给出了医嘱，强调了患者在疾病管理中的角色，患者对医务人员的喜欢程度也呈现下降趋势，2018 年有 67.78% 的患者喜欢接诊的医务人员，较 2017 年的 76.03% 有所下降，反映出患者就医体验感不足，基层医疗服务尚未做到"以患者为中心"。

5.3　医疗联合体对基层医疗服务质量的影响

5.3.1　医疗联合体有利于提高基层医疗服务有效性

2017 年 4 月，《国务院办公厅关于推进医疗联合体建设和发展的指导意见》将"资源下沉、提升能力"作为医疗联合体建设与发展的基本原则之一，即"充分利用三级公立医院优质资源集中的优势，通过技术帮扶、人才培养等手段，发挥对基层的技术辐射和带动作用。鼓励医疗联合体内统一管理模式，发挥集约优势，推进区域医疗资源共享，发挥科技引领与支撑作用，提高医疗服务体系整体能力与绩效"，旨在提高基层医疗服务质量，逐步实现医疗质量同质化管理，为患者提供高质量的医疗服务。研究结果显示，医疗联合体能够在一定程度上提高基层医疗服务对临床诊疗规范的依从性和正确治疗率，可能的原因是：医疗联合体将大医院的优质医疗卫生资源下沉，辐射至各基层医疗卫生机构，医疗联合体内开展人员、技术、专科、信息等多方面的合作，建立基层医务人员与专家的沟通渠道，牵头医院承担着对基层医疗卫生机构的管理指导、技术帮扶、质量控制、人员培训等任务，并针对性地对基层医务人员进行培训，推行二三级医院全科医生团队到社区卫生服务制度，提升了基层医务人员的诊疗能力。但其作用有限，并没有显著地提高基层医疗服务对临床诊疗规范中必要问诊条目依从性、推荐检查条目依从性及正确治疗率，可能的原因是对医疗联合体制度的执行力度不够。根据本研究的机构调查结果和定性访谈结果可知，近 30% 的社区卫生服务中心没有上级医院专家坐诊，未将二三级医院全科医生团队到社区卫生服务制度落到实处。与以往研究结果一致，2016 年，近 50% 的社区卫生服务中心尚未派出医务人员赴上级医院进修。此外，根据定性访谈的结果可知，医疗联合体内存在下派人员不恰当及不积极的问题。不恰当问题表现在：上级医院工作繁重，因此更倾向于下派普通医务人员，且下派的专科医务人员有可能不适合基层医疗卫生机构。不积极问题表现在：政府及医疗联合体对下派人员的经济激励有限，对职称晋升帮助不大，难以长期、连续地派驻上级医务人员赴基层帮扶。

5.3.2 医疗联合体有利于提高基层医疗服务安全性

2015年9月《国务院办公厅关于推进分级诊疗制度建设的指导意见》及2017年4月《国务院办公厅关于推进医疗联合体建设和发展的指导意见》明确提出要"为患者提供科学、适宜的诊疗服务，强调保障医疗安全"。研究结果显示，医疗联合体能在一定程度上提高基层医疗服务的安全性，在标准化病人就诊过程中，基层医务人员给出的侵入性检查比例、不必要检查比例和有害或无用药物的比例均有所下降，且具有统计学意义。根据本研究的机构调查结果和定性访谈结果可知，可能的原因是：一方面，牵头医院需定期安排医疗联合体内基层医务人员到上级医院进行免费进修，有利于基层医务人员学习三级综合医院的诊疗技术，对规范诊疗行为起到了一定的积极作用；另一方面，医疗联合体内积极推广学科指南及临床路径，牵头医院与各成员单位共同遵守统一的诊疗技术和操作规范，逐步实现疾病的统一化、规范化、同质化诊疗，也有利于规范基层医务人员的医疗行为。然而，值得注意的是，参加、未参加医疗联合体机构的侵入性检查比例和不必要检查比例均超过50%，有害或无用药物比例也超过20%，存在较为严重的"大检查、大处方"现象，与前文提到的"供方诱导需求"息息相关，是目前医药卫生体制改革的重要环节。

5.3.3 医疗联合体有利于提高基层医疗服务及时性

2015年9月《国务院办公厅关于推进分级诊疗制度建设的指导意见》及2017年4月《国务院办公厅关于推进医疗联合体建设和发展的指导意见》提出改善基层医疗服务供给模式，以"便民惠民，群众受益，提高效率，增加患者获得感"为基本原则，目的在于提高医疗服务及时性，提高医患沟通充分性。本研究通过总就诊时间、等待时间、问诊时间三个维度对医疗联合体对基层医疗服务及时性影响进行研究后发现，医疗联合体有利于提高基层医疗服务的及时性，能延长问诊时间，也说明了医患沟通的充分性在不断提高，可能的原因是：随着医疗联合体的不断发展与深入，医疗联合体内进行多种服务手段创新，将"互联网＋医疗"的服务模式运用于分级诊疗、医疗联合体及基层医疗卫生机构中，进而优化了服务流程，减少了等待排队等时间，为延长医务人员问诊时间、提高基层医疗服务的及时性奠定了基础。

5.3.4　医疗联合体有利于构建"以患者为中心"的基层医疗服务模式

2017 年 4 月《国务院办公厅关于推进医疗联合体建设和发展的指导意见》以"坚持以人民为中心"为指导思想，以"坚持以人民的健康为中心"为基本原则，不断强化基层医疗卫生机构的居民健康"守门人"能力，推进慢性病预防、治疗和管理，强调以糖尿病和高血压为突破口，逐步完善分级诊疗制度和医疗联合体建设。本研究通过获得患者的疾病体验、了解患者的社会情景、医患双方达成共识三个维度对医疗联合体对基层医疗服务践行"以患者为中心"理念的影响研究后发现，实施医疗联合体可在一定程度上促进基层医疗服务践行"以患者为中心"理念，并且由研究结果可知，基层医疗服务"以患者为中心"得分的提高主要是由第三维度来驱动的。根据本研究指标的定义可知，第三维度主要考虑在就诊过程中，医务人员对疾病的了解程度、对诊断过程及治疗方案给予充分的解释和说明，是否规定了患者在疾病管理中的角色（通过医嘱来实现）及患者对医务人员的总体喜欢程度，研究结果在一定程度上说明医务人员越来越重视患者的情绪和心情，有利于缓解日益紧张的医患关系。有研究表明，在医疗联合体下，基层医疗服务质量与服务能力的提高，也可以促使基层医务人员与患者建立长期、连续、稳定的关系，有利于缓解医患关系，进而改善医患信任危机。

5.3.5　医疗联合体有利于提高基层医疗服务质量

总而言之，与研究假设一致，本研究认为医疗联合体有利于提高基层医疗服务质量。医疗联合体的推广与完善可有效落实新医改的精神，通过资源下沉、以综合性牵头三级医院的优势医疗卫生资源带动基层医疗卫生机构的服务能力等方式可在一定程度上提高基层医疗服务能力，规范诊疗行为，进而提高基层医疗服务质量。此外，建立与完善医疗联合体对政府、牵头三级医院及患者都具有积极作用，具体表现在以下几个方面：首先，医疗联合体的建设使得政府在未增加本级政府财政投入的情况下，通过区域内医疗卫生资源整合，盘活了现有资源，实现了资源的优化配置，提高了医疗卫生资源的利用率，在一定程度上缓解了"看病难、看病贵"问题。其次，在牵头三级医院层面，随着医药卫生体制改革的不断深入和医疗市场的竞争日益激烈，大型公立医院之间的竞争也日益激烈。医疗联合体的建设有利于三级医院拓展医疗市场，提高市场占有率。此外，医疗联合体可将三级医院从常见病、多发病的诊治任务中解脱出来，重点关注疑难杂症和危重疾病，开发新技术、新业务，进而提高竞争力。最后，在患者层面，优势医疗卫生资源的流动势必会促使患者向下流动，使患者就近就医，既控制了医疗费用，也缓解了"看病难"的问题。但研究结果显示，医疗联合体对提高基层医疗服务质量的作用是有限的。根据本研究的定性访谈结果可知，目前医疗联合体存在相关政策不完善、相关执行力度不够、配套措施不健全等问题。

5.4 医疗联合体模式对基层医疗服务质量的影响

5.4.1 紧密型医疗联合体有利于提高基层医疗服务有效性

本研究通过基层医务人员对临床诊疗规范的依从性、诊断正确性和治疗正确性三个维度对医疗联合体模式对基层医疗服务有效性的影响进行研究。与以往研究结果一致，本研究认为紧密型医疗联合体更有助于提高基层医疗服务质量，可能的原因是：紧密型医疗联合体通常对所有权和资产进行整理，形成经济利益和责任共同体，着眼于协调分配各级组织所需的医疗卫生资源，建立了较为务实可行的医疗联合体合作模式与合理高效的运行管理机制，促使医疗联合体内各机构之间的联盟关系具有稳定性和可持续性，能将大医院向基层医疗卫生机构提供技术支持、人才支援和实现医疗联合体内信息互认、上下转诊等落到实处，帮扶精准性强，进而提高了基层医疗服务质量，为患者安全提供质量保障。但同时需要注意的是，紧密型医疗联合体也存在短板，如大医院和基层医疗卫生机构之间打破了原有所有制关系和资产属性，医疗联合体内存在较多的利益纠葛，导致医疗联合体阻力大、成效慢。

5.4.2　紧密型医疗联合体有利于提高基层医疗服务安全性

本研究通过侵入性检查比例、不必要检查比例和有害或无用药物比例三个维度对医疗联合体模式对基层医疗服务安全性的影响进行研究。相比于松散型医疗联合体，紧密型联合体更有利于提高基层医疗服务的安全性，能够有效降低不必要检查比例和有害或无用药物的比例，可能的原因是，由于紧密的合作模式与管理机制，紧密型医疗联合体更容易推广、遵循统一的诊疗和操作规范。大多社区卫生服务中心医疗联合体负责人表示，相比于技术支援，管理机制和模式的紧密合作可发挥更重要的作用，原因在于紧密的管理支持可有效地协调医疗联合体内的人、财、物，建立良好的信息沟通渠道，进而有助于基层医疗卫生机构的标准化建设，是在医疗联合体建立统一的诊疗规范和临床路径的先决条件。

5.4.3　紧密型医疗联合体有利于提高基层医疗服务及时性

本研究通过对比参加紧密型医疗联合体和松散型医疗联合体机构的总就诊时间、等待时间、问诊时间来评估医疗联合体模式对基层医疗服务及时性的影响。研究结果显示，参加紧密型医疗联合体有利于提高基层医疗服务的及时性，但作用非常有限，可能的原因是：随着科学技术的发展及分级诊疗与医疗联合体的顺利推进，各基层医疗卫生机构也在不断地创新服务手段、优化诊疗流程，基层医疗服务的及时性水平在整体上显著提高。此外，就创新服务手段、优化诊疗流程、提高医疗服务及时性而言，紧密型医疗联合体与松散型医疗联合体之间的目标是一致的，相比资产整合、所有权整合等措施容易实施，不存在制度壁垒，因此无明显差异。

5.4.4 紧密型医疗联合体有利于构建"以患者为中心"的基层医疗服务模式

本研究运用国际通用的"以患者为中心"医疗服务评价模型评估了医疗联合体模式对基层医疗服务质量的影响。与国内其他研究结果一致，本研究认为，紧密型医疗联合体更有利于促进基层医疗服务践行"以患者为中心"理念。有研究认为紧密的协作模式与组织管理机制有利于上级医院将自身较为先进、成熟的医疗服务模式、医疗服务理念和管理方法等传授给基层医疗卫生机构。根据定性访谈结果可知，大多参加紧密型社区卫生服务中心负责人或分级诊疗与医疗联合体负责人表示，医疗联合体内会定期开展以"人文关怀、医德医风建设"等为主题的培训与讲座，在一定程度上增强了医疗服务的结果意识，增强了基层医务人员"以患者为中心"的意识。但仍存在较多问题，如有部分患者投诉医务人员的服务态度较差，不考虑患者的情绪，对患者的问题及担忧表示不耐烦，不能耐心地倾听患者提出的问题。此外，目前较为普遍存在的问题是基层医疗服务的不连续性，特别是对于需要复诊的患者来说，复诊时重复检查的现象较多，且因接诊的医务人员不同，对疾病的诊断、治疗存在较大的差异，会影响患者的疾病管理。总而言之，无论参加哪种形式的医疗联合体，基层医疗服务的"以患者为中心"模式均未建立。

5.4.5 紧密型医疗联合体有利于提高基层医疗服务质量

总而言之，与研究假设一致，本研究认为紧密型医疗联合体有利于提高基层医疗服务质量。在众多的医疗联合体模式中，紧密型医疗联合体是一种特殊而重要的存在形式，既具有医疗联合体的共同特征，也具有其特有的优势。紧密型医疗联合体通常围绕统一的管理机制，通过建立上级医院与基层医疗卫生机构之间的分级诊疗制度、借助大型医疗设备、统筹设备采购、整合学科建设、引进人才等策略和措施，实现三级医院与基层医疗卫生机构之间的上下联动，进而更有利于提高基层医疗服务质量。然而，研究结果显示，目前紧密型医疗联合体对提高基层医疗服务质量的作用是有限的。根据本研究的定性访谈结果可知，目前尽管建立了紧密型医疗联合体，但尚未形成真正意义上的责任共同体和利益共同体，例如，目前建立的紧密型医疗联合体多为托管形式，不涉及资产整合，难以推动内部运行机制的改革。此外，由于资金匮乏，各医疗卫生机构之间仍处于信息孤岛的境地，不能形成更为紧密的资源共享机制，制约着紧密型医疗联合体发挥其优势。

5.5 基层医疗卫生机构的性质对基层医疗服务质量的影响

2009 年新一轮医药卫生体制改革以来，鼓励社会办医与公立医院综合改革并行一直是国家医疗卫生体系改革工作的重点，发展私立医疗机构对深化医药卫生体制改革具有重要意义。自 2010 年始，国家分别在国务院和部委层面密集出台鼓励社会办医的各项政策，鼓励社会资本不断注入医疗行业。然而，尽管鼓励性政策频出，私立医疗卫生机构的实际发展情况却依然不容乐观。私立医疗卫生机构在数量上持续增加，但其经营规模、服务能力和运营状况仍与公立医疗卫生机构有着巨大差距。与以往研究一致，本研究的结果显示，公立基层医疗卫生机构和私立基层医疗卫生机构在就诊费用方面不存在显著差异。在相同的医疗卫生费用下，对比公立基层医疗卫生机构和私立基层医疗卫生机构的基层医疗服务门诊质量，发现私立基层医疗卫生机构并未表现出比公立基层医疗卫生机构更高的门诊服务质量。有研究显示，大多数私立医疗机构提供的医疗卫生服务（尤其是中低收入国家）技术质量较低，如很多私立医疗机构在治疗性病、结核病和疟疾等方面的诊断正确性和治疗正确性较低；也有研究显示，尽管私立医疗机构提供的医疗服务质量较好，但是并没有遵照世界卫生组织或者政府相关的临床诊疗规范，表现出较低的诊疗依从性。可能的原因是：公立医疗机构是由政府开办的，并纳入财政预算管理，而私立医疗机构是由社会出资开办的，不享受或极少享受政府补助。私立医疗机构在其运行过程中得不到充足的财政补助，发展和经营处于不利地位。然而，有研究显示，在私立医疗机构就诊的患者体验或评价较高，主要的原因在于患者在就诊过程中受到了足够的尊重，患者的隐私得到了很好的保护，医务人员对患者的态度、关心程度、尊重程度等均呈现较高的水平；在医务人员与患者的沟通方面，医务人员对患者疾病的解释、对检查和治疗的解释、对患者进行的健康教育等也表现出了较高的水平，即其反应性和可及性较高。可见，公立医疗卫生机构和私立医疗卫生机构之间各有优势，可以互补和合作，共同提供医疗卫生服务。

5.6 "以患者为中心"的医疗服务模式对基层医疗服务质量的影响

构建"以患者为中心"的医患沟通模式、维系健康的医患关系，是改善基层医疗服务质量和提高居民整体健康水平的重要途径之一。"以患者为中心"强调医生试图进入患者的世界，从理解整体人的视角出发，鼓励患者、家属、社区等多元主体共同参与到医疗服务全过程中，以便医务人员充分了解患者的需求、偏好和期望等，同时加强患者参与，进而提高患者科学就医和自我健康管理能力。基层医疗卫生机构则是"以患者为中心"医疗服务模式的重要参与者，原因在于基层医疗卫生机构已成为高价值医疗卫生服务体系的基石。基层医务人员是居民健康的"守门人"，更熟悉如何在早期预防疾病，更容易受到患者生活环境和社会环境的影响。因此，与以往研究结果一致，本研究证明了"以患者为中心"的医疗服务模式有利于提高基层医疗服务质量。具体而言，"以患者为中心"的医疗服务模式有利于提高诊断正确性和治疗正确性，有利于延长对患者的问诊时间。然而，近年来我国医患关系紧张，医患矛盾突出，医疗纠纷时有发生，这对医务人员和患者的身心健康以及社会秩序的稳定都会产生不良影响。《中国中医执业白皮书（2015年）》显示，60%的医务人员在工作中经历过语言暴力，约30%遭受过直接人身攻击。中国医师协会调查数据显示，2015年至2016年4月底，全国暴力伤医案件达60起，波及20个省份。从医患纠纷到暴力伤医，最终发展成为刑事犯罪，医患关系日趋紧张。导致医患关系紧张的一个重要的原因是医患沟通尚未体现"以患者为中心"理念，具体表现为：一是注重技术沟通，忽视非技术沟通，即医生不了解患者的需求，以疾病信息采集和认知为主，对患者的痛苦、焦虑、紧张等社会情感的回应和支持不足。二是"以患者为中心"的医患沟通能力较差。当前医学教育注重医学专业知识教育，而对于同样重要的患者心理、人际交往和沟通技能等知识的教育和培训相对匮乏，导致医生沟通能力较差。因此，如何有效挖掘患者的需求、偏好和期望，提高医务人员"以患者为中心"的沟通能力，成为优化"以患者为中心"的医患沟通模式亟待解决的问题。

5.7 政策建议

5.7.1 提高服务质量，发挥健康"守门人"功能

基层医疗卫生机构是我国医疗卫生服务体系的"网底"，承担着广大人民群众健康"守门人"的职责。通过政策回顾可知，"强基层"是我国医疗卫生体制改革的重中之重。在"强基层"的政策倡导下，我国一方面通过加大对基层医疗卫生机构人力、物力、财力、技术的投入力度来提高基层医疗卫生机构的医疗服务质量，另一方面从医疗卫生服务体系六大基本模块提升基层医疗卫生机构的服务质量和服务能力，即通过完善基层医疗卫生服务模式（家庭医生签约服务制度、全科医生团队服务制度等）、强化医疗卫生筹资与支付机制（基本医疗保险报销政策向基层倾斜等）、加强人才保证机制（加强基层卫生人才队伍建设、建立健全全科医生培养制度等）、完善基层药品供应机制（建立药品"零差率"制度、推动药品集中带量采购等）及构建信息共享机制（实现不同层级医疗机制之间信息衔接，实现信息共享等）等措施有针对性地促进"重心下移，资源下沉"。研究结果显示，基层医疗服务质量较差。因此，亟须进一步提高基层医疗服务质量，建议一方面继续加大对基层医疗卫生机构的投入力度，保障基层医疗卫生机构的基础设施建设，加大对基层全科医生等人才的培养力度；另一方面通过多种形式，加强资源下沉，促进医疗联合体对基层医疗服务质量的提高。

5.7.2 实施临床路径，规范基层医疗服务诊疗行为

临床路径是优化医疗服务流程、提高医疗服务质量及控制医疗费用的重要监管手段，是质量管理、循证医学、"以患者为中心"等现代管理理

论在医疗服务管理中的应用。临床路径在本质上是由专业人员根据循证医学的原则将某种常见病或多发病的临床表现、问诊要点、检查方案、治疗方案、护理活动等标准化，以此确保诊疗的规范性、同质性和连续性。2009 年，《中共中央 国务院关于深化医药卫生体制改革的意见》提出建立规范的公立医院运行机制，规范用药、检查和医疗行为。随后原卫生计生委启动了临床路径管理工作，成立了临床路径技术审核专家委员会。然而，研究结果显示，2018 年基层医务人员对临床诊疗规范的依从性仅为29.93%，近 50% 的基层医务人员做出错误诊断，正确治疗率仅为32.64%，侵入性检查和不必要检查的比例均接近 60%、有害或无用药物比例为 40.08%，且基层医疗服务的有效性和安全性在哮喘和不稳定型心绞痛两种疾病中呈现较大差异。鉴于医疗联合体及紧密型医疗联合体对基层医疗服务安全性的影响，建议以医疗联合体为载体，在医疗联合体内探索建立统一的临床路径和诊疗规范，加强对基层医务人员在临床路径和诊疗规范方面的业务培训和技术指导，将临床路径和诊疗规范等纳入绩效考核，建立严格的考核机制。

5.7.3 优化诊疗流程，构建一站式互联网医疗服务

2015 年，李克强总理在《政府工作报告》中提出要实行"互联网＋"行动计划。在"互联网＋"上升为国家战略后，"互联网＋医疗健康"得到迅速发展。在医患供需矛盾的驱动下，推进信息技术支撑的"互联网＋医疗健康"成为提高就医可及性、缓解"看病难"问题的有效途径之一；如今，第五代移动通信技术（5G）的逐渐覆盖更是为"互联网＋医疗健康"的全面应用铺展道路。"互联网＋医疗健康"打破了医疗卫生资源分布的时间和空间局限，为患者带来便捷高效的医疗卫生服务。截至 2020 年底，国家相继发布了近 20 项相关政策来推动其有序发展，例如：国务院办公厅于 2018 年 4 月发布了《关于促进"互联网＋医疗健康"发展的意见》，提出鼓励实体医疗卫生机构应用互联网技术发展互联网医院，开展部分常见病、慢性病复诊等以促进医疗卫生资源更好下沉，缓解"看病难"等问题；国家医保局于 2019 年 8 月发布了《关于完善"互联网＋"医疗服务价格和医保支付政策的指导意见》（医保发〔2019〕47 号），通过合理确

定并动态调整医疗卫生服务价格、医疗保险支付相关政策，支持"互联网＋"实现优质医疗卫生资源跨区域流动、促进医疗卫生服务降本增效和公平可及；2020 年 3 月卫生健康委发布了《关于推进新冠肺炎疫情防控期间开展"互联网＋"医保服务的指导意见》（国医保电〔2020〕10 号），提出将符合条件的"互联网＋"医疗卫生服务费用纳入医疗保险支付范围。在国家政策的大力推动下，在线诊疗作为"互联网＋医疗"的典型形式之一，具有有效分流需求侧、提高就医可及性、缓解"看病难"问题的现实意义。尤其在我国全力开展新冠肺炎疫情阻击战中，各大医疗卫生机构纷纷开启实时在线诊疗预防机制：判定疑似病例、提出应对措施、提供心理疏导等，对降低院内感染概率、阻止疫情蔓延发挥着重要作用。基层医疗卫生机构应该在国家"互联网＋"发展战略下，进一步优化诊疗流程，建议充分利用互联网、微信等手段构建一站式"互联网＋"医疗卫生服务平台，向基层患者提供基于互联网的预约挂号、门诊缴费、报告查询、在线咨询和问诊、病例及健康档案管理、分级转诊、家庭医生等一站式的服务，努力实现"人人有健康档案、人人有家庭医生、城市有移动医疗"的基层医疗，建立服务新生态。

5.7.4　加强人文关怀，构建"以患者为中心"的医疗服务模式

"以患者为中心"的医疗服务模式被世界卫生组织誉为"最经济、最适宜"的医疗服务模式，对于提高医疗服务质量、降低医疗成本、改善患者体验满足感成果显著。在医患关系日趋紧张的情况下，"以患者为中心"的医疗服务模式在构建和谐医患关系中占有重要地位并发挥着积极作用。然而，研究结果显示，"以患者为中心"的医疗服务模式在我国基层医疗卫生机构中尚未形成，仍处于初步探索阶段。因此，建议基层医疗卫生机构、医务人员和政府部门三方同心协力，积极探索构建"以患者为中心"的医疗服务模式的对策和措施。具体而言，在基层医疗卫生机构方面：强化"以患者为中心"的医德医风建设，搞好医德医风的典型示范教育；构建"以患者为中心"的医患沟通机制；建立和完善医德医风的监督与评价机制，将"以患者为中心"的医疗服务纳入绩效考核机制，并将考核结果与医务人员的培养、使用、晋升、奖励、培训等挂钩。在医务人员方面：

在提高诊疗技术水平的同时，充分考虑患者的需要、需求、观点、担忧和期望，关注其内心世界和情感的变化，充分考虑患者的职业、生活习惯、家庭、社区等社会情景，以期在社会情境中充分地了解患者的病痛和疾病体验，为后续采取诊断及治疗措施奠定基础，为患者提供表达及参与疾病管理与治疗的机会，强化医患双方的伙伴关系。在政府方面：全面推进"以患者为中心"的人性化医疗教育，提升医疗人员的人文精神涵养，健全、完善"以患者为中心"的激励机制。

5.7.5　强化产权整合，推广紧密型医疗联合体

本研究认为，紧密型医疗联合体更有利于提高基层医疗服务质量，因此应该加强产权整合，积极推进紧密型医疗联合体建设进程。此外，需要从完善体制机制、强化行业监督管理、加强人才队伍建设等方面共同完善紧密型医疗联合体制度，具体如下：

1. 强化产权整合，实现资源共享

与国内外研究结果一致，本研究认为紧密型医疗联合体更有助于提高基层医疗服务质量。然而，目前我国组建的医疗联合体中，近95%的医疗联合体为松散型医疗联合体。由于产权独立，利益壁垒仍然存在，极大地限制了医疗联合体的发展。因此，建议构建紧密型医疗联合体，强化医疗联合体内的产权整合，厘清产权关系，理顺医疗联合体内各成员单位之间的关系，在此基础上开展资产重组和管理体制机制创新等，加强对医疗联合体内各成员单位的统一管理，增强各成员单位之间的凝聚力和积极性，促使医疗联合体成为真正的利益共同体和责任共同体。此外，在向紧密型医疗联合体过渡的过程中，逐步实现资源共享，构建统一的管理平台，降低运营成本。要根据共享经济和规模效应的基本原理，在医疗联合体内构建统一的人力资源管理平台、统一的绩效考核平台、统一的成本财务管控平台、统一的采购和物流平台，并且构建影像、医学检查、心电诊断、病理诊断等共享中心，以此实现医疗卫生资源共享，提高医疗卫生资源利用效率；还可以在医疗联合体内建立统一的药品招标采购和管理平台，形成医疗联合体内处方流动、药品配送与共享机制，最大限度地方便患者。最后，应依托现有的统一信息平台，建立心电、影像、病理等远程诊断中

心，在医疗联合体内部实现预约式诊疗、远程医疗、慢性病管理、资金结算等业务的协同；建立健全医疗联合体内部数据存储中心，充分发挥医疗大数据的作用和功能，形成协同机制。

2. 完善体制机制，实现医疗联合体高效运行

首先，要建立健全双向转诊机制。按照患者自愿、分级诊疗、安全便捷、减轻负担等原则，在医疗联合体内建立健全患者双向转诊机制，建立双向转诊绿色通道。为形成合理的分工协作机制，使三级医院的医务人员能够有更多的时间和精力去学习新技术，专心研究疑难杂症的诊治方案，可以减少三级医院的门诊总量，将医疗联合体内三级医院的门诊号源下放30%左右到成员基层医疗卫生机构进行优先预约和诊疗。同时可以充分利用"互联网＋"技术，实现三级医院的专家远程会诊，使其不必离开办公室就可以将诊疗工作开展到成员基层医疗卫生机构，最大限度地方便患者利用优质医疗卫生资源。其次，完善医疗联合体内绩效考核机制。借鉴国内外先进经验，鼓励在医疗联合体内构建新的绩效考核机制标准，要允许基层医疗卫生机构突破现行事业单位工资调控水平，允许医疗服务收入扣除成本并按规定提取各项基金后，主要用于人员奖励，以此完善相应的绩效工资方案。积极推行医疗联合体内医疗保险总额付费管理，如有结余，可由牵头医院提出绩效奖励分配方案，按照门诊量及转诊的数量进行分成，进而提高医疗联合体内双向转诊的积极性。最后，充分发挥医疗保险的经济杠杆作用，设计不同的医疗保险报销比例，合理拉大基层医疗卫生机构、二级医院和三级医院医疗保险报销水平的差距，吸引患者到基层医疗卫生机构就诊，引导形成科学合理的就医秩序。可以设置部分奖励金，奖励运行好的医疗联合体，提高其积极性。

3. 落实政府责任，强化行业监督管理

首先，分级诊疗和医疗联合体的顺利推进不是一蹴而就的，关键在于合理、有效地分配医疗卫生资源和利益。因此，要落实政府责任，积极发挥政府的主导作用，增加对公立医疗机构的投入，积极落实相关的投入政策，并建立财政补助基金与绩效评估结果挂钩机制，帮助公立医疗机构缓解其财政危机和债务危机，促使其保持公益性。此外，鼓励医疗联合体通过技术支援、人才培养等方式，吸引社会办医疗机构加入并发挥作用。其

次，要加强行业监管。尽快出台加强分级诊疗和医疗联合体建设相关的法律和指导性规范，明确医疗联合体的合法性和合规性。卫生行政部门也应该加强对医疗联合体建设的指导，定期或不定期监督、检查医疗联合体的运行情况，及时纠正医疗联合体内各个成员单位违背目标要求和基本原则的行为，如果医疗联合体内存在严重的违背目标要求和基本原则的行为，卫生行政部门应该责令解散，并追究主要负责人的相关责任。最后，卫生行政部门要落实监督责任。将医疗联合体内各级各类医疗卫生机构的职责和任务落实情况、双向转诊落实情况、分级诊疗和基层首诊制度落实情况、医疗服务质量改善情况、居民签约服务落实情况和居民健康改善情况等作为绩效考核的主要内容，在此基础上合理使用绩效考核结果，将其作为人事任免、评优评奖等的重要依据，并与医疗卫生机构等级评价、绩效工资总额确定、医疗保险支付、财政拨款、人事任免、医务人员工作绩效、晋升、进修等挂钩。

4. 完善人力资源共享机制，加强人才队伍建设

引导患者选择基层医疗卫生机构进行首诊，是推行分级诊疗和推进医疗联合体建设的关键。而患者不选择到基层医疗卫生机构首诊的重要原因之一是对基层医疗卫生机构服务质量和服务能力的不信任。因此，必须解决上述问题，完善医疗联合体内人力资源共享机制，加强人才队伍建设，至少应该从以下几个方面着手：第一，要充分发挥政府的统筹调控作用，通过宏观调控政策加大引导优质医疗卫生人才向基层医疗卫生机构流动的政策支持力度，适当放宽医务人员工作地点的限制，积极调动医疗联合体内医疗卫生人才的流动积极性，完善医疗联合体内人才流动的相关管理措施。第二，完善基层医疗卫生机构人才引进机制。基层医疗卫生机构要根据自身建设和发展的需要，科学分析岗位需求，制订科学合理的人才招聘计划；相关部门要加大对基层医疗卫生机构紧缺型人才的引进力度，在薪酬待遇、生活待遇、子女上学、配偶就业等方面向紧缺型人才倾斜；此外，基层医疗卫生机构也可以通过多点执业、名义工作室、联合病房等多元化的方式，柔性引进高层次卫生技术人员，吸收医疗联合体内大医院专家，起到"传帮带"作用，提高基层医务人员的医疗服务质量。第三，完善基层医疗卫生机构人才培训机制。医疗联合体要充分发挥牵头医院的带头作用，牵头医院要充分运用其在知识、经验、能力和技术等方面的集聚优势，根据基层医疗卫生机构的实际情况在人员培训前评估、培训后考核、培训效果评估等方面规划并优化培训方案和流程，丰富培训内容，改善培训方法，增强培训效果。第四，健全全科医生培养制度。政府需要加大支持力度，加强与高等医学院校的联系与合作，鼓励开展全科医生培训。

5.7.6 推进公私合作，完善医疗卫生服务供给网络

在我国的医疗卫生服务供给市场中存在着公立医疗卫生机构和私立医疗卫生机构发展的结构性失衡，而且巨大的医疗卫生费用支出导致财政资金匮乏。因此，需要在医药卫生体制改革中制定切实有效的改革措施，进一步加大对私立医疗卫生机构的支持力度，促进私立医疗卫生机构的发展，在医疗卫生市场中引入竞争机制和激励机制，积极促进公立医疗卫生机构和私立医疗卫生机构的分工与合作。本研究认为至少可以从以下几个方面推进公立医疗卫生机构和私立医疗卫生机构的合作，完善医疗卫生服务供给网络。

1. 公立医疗卫生机构和私立医疗卫生机构合作提供医疗卫生服务

有效筹集、配置、组织和管理医疗卫生资源，提供公平、可及的医疗卫生服务，是世界各国医疗卫生政策制定者共同追求的目标。国内外经验表明，由于私立医疗机构能够提供更加人性化、可及性的医疗卫生服务，引入私立医疗卫生机构，能够从人力、物力、财力等方面减轻政府财政负担，避免医疗卫生资源浪费、提高资源利用效率、缓解"看病难、看病贵"问题，为广大人民群众提供充足和完善的医疗卫生服务。因此，在公立医疗卫生机构筹资、管理、组织和服务等各个环节中引入私立医疗卫生机构，实现公立医疗卫生机构和私立医疗卫生机构的合作已经成为世界各国医疗卫生体制改革的新趋势，其旨在将政府和公立医疗卫生机构面临的财政压力转移给能支付或承担的私立医疗卫生机构，进而提高医疗卫生服务的公平性和可及性，提高医疗卫生服务质量。通过系统的文献梳理，根据公立医疗卫生机构和私立医疗卫生机构提供医疗卫生服务的合作方式不同，可将公私合作伙伴关系分为以下几种：第一，通过正式或非正式的合

作协议进行合作，即通过公立医疗卫生机构和私立医疗卫生机构签署正式的书面合作协议或非正式的职责协定方式建立合作关系。第二，通过建立工作组指导委员会建立合作关系，工作组指导委员会一般由政府代表、公立医疗卫生机构代表、私立医疗卫生机构代表、消费者代表共同组成，对公私合作的相关政策和业务进行统一领导和统一指挥，典型的代表为美国的国家社区卫生网络公私合作示范项目、澳大利亚的心理健康项目公私合作项目、尼泊尔和越南的结核病控制公私合作项目等。第三，通过督导培训和监管的方式进行合作，即由政府卫生行政部门专门针对公私合作中的私立医疗机构进行监督和管理，并提供相关的培训支持，帮助建立公私转诊机制和系统，主要目的在于提高私立医疗卫生机构的服务质量。第四，通过支持资助的方式进行合作，即主要对私立医疗卫生机构提供资金、人力、物力和技术等方面的支持，典型的合作领域是艾滋病、肺结核等重大传染病的防治和管理。第五，通过医疗卫生机构的整合进行合作，即通过产权整合，在一定区域内联合提供一体化的医疗卫生服务，构建横向一体化和纵向一体化的医疗卫生服务体系。所谓横向一体化，是指在横向上把各个医疗机构联系起来，以便扩大组织的规模、服务范围，提高服务能力，实现规模效应；所谓纵向一体化，是指将不同层级的医疗卫生机构合并起来，实现不同层级医疗卫生机构的分工与协作。通过医疗卫生机构横向和纵向的合作提高医疗卫生服务的效率和质量，降低医疗费用等。第六，通过公私同址的方式进行合作，即公立医疗卫生机构和私立医疗卫生机构共用场地提供医疗卫生服务，主要目的是实现资源和优势互补，促进公私医疗卫生机构更好地协作。根据以上合作模式及中国医疗卫生服务体系的具体实践，可以开展公立医疗卫生机构和私立医疗卫生机构的合作，将私立医疗卫生机构引入公立医疗卫生机构的基础设施建设中；通过 PPP 模式（公私合作模式）提供医疗卫生服务，由公立医疗卫生机构提供基本医疗卫生服务，由私立医疗卫生机构提供医疗卫生服务的超值部分，以充分发挥其灵活、可及性等服务优势。

2. 积极改善私立基层医疗卫生机构的发展环境

发展私立医疗卫生机构需要积极营造良好的制度环境和政策环境。近年来，中央和地方卫生行政部门均已经充分认识到私立医疗卫生机构对于医疗卫生事业发展的重要性。早在 2009 年，《国务院关于印发医药卫生体制改革近期重点实施方案（2009—2011 年）的通知》提出："要推行公立医院改革试点，加快形成多元办医格局，鼓励民营资本举办非营利性医院。民营医院在医保定点、科研立项、职称评定和继续教育等方面，与公立医院享受同等待遇；对其在服务准入、监督管理等方面一视同仁。"然而，实践经验表明，私立医疗卫生机构在我国的医疗卫生服务市场中发展受限，其障碍来自制度和体制方面，具体表现为私立医疗卫生机构在医保定点、医疗机构等级评价、参加行业协会、医务人员职称评定、大型医疗设备购置、医疗建设用地审批、人才队伍建设、银行贷款等方面均受到了诸多不公平的待遇，从而导致其发展空间受到了极大的限制。鉴于此，必须积极改善私立医疗卫生机构发展的政策环境，及时落实相关政策，促使其享受与公立医疗卫生机构同等的政策待遇，进而维持私立医疗卫生机构的非营利性，促进私立医疗卫生机构长远发展。就政策发展环境而言，一方面，需要加强对私立医疗卫生机构的规划、准入和监管。设置私立医疗卫生机构必须依据国家和区域医疗卫生规划的总体要求，细化并严格执行私立医疗卫生机构的审批标准，严格规范准入制度，从源头上保证私立医疗卫生机构的办医质量。要建立监管与评估机制，从法人治理结构、资金使用与运作、财务与信息披露、医疗费用控制、医疗服务质量等方面加强对私立医疗卫生机构的监管与评估，从而优化私立医疗卫生机构的管理机制。另一方面，需要建立科学的管理机制和运行机制，保证私立医疗卫生机构的服务质量。科学的管理机制和运行机制有利于提高私立医疗机构的自身能力，实现私立医疗卫生机构内部管理的规范化。因此，必须建立健全私立医疗卫生机构的规章制度，包括对医务人员的奖励和晋升制度，对违规违纪行为的惩罚制度，对工作绩效的考核、评估与奖励制度，财务制度，人员招聘制度，同时要注重提升医疗服务质量，构建"以患者为中心"的医疗服务模式，提升患者满意度和信任度，提高社会认同。

第6章 结论与展望

6.1 结论

本研究以 A 市社区卫生服务中心为研究对象,针对常见门诊疾病哮喘和不稳定型心绞痛,采用标准化病人方法,结合多纳比蒂安的"结构—过程—结果"评价模型和美国国家医学院提出的医疗服务质量模型,从结构、过程和结果三个维度评估医疗联合体及其模式对基层医疗服务有效性、安全性、及时性和践行"以患者为中心"理念的影响。研究首先采用粗糙化精确匹配方法分别将参加、未参加医疗联合体的社区卫生服务中心及参加紧密型医疗联合体、松散型医疗联合体的社区卫生服务中心进行匹配,增强可比性;其次参照干预前后对照设计方法,采用差异中的差异方法结合多元回归模型,通过比较参加、未参加医疗联合体的社区卫生服务中心及参加紧密型医疗联合体、松散型医疗联合体的社区卫生服务中心医疗服务质量指标的变化,得出医疗联合体及其模式对基层医疗服务质量的影响。基于上述研究,得出以下结论。

第一,基层医疗服务的结构质量方面:医疗卫生人力总量不足,结构分布不均,医疗设备配置不足。基层医疗服务的过程质量方面:①基层医疗服务的有效性水平整体较低,基层医务人员对临床诊疗规范中推荐问诊条目的依从性为 27.89%,对临床诊疗规范中推荐检查条目的依从性为 34.20%,正确诊断率和正确治疗率分别为 54.48% 和 24.17%。②基层医疗服务存在安全隐患,近 60% 的基层医务人员建议侵入性检查和不必要检查，30% 的基层医务人员开出有害或无用药物。③基层医疗服务的问诊时间有所延长，而等待时间较长，需优化就诊流程。基层医疗服务的结果质量方面："以患者为中心"的医疗服务模式尚未形成。

第二，参加医疗联合体有利于提高基层医疗服务对临床诊疗规范的依从性和正确治疗率，特别是参加紧密型医疗联合体有利于提高基层医疗服务对临床诊疗规范的依从性和正确诊断率。

第三，参加医疗联合体及紧密型医疗联合体有利于提高基层医疗服务的安全性，然而侵入性检查、不必要检查、开出有害或无用药物的比例仍较高。

第四，参加医疗联合体及紧密型医疗联合体有利于提高基层医疗服务的及时性，延长了问诊时间，一定程度上提高了医患沟通的充分性。

第五，参加医疗联合体及紧密型医疗联合体有利于提高基层医疗服务的"以患者为中心"得分。

第六，参加医疗联合体及紧密型医疗联合体有利于提高基层医疗服务质量。

第七，相比于私立医疗机构，公立医疗机构更有利于提高基层医疗服务质量。

第八，"以患者为中心"的医疗服务模式有利于提高基层医疗服务质量。

6.2　本书的创新之处

本书的创新之处体现在以下五个方面：

第一，在评价模型方面：本研究首次将多纳比蒂安的"结构—过程—结果"评价模型与美国国家医学院提出的医疗服务质量评价模型相整合，结合中国基层医疗卫生机构的特性，构建了社区卫生服务中心门诊疾病的医疗服务质量评价指标体系，为相关研究选择合理的评价指标提供了借鉴。

第二，在研究思路方面：为了使研究结果更加具体、可靠，与国内已有研究追求大而全的综合评价不同，本研究在借鉴国外经验的基础上，以具体疾病为研究对象开展门诊服务质量评价。本研究除了关注医疗服务质量的结构评价和结果评价外，尤其重视过程评价。本研究在研究思路上的创新，将为其他研究转变现有思路做出贡献。

第三，在研究内容方面：首次系统、全面地评估了医疗联合体对基层医疗服务质量的影响，比较了不同模式的实施效果，为完善医疗联合体制度建设提供了科学依据。

第四，在分析方法方面：研究采用国际先进的标准化病人方法对门诊服务质量进行评价，综合运用粗糙化精确匹配方法、差异中的差异方法结合多元回归模型控制时间等混杂因素后评估医疗联合体及其模式对基层医疗服务质量的影响，增强了研究结果的准确性和可靠性。

第五，在研究结论方面：分析了基层医疗服务质量的现状及其变化，揭示了基层医疗服务质量并未明显提升现象；深入分析了医疗联合体对基层医疗服务质量的影响，结果显示，医疗联合体有利于提高基层医疗服务质量，主要原因在于医疗联合体可通过资源下沉、以综合性牵头三级医院的优势资源带动基层医疗卫生机构的服务能力等方式提高基层服务能力，规范诊疗行为，进而提高基层医疗服务质量。探讨了医疗联合体模式对基层医疗服务质量的影响，结果显示，紧密型医疗联合体更有利于提高基层医疗服务质量，主要原因在于该模式建立在所有权和资产整合的基础上，实行人、财、物的统一管理，组织内各级医疗卫生机构之间形成了真正的利益共同体和责任共同体；相比于私立医疗机构，公立医疗机构更有利于提高基层医疗服务质量；"以患者为中心"的医疗服务模式有利于提高基层医疗服务质量。

6.3 研究局限性与展望

由于研究设计、个人水平以及时间所限，本次研究存在一定局限性，需进一步完善与提高。具体局限性如下：

（1）A市医疗联合体的实施时间大致为2015年底或2016年，但具体的实施时间存在差异，可能会对评估结果产生一定影响。研究采用差异中的差异方法评估医疗联合体及其模式的实施效果，但由于标准化病人方法具有滞后性，无法获得干预组和对照组在医疗联合体实施之前的数据，因此只能参照有对照的干预前后比较设计，通过 2017 年、2018 年的标准化病人调查数据，分析在医疗联合体实施过程中基层医疗服务质量的变化情况。

（2）基层医疗服务质量与医务人员的职称、从业年限、受教育程度等因素息息相关，然而由于个人水平以及时间所限，再加上医务人员职业的特殊性，本研究尚未获得全部医务人员的基本情况，存在一定缺失，可能对研究结果产生一定影响。本研究在分析医疗联合体及其模式对基层医疗服务质量的影响时，控制了医务人员的性别、标准化病人的性别、机构的性质、医疗联合体实施年限、医疗联合体实施模式、时间等混杂因素，且控制了疾病、区县、机构、就诊时间等的固定效应，获得了良好的模型拟合优度。然而，影响医疗联合体实施效果的因素较多，其他未观测的混杂因素可能会对研究结果产生一定影响。

（3）本研究未将基层医疗卫生机构的服务质量与医疗联合体内二级医院、三级医院进行比较，后续还需进一步对联合体内二级医院、三级医院的服务质量进行研究。

参考文献

［1］廖全山. 我国抗生素滥用现状、原因及对策综述［J］. 世界最新医学信息文摘, 2016, 16 (57): 41 –42.

［2］刘文华, 任利成. 关于山西省医院医疗服务质量的现状研究——以山西省三甲医院为例［J］. 科技和产业, 2013, 13 (4): 101 –106.

［3］潘伦, 何坪, 吴海峰, 等. 某市公立医院门诊和住院患者医疗费用与支付方式的调查分析［J］. 中国全科医学, 2014 (34): 4127 –4132.

［4］张建宇, 张健航, 朱静. 我国抗生素滥用现状原因分析及其对策［J］. 科技展望, 2016, 26 (21): 314.

［5］杨宇霞. 新农合制度下农村基层医疗服务质量及其治理研究［D］. 重庆: 西南大学, 2012.

［6］SU M, ZHOU Z, SI Y, et al. Comparing the quality of primary care between public and private providers in Urban China: A standardized patient study［J］. Int j environ res public health, 2021, 18 (10): 5060.

［7］WANG H H, WONG S Y, WONG M C, et al. Patients' experiences in different models of ommunity health centers in southern China［J］. Ann fam med, 2013, 11 (6): 517 –526.

［8］GAN Y, LI W, CAO S, et al. Patients' willingness on community health centers as gatekeepers and associated factors in Shenzhen, China: a cross –sectional Study［J］. Medicine (Baltimore), 2016, 95 (14): e3261.

［9］XU D, PAN J, DAI X, et al. Comparing quality of primary healthcare between public and private providers in China: study protocol of a cross –sectional study using unannounced standardized patients in seven provinces of China［J］.

BMJ open, 2021, 11 (1)：e040792.

[10] 金春林，李芬. 整合型医疗卫生服务：实践路径与中国实践 [M]. 北京：科学出版社，2020.

[11] 李梦斐. 我国"医联体"发展现状与对策研究 [D]. 济南：山东大学，2017.

[12] 瞿介明，李卫平，晏波，等. 上海市开展医疗资源纵向整合的改革探索 [J]. 中华医院管理杂志，2011 (7)：499 –502.

[13] 梁万年. 构建整合型医疗卫生服务体系 [J]. 中国卫生，2021 (8)：48 –49.

[14] 王俊，王雪瑶. 中国整合型医疗卫生服务体系研究：政策演变与理论机制 [J]. 公共管理学报，2021，18 (3)：152 –167，176.

[15] 于亚航，孔晨，袁蓓蓓. 医疗卫生服务体系整合型改革对医务人员工作动机及行为影响的系统综述 [J]. 中国卫生政策研究，2021，14 (2)：15 –22.

[16] GOODWIN J S, SALAMEH H, ZHOU J, et al. Association of hospitalist years of experience with mortality in the hospitalized medicare population [J]. JAMA intern med, 2018, 178 (2)：196 –203.

[17] ROGERS J, CURTIS P. The concept and measurement of continuity in primary care [J]. American journal of public health, 1980, 70 (2)：122 –127.

[18] ROSS A. Why are we building integrated systems? [J]. Health system leader, 1994, 1 (1)：8.

[19] 孙自学，龙俊睿，段光锋，等. 我国医疗联合体发展的动态分析 [J]. 中国医院管理，2016，36 (10)：1 –4.

[20] WACHTER R M, GOLDMAN L. The emerging role of "hospitalists" in the American health care system [J]. New England journal of medicine, 1996, 335 (7)：514 –517.

[21] 王毅. 美国医院的集团化运作 [J]. 中国卫生产业，2003 (1)：70 –72.

[22] 朱晓强，张华，高恒，等. 基于医疗集团的紧密型县域医疗共同体实践与探索 [J]. 中华医院管理杂志，2021，37 (4)：275 –279.

［23］严晶晶. 整合医疗的联盟类型和组织机理——基于组织理论的联盟识别和治理重审［J］. 中国卫生政策研究, 2019, 12（7）: 15－21.

［24］潘峰. 区域医疗联合体在杭州市拱墅区发展的问题研究［D］. 合肥: 安徽大学, 2014.

［25］张翔, 齐静, 高梦阳, 等. 医疗联合体国内外研究现状及发展动态［J］. 中国医院管理, 2017, 37（7）: 9－11.

［26］段晖, 张英楠, 侯宇澄, 等. 我国医联体政策对基层社区医疗卫生机构服务能力的影响研究——组织联盟理论视角下的一项准实验研究［J］. 甘肃行政学院学报, 2020（4）: 4－16＋124.

［27］张述存. 新医改背景下医疗资源整合模式研究［J］. 东岳论丛, 2018, 39（11）: 76－82＋191.

［28］罗乐宣, 李创, 陈瑶, 等. PCIC 框架下深圳市建立整合型医疗卫生服务体系的研究与实践［J］. 中国卫生政策研究, 2019, 12（12）: 7－13.

［29］杨卿, 王志中, 姚尚满. 医务社会工作参与社区卫生服务体系的优势及实践路径探析——基于整合型医疗卫生服务的视角［J］. 卫生软科学, 2021, 35（4）: 76－79.

［30］洪蒙, 时松和, 陈雪娇, 等. 基于价值医疗的整合型医疗卫生服务体系在医共体建设中应用研究［J］. 中国医院管理, 2021（11）: 25－27.

［31］杜兰英. 医疗服务质量管理体系研究［D］. 武汉: 武汉理工大学, 2003.

［32］ISO 9000: 2000 质量管理体系基础与术语［S］. 北京: 中国标准出版社, 2001.

［33］SUE B M. Researching user perspectives on community health care［J］. Physiotherapy, 1996, 82（4）: 272.

［34］WEBB C. Caring, curing, coping: towards an integrated model［J］. Journal of advanced nursing, 2010, 23（5）: 960－968.

［35］BROOK R H, MCGLYNN E A, CLEARY P D. Quality of health care: measuring quality of care［J］. New England journal of medicine, 1996, 35（13）: 966－970.

［36］LOHR K N, DONALDSON M S, HARRIS WEHLING J. Medicare: a

strategy for quality assurance, V: quality of care in a changing health care environment [J]. Qrb quality review bulletin, 1992, 18 (4): 120 – 126.

[37] CAMPBELL S M, ROLAND M O, BUETOW S A. Defining quality of care [J]. Social science & medicine, 2000, 1 (11): 1611 – 1625.

[38] DONABEDIAN A. The quality of care: how can it be assessed? [J]. Jama, 1988 (260): 1743 – 1748.

[39] WU J J. Implementation and outcome of Taiwan Diagnosis – Related Group (DRG) payment system [D]. Atlanta: Georgia State University, 2015.

[40] SMILLIE K, VAN B N, ABAKI J, et al. A qualitative study investigating the use of a mobile phone short message service designed to improve HIV adherence and retention in care in Canada [J]. Journal of the association of nurses in AIDS care, 2014, 25 (6): 614 – 625.

[41] 王琼, 孙雪, 黄宵. 公立医院"医疗联合体"改革探析 [J]. 医学与哲学 (A), 2014 (15): 57 – 60.

[42] 袁浩文, 杨莉. 国内外整合医疗理论、实践及效果评价 [J]. 中国循证医学杂志, 2020, 20 (5): 585 – 592.

[43] 方鹏骞, 陈江芸. 县域内各种形式医疗联合体比较分析 [J]. 中国医院, 2017, 21 (9): 8 – 12.

[44] 谢英, 李颖. 三甲医院与县二级医院构建医疗联合体的现状研究分析——以内江市为例 [J]. 中国卫生事业管理, 2016, 33 (7): 505 – 507.

[45] 尹述颖, 陈文, 刘稳, 等. 紧密型医疗联合体运行的关键问题辨析及政策建议 [J]. 中国卫生政策研究, 2020, 13 (1): 38 – 42.

[46] 俞立巍, 徐卫国. 法人治理结构在区域性医疗联合体中的实施路径探析 [J]. 中国医院, 2010, 14 (12): 25 – 28.

[47] 陈志仙, 高山, 陈昭蓉, 等. 分级诊疗实施效果评价的理论框架 [J]. 卫生经济研究, 2017 (12): 25 – 27.

[48] 满清龙. 四川省分级诊疗制度实施效果研究 [D]. 蚌埠: 安徽财经大学, 2018.

[49] 周丽娜, 佟子林. 综合医院向下转诊难点分析 [J]. 医学与哲学 (A), 2014, 35 (1): 68 – 69.

[50] 王清波. 分级诊疗制度的运行机制分析——基于厦门市的案例研究 [D]. 北京：北京协和医学院，2016.

[51] 奉子岚. 以基本医疗保险为视角的分级诊疗现状分析及推进建议 [J]. 中国市场，2017（14）：124 - 125.

[52] 郑超，王新军，孙强. 城乡医保统筹政策、健康风险冲击与精准扶贫绩效研究 [J]. 公共管理学报，2022（1）：146 - 158.

[53] 郑功成. 全面深化医保改革：进展、挑战与纵深推进 [J]. 行政管理改革，2021（9）：1 - 14.

[54] 吕国营. 新时代中国医疗保障制度如何定型？[J]. 社会保障评论，2020，4（3）：39 - 46.

[55] 许飞琼. 中国多层次医疗保障体系建设现状与政策选择 [J]. 中国人民大学学报，2020，34（5）：15 - 24.

[56] 白维军. 社会保障不平衡不充分的公共服务治理路径 [J]. 中国高校社会科学，2020（1）：110 - 116，158.

[57] 姜雅婷，柴国荣. 安全生产问责制度的发展脉络与演进逻辑——基于169份政策文本的内容分析（2001—2015）[J]. 中国行政管理，2017（5）：126 - 133.

[58] 黄萃，任弢，张剑. 政策文献量化研究：公共政策研究的新方向 [J]. 公共管理学报，2015，12（2）：129 - 137，158 - 159.

[59] 刘伟. 内容分析法在公共管理学研究中的应用 [J]. 中国行政管理，2014（6）：93 - 98.

[60] 王宏新，邵俊霖，张文杰. 政策工具视角下的中国闲置土地治理——192篇政策文本（1992—2015）分析 [J]. 中国行政管理，2017（3）：108 - 112.

[61] 汪涛，周玲，周南，等. 来源国形象是如何形成的？——基于美、印消费者评价和合理性理论视角的扎根研究 [J]. 管理世界，2012（3）：113 - 126.

[62] 钱珍光，王艳翚，张梦倩. 分级诊疗背景下社会办医疗机构纳入医联体的探讨 [J]. 卫生经济研究，2018（9）：29 - 31.

[63] 习近平. 关于《中共中央关于制定国民经济和社会发展第十四个五年规划和二〇三五年远景目标的建议》的说明 [J]. 新长征，2020（12）：4 - 7.

［64］徐爱军. 基于内容分析法的我国公立医院社会责任行为表现探讨［J］. 南京社会科学, 2011（4）: 146 - 151.

［65］王曼丽. 纵向紧密型医疗联合体绩效评价模型及其绩效改进策略研究［D］. 武汉: 华中科技大学, 2018.

［66］叶江峰, 姜雪, 井淇, 等. 整合型医疗服务模式的国际比较及其启示［J］. 管理评论, 2019, 31（6）: 199 - 212.

［67］杨国玉, 雷春红, 李禹廷, 等. 基于智能手机的远程中医脉诊系统与家庭医生平台应用示范［J］. 中国全科医学, 2019, 22（33）: 4128 - 4132.

［68］赖诗卿. 医保改革要坚守保基本助力强基层［J］. 中国医疗保险, 2019（4）: 22 - 23.

［69］张霄艳, 王雨璇, 张晓娜. 基于互动模型的家庭医生签约服务政策执行效果评价研究［J］. 中国全科医学, 2019, 22（31）: 3786 - 3791.

［70］申曙光, 张勃. 分级诊疗、基层首诊与基层医疗卫生机构建设［J］. 学海, 2016（2）: 48 - 57.

［71］曾学军, 沙悦, 王芳, 等. "新医改形势下全科人才培养"主题研讨［J］. 中国全科医学, 2018, 21（28）: 3500 - 3507.

［72］张皓. 基于系统动力学模型的分级诊疗体系及政策仿真研究——以浙江省为例［D］. 杭州: 浙江大学, 2017.

［73］孙晓凡, 陈曼洁, 闻大翔, 等. 英、美、荷、澳、日分级诊疗实践的启示［J］. 中国卫生质量管理, 2016, 23（5）: 105 - 108.

［74］张雪, 杨柠溪. 英美分级诊疗实践及对我国的启示［J］. 医学与哲学（A）, 2015, 36（13）: 37 - 41.

［75］隋宾艳, 齐雪然. 英国 NICE 卫生技术评估研究决策转化机制及对我国的启示［J］. 中国卫生政策研究, 2015, 8（7）: 74 - 78.

［76］ROLAND M, GUTHRIE B. Quality and outcomes framework: what have we learnt? ［J］. BMJ, 2016（354）: 4060 - 4064.

［77］张高娃. 中外分级诊疗制度比较研究［J］. 现代商贸工业, 2016（15）: 132 - 134.

［78］魏登军, 黎夏. 国外分级诊疗体系及其对我国的启示［J］. 中国初级卫生保健, 2016, 30（2）: 8 - 10.

［79］胡荣. 供给侧视角下公共医疗资源配置策略探析［J］. 新西部，2016（21）：16－17.

［80］张丽. 错位与重构：政府与市场在中国医疗卫生体制改革中的角色研究［D］. 南京：南京大学，2006.

［81］李琴琴，康绥生，张丹，等. 分级诊疗：基层首诊是关键——以陕西省为例［J］. 产业与科技论坛，2017，16（12）：220－222.

［82］MACKEY R A，HARVEY D S，TASCHMAN A，et al. Periodic surveys of community resources：a project to improve referrals for direct services［J］. Community mental health journal，1967，3（4）：331－334.

［83］王倩云. 西安市社区卫生服务双向转诊研究［D］. 西安：第四军医大学，2008.

［84］WEI X，LI H，YANG N. Changes in the perceived quality of primary care in Shanghai and Shenzhen，China：a difference－in－difference analysis［J］. Bull world health organ，2017，93（6）：407－416.

［85］SICOTTE C，PARA G. Success in health information exchange projects：solving the implementation puzzle［J］. Social Science & Medicine，2010，70（8）：1159－1165.

［86］HELLESØ R，LORENSEN M，SORENSEN L. Challenging the information gap—the patients transfer from hospital to home health care［J］. International journal of medical informatics，2004，73（7）：569－580.

［87］董丹丹，孙纽云. 澳大利亚医疗卫生绩效评价体系的循证研究及对我国的启示［J］. 中国循证医学杂志，2012，12（6）：621－625.

［88］赵晓娟，王芳，李永斌，等. 部分发达国家社区卫生服务绩效考核的经验及对我国的启示［J］. 中国全科医学，2012，15（19）：2145－2147.

［89］孙启贵，姚婷. 医药卫生体制改革的绩效评价指标体系构建［J］. 公共管理与政策评论，2015，4（1）：61－67.

［90］董蕾，郝志梅. 我国医疗联合体实施情况的文献分析［J］. 中国卫生产业，2015（19）：196－198.

［91］马宏宇. 安徽省ET医疗联合体现状及问题研究［D］. 合肥：安徽大学，2017.

［92］李辉. 医疗联合体可行性评价指标体系构建［D］. 石河子: 石河子大学, 2013.

［93］华宏涛. 医联体对社区卫生服务中心服务质量提升的效果［J］. 中国病案, 2018（1）: 21 – 22.

［94］赵大仁, 刘志会, 何思长, 等. 成都市某社区卫生服务中心加入医疗联合体的实效评价［J］. 中国医疗管理科学, 2016, 6（5）: 24 – 28.

［95］董蕾, 郝志梅. 我国医疗联合体政策的历史回顾与思考［J］. 卫生软科学, 2016, 30（6）: 28 – 30.

［96］张琦, 许志红, 张玲, 等. 基于区域医疗联合体的社区高血压患者的健康管理效果研究［J］. 中国全科医学, 2015（1）: 81 – 84.

［97］薄云鹊, 张柠, 崔积钰, 等. 基层医疗卫生机构患者视角的区域医疗联合体运行效果分析［J］. 中国医院, 2018, 22（3）: 28 – 30.

［98］黄海涌. 纵向紧密型医疗联合体综合绩效评价及提升策略研究［D］. 南京: 南京中医药大学, 2020.

［99］SHAFI S, NATHENS A B, CRYER H G, et al. The trauma quality improvement program of the American College of Surgeons committee on trauma［J］. Journal of the American college of surgeons, 2009, 209（4）: 521 – 530.

［100］HEMMILA M R, NATHENS A B, SHAFI S, et al. The trauma quality improvement program: pilot study and initial demonstration of feasibility［J］. Journal of trauma & acute care surgery, 2010, 68（2）: 253 – 262.

［101］LAU R R, WILLIAMS H S, WILLIAMS L C, et al. Psychosocial problems in chronically ill children: physician concern, parent satisfaction, and the validity of medical records［J］. Journal of community health, 1982, 7（4）: 250 – 261.

［102］RYAN A M, JR B J, TOMPKINS C P, et al. The relationship between Medicare's process of care quality measures and mortality［J］. Inquiry, 2009, 46（3）: 274 – 290.

［103］KRUMHOLZ H M, NORMAND S L, SPERTUS J A M, et al. Measuring performance for treating heart attacks and heart failure: the case for outcomes measurement［J］. Health affairs, 2007, 26（1）: 75 – 85.

［104］NORMAND S, WOLF R, MCNEIL B. Assessing the accuracy of hospital clinical performance measures ［J］. Medical decision making, 2007, 27 （1）: 9 - 20.

［105］ HOAGWOOD K E, BURNS B J. Vectoring for true north: Building a research base on family support ［J］. Administration and policy in mental health, 2014, 41 （1）: 1 - 6.

［106］ EPSTEIN R M, FRANKS P, FISCELLA K, et al. Measuring patient - centered communication in patient - physician consultations: theoretical and practical issues ［J］. Social science & medicine, 2005, 61 （7）: 1516 - 1528.

［107］ 梁海伦. 以患者为中心的医疗服务与管理 ［M］. 北京: 化学工业出版社, 2019.

［108］ BALINT E. The possibilities of patient - centered medicine ［J］. The journal of the royal college of general practitioners, 1969, 17 （82）: 269.

［109］ LAINE C, DAVIDOFF F. Patient - centered medicine: a professional evolution ［J］. Jama, 1996, 275 （2）: 152 - 156.

［110］ STEWART M. Towards a global definition of patient centered care ［J］. British medical journal, 2001, 322 （7284）: 444 - 445.

［111］ STEWART M, MEREDITH L, RYAN B L, et al. The patient perception of patient centeredness questionnaire (PPPC): centre for Studies in Family Medicine ［R］. Working paper series, 2004.

［112］ CORDELLA M. The dynamic consultation: a discourse analytical study of doctor - patient communication ［M］. Amsterdam: John Benjamins Publishing, 2004.

［113］ 郝申强, 田庆丰, 李中琳. 生物—心理—社会医学模式与社区医疗的科学定位 ［J］. 医学发展高峰论坛, 2009 （9）: 3.

［114］ JAN - JOOST R, SIMONE G, LONNEKE B, et al. Unannounced standardized patients in real practice: a systematic literature review ［J］. Medical education, 2010, 41 （6）: 537 - 549.

［115］ VESSEY J A, HUSS K. Using standardized patients in advanced practice nursing education ［J］. Journal of professional nursing, 2002, 18 （1）: 29 - 35.

［116］ RETHANS J J, GORTER S, BOKKEN L, et al. Unannounced standardised patients in real practice: a systematic literature review ［J］. Med educ,

2007, 41 (6): 537 – 549.

[117] BEULLENS J, RETHANS J J, GOEDHUYS J, et al. The use of standardized patients in research in general practice [J]. Fam pract, 1997, 14 (1): 58 – 62.

[118] PEABODY J W, LUCK J, GLASSMAN P, et al. Comparison of vignettes, standardized patients, and chart abstraction: a prospective validation study of 3 methods for measuring quality [J]. Jama, 2000, 283 (13): 1715 – 1722.

[119] LUCK J, PEABODY J W, DRESSELHAUS T R, et al. How well does chart abstraction measure quality? A prospective comparison of standardized patients with the medical record [J]. American journal of medicine, 2000, 108 (8): 642 – 649.

[120] DPHIL R H, DPHIL M H. The application of vignettes in social and nursing research [J]. Journal of advanced nursing, 2010, 37 (4): 382 – 386.

[121] COLLABORATORS G M M. Global, regional, and national levels of maternal mortality, 1990 – 2015: a systematic analysis for the Global Burden of Disease Study 2015 [J]. Lancet, 2016, 388 (10053): 1775 – 1812.

[122] GOOSSENS H, FERECH M, STICHELE R V, et al. Outpatient antibiotic use in Europe and association with resistance: a cross – national database study [J]. Lancet, 1900, 365 (9459): 579 – 587.

[123] EWIG S, BIRKNER N, STRAUSS R, et al. New perspectives on community – acquired pneumonia in 388406 patients: results from a nationwide mandatory performance measurement programme in healthcare quality [J]. Thorax, 2009, 64 (12): 1062 – 1069.

[124] WHEATLEY T J, JOHNSTONE J M, ROBERTSON G S, et al. Association of upper gastrointestinal surgeons of great britain and ireland laparoscopic splenectomy: a suitable technique for children and adults [J]. British journal of surgery, 2000, 87 (3): 362 – 373.

[125] DAS J, HOLLA A, DAS V, et al. In urban and rural India, a standardized patient study showed low levels of provider training and huge quality gaps [J]. Health affairs, 2012, 31 (12): 2774 – 2784.

[126] KRANE N, ANDERSON D, TERMINI M, et al. Physician practice behavior and practice guidelines: using unannounced standardized patients to gather data [J]. Journal of general internal medicine, 2009, 24 (1): 53 – 56.

[127] OLIVER G, SKAU J K H, ANNE F L. An international review of projects on hospital performance assessment [J]. Int j qual health care, 2008, 20 (3): 162 – 171.

[128] HANNELE H, KAIJA N, PEKKA L. Measurement of outpatients' views of service quality in a Finnish university hospital [J]. Journal of advanced nursing, 2010, 38 (1): 59 – 67.

[129] 沈蕾. 医疗服务质量评价方法研究综述 [J]. 消费经济, 2006, 22 (3): 55 – 59.

[130] NGUYEN THI PL, BRIANÇON S, EMPEREUR F, et al. Factors determining inpatient satisfaction with care [J]. Social science & medicine, 2002, 54 (4): 493 – 504.

[131] BROWN A F, ETTNER SL, PIETTE J, et al. Socioeconomic position and health among persons with diabetes mellitus: a conceptual framework and review of the literature [J]. Epidemiologic reviews, 2004, 26 (1): 63.

[132] CHAPMAN B P, DUBERSTEIN P R, EPSTEIN R M, et al. Patient centered communication during primary care visits for depressive symptoms: what is the role of physician personality? [J]. Medical care, 2008, 46 (8): 806.

[133] WEINSTEIN J N, TOSTESON T D, LURIE J D, et al. Surgical vs nonoperative treatment for lumbar disk herniation: the spine patient outcomes research trial (SPORT): a randomized trial [J]. Jama, 2006, 296 (20): 2441 – 2450.

[134] GORDON H S, STREET R L. How physicians, patients, and observers compare on the use of qualitative and quantitative measures of physician – patient communication [J]. Evaluation & the health professions, 2016, 39 (4): 496 – 511.

[135] OATES J, WESTON W W, JORDAN J. The impact of patient – centered care on outcomes [J]. Fam pract, 2000, 49 (9): 796 – 804.

[136] SPANN S J. Task force report 6. Report on financing the new model of family medicine [J]. Annals of family medicine, 2004, 113 (5): 1493 – 1498.

[137] STARFIELD B, SHI L. The medical home, access to care, and insurance: a review of evidence [J]. Pediatrics, 2004, 113 (Supplement 4): 1493 – 1498.

[138] ZACHARIAE R, PEDERSEN C G, JENSEN A B, et al. Association of perceived physician communication style with patient satisfaction, distress, cancer – related self – efficacy, and perceived control over the disease [J]. British journal of cancer, 2003, 88 (5): 658 – 665.

[139] ISHIKAWA H, TAKAYAMA T, YAMAZAKI Y, et al. Physician – patient communication and patient satisfaction in Japanese cancer consultations [J]. Social science & medicine, 2002, 55 (2): 301 – 311.

[140] SAFRAN D G, KOSINSKI M, TARLOV A R, et al. The primary care assessment survey: tests of data quality and measurement performance [J]. Medical care, 1998, 36 (5): 728 – 739.

[141] SHI L, STARFIELD B, XU J. Validating the adult primary care assessment tool [J]. Journal of family practice, 2001, 50 (2): 161.

[142] FLOCKE S A. Measuring attributes of primary care: development [J]. Fam pract, 1997, 45 (1): 64 – 74.

[143] HOWIE J G R, HEANEY D J, MAXWELL M, et al. Developing a "consultation quality index" (CQI) for use in general practice [J]. Family practice, 2000, 17 (6): 455 – 461.

[144] DAS J, CHOWDHURY A, HUSSAM R, et al. The impact of training informal health care providers in India: a randomized controlled trial [J]. Science, 2016, 354 (6308).

[145] HAMANN J, PARCHMANN A, SASSENBERG N, et al. Training patients with schizophrenia to share decisions with their psychiatrists: a randomized – controlled trial [J]. Social psychiatry and psychiatric epidemiology, 2017, 52 (2): 175 – 182.

[146] 黄卫娟, 江东新, 程偲. 医院门诊西药房的科学化管理探讨 [J]. 中国药房, 2009, 20 (22): 1726 – 1728.

[147] OECD/WHO. Health at a Glance: Asia/Pacific 2014: Measuring Pro-

gress towards Universal Health Coverage［J］. OECD Publishing, 2014.

［148］重量更要重质：中国亟须建立医疗质量评价体系［EB/OL］.（2012 –
02 –02）. http://data.163.com/15/0202/02/AHDQ53TS00014MTN.html.

［149］赵明钢，梁铭会，俞汝龙，等. CHQIS 医疗质量评价指标体系的
设计与实现［J］. 中国医院管理，2009，13（4）：1 –4.

［150］梁铭会，舒婷，王锡宁，等. CHQIS 医疗质量评价指标的筛选
［J］. 中国医院管理，2009，13（4）：5 –7.

［151］薛迪，周萍，唐智柳，等. 上海市综合门诊部医疗质量评估指标
体系的研究［J］. 中国医院管理，2011，15（3）：28 –31.

［152］徐莉，潘习龙，辛有清. 我国综合性医院医疗质量评价指标的系
统评价［J］. 中国医院管理，2009，29（6）：28 –30.

［153］许星莹，夏萍，邱鸿钟，等. 我国医院医疗质量监督评价指标体
系的循证评价［J］. 现代预防医学，2009，36（6）：1076 –1078.

［154］刘磊，尹爱. 应用秩和比法综合评价西部县医院医疗质量［J］.
卫生经济研究，2010（1）：46 –47.

［155］李丽勤，虞兰香，罗阳峰. 应用综合指数法评价住院医疗质量研
究［J］. 中国医院管理，2012，32（6）：37 –39.

［156］冯蕴菡. 基于数据仓库与病例分型的医疗质量评价的研究［D］.
上海：华东理工大学，2013.

［157］刘鸿宇，孙玉凤，魏洁. 基于3 种方法的病种医疗质量评价研究——
以宁夏某三甲医院为例［J］. 中国卫生事业管理，2013，30（7）：500 –502.

［158］何建军. 社区医疗服务质量管理评价研究［D］. 长沙：中南大
学，2009.

［159］尚斌. X公立医院医疗服务质量满意度调查研究［D］. 银川：宁
夏大学，2017.

［160］高雅靖，单岩，周越，等. 医患共享决策沟通的研究进展［J］.
中国护理管理，2021，21（1）：156 –160.

［161］HE A J. The doctor – patient relationship, defensive medicine and over
prescription in Chinese public hospitals：evidence from a cross – sectional survey in
Shenzhen city［J］. Social science & medicine, 2014（123）：64 –71.

［162］PAN J, LIU D, ALI S. Patient dissatisfaction in China: What matters [J]. Social science & medicine, 2015 (143): 145 – 153.

［163］TUCKER J D, CHENG Y, WONG B, et al. Patient – physician mistrust and violence against physicians in Guangdong Province, China: a qualitative study [J]. BMJ open, 2015, 5 (10): e8221.

［164］SHI L, SONG K, RANE S. Factors associated with job satisfaction by Chinese primary care providers [J]. Primary health care research & development, 2014 (1): 46 – 57.

［165］WU D, WANG Y, LAM K F, et al. Health system reforms, violence against doctors and job satisfaction in the medical profession: a cross – sectional survey in Zhejiang Province, Eastern China [J]. BMJ open, 2014, 4 (12): e006431.

［166］JIANG S. Pathways linking patient – centered communication to health improvement: a longitudinal study in China [J]. Journal of health communication, 2019, 24 (2): 156 – 164.

［167］LIAO J, CHEN Y, CAI Y, et al. Using smartphone – based virtual patients to assess the quality of primary healthcare in rural China: protocol for a prospective multicentre study [J]. BMJ open, 2018, 8 (7): e020943.

［168］王峥嵘, 谌晓兰, 刘义兰, 等. 眼科护理人文关怀沟通记录表的设计与应用 [J]. 护理学杂志, 2018, 33 (2): 72 – 74.

［169］刘芸. 中国医疗服务质量核心影响因素: 技术还是功能? [J]. 宏观质量研究, 2013, 1 (1): 98 – 106.

［170］罗桂华, 刘苗. 影响医疗服务质量的非技术因素研究 [J]. 产业与科技论坛, 2016, 15 (13): 97 – 98.

［171］陈烈平, 郑锦焕, ROSALIND M. 基层医疗卫生服务质量评估及其影响因素探讨 [J]. 中国农村卫生事业管理, 2011, 31 (2): 119 – 122.

［172］方选芝. 县域公立医院医疗服务质量影响因素研究 [D]. 昆明: 云南大学, 2014.

［173］任胜男, 马颖, 张冬梅, 等. 中国五省 (市) 老年人心绞痛患病率及影响因素研究 [J]. 中华疾病控制杂志, 2017 (2): 114 – 117.

［174］邱家兴, 李芬, 梁小娇, 等. 基层医院成人支气管哮喘诊断、治

疗现状分析 [J]. 临床肺科杂志, 2019, 24 (1): 74-78.

[175] SYLVIA S, SHI Y, XUE H, et al. Survey using incognito standardized patients shows poor quality care in China's rural clinics [J]. Health policy & planning, 2015, 30 (3): 322-333.

[176] 史耀疆, 薛浩, 王欢, 等. 中国农村医生医疗服务质量的测量——基于标准化病人法的实验研究 [J]. 劳动经济研究, 2016, 4 (2): 48-71.

[177] 任若恩. 计量经济学与经济学研究的方法论探讨 [J]. 经济技术与管理研究, 2017 (11): 94-101.

[178] 王家庭, 曹清峰. 房产税能够降低房价吗——基于 DID 方法对我国房产税试点的评估 [J]. 当代财经, 2014 (5): 34-44.

[179] IACUS S M, KING G, PORRO G. Multivariate matching methods that are monotonic imbalance bounding [J]. Publications of the American statistical association, 2011, 106 (493): 345-361.

[180] IACUS S M, KING G, PORRO G, et al. Causal inference without balance checking: coarsened exact matching [J]. Political analysis, 2012, 20 (1): 1-24.

[181] GREEN M A, SUBRAMANIAN S V, VICKERS D, et al. Internal migration, area effects and health: Does where you move to impact upon your health? [J]. Social science & medicine, 2015 (136-137): 27-34.

[182] GEORGE G, ADRIANNA M, NATIA S, et al. Healthcare utilization and expenditures for chronic and acute conditions in Georgia: Does benefit package design matter? [J]. BMC health services research, 2015, 15 (1): 1-10.

[183] 周忠良, 苏敏, 司亚飞. 城镇基本医疗保险制度对居民健康相关生命质量公平性的影响研究——基于广义精确匹配方法（CEM）对陕西省的调查 [J]. 北京行政学院学报, 2017 (6): 1-9.

[184] SYLVIA S, XUE H, ZHOU C, et al. Tuberculosis detection and the challenges of integrated care in rural China: A cross-sectional standardized patient study [J]. Plos medicine, 2017, 14 (10): e1002405.

[185] 林民强, 邢聪艳, 蔡怡嘉, 等. 我国社区卫生服务能力建设的现状与思考 [J]. 中国全科医学, 2012, 15 (25): 2863-2865.

[186] 仇蕾洁, 马桂峰, 张雪文, 等. 山东省不同类型社区卫生服务站医疗资源配置效率评价研究 [J]. 中国卫生经济, 2017, 36 (12): 70 - 73.

[187] 戴龙, 张金华, 兰智. 厦门市社区卫生服务机构人力资源现况调查 [J]. 实用预防医学, 2009, 16 (5): 1648 - 1650.

[188] 邢凯, 孙红妍, 黄伟, 等. 沈阳市基层卫生资源配置现况研究 [J]. 社区医学杂志, 2017, 15 (22): 8 - 10.

[189] 李萌, 刘丽杭, 王小万. 基于 DEA 模型的湖南省 29 家社区卫生服务中心效率研究 [J]. 中国卫生经济, 2013 (4): 47 - 50.

[190] 褚詹玄, 秦美娇, 胡涵锦, 等. 上海市社区卫生服务中心人力资源调查与分析 [J]. 上海交通大学学报, 2002, 22 (5): 468 - 470.

[191] 志灵, 姚进文, 丁国武, 等. 甘肃省 23 个特困县 (区) 卫生资源配置现状及发展趋势分析 [J]. 中国初级卫生保健, 2018 (9): 4 - 6.

[192] 鄂雅妮. 乌鲁木齐市社区卫生服务现状调查及运行模式探讨 [D]. 乌鲁木齐: 新疆医科大学, 2009.

[193] DAS J, HOLLA A, DAS V, et al. In urban and rural India, a standardized patient study showed low levels of provider training and huge quality gaps [J]. Health aff (millwood), 2012, 31 (12): 2774 - 2784.

[194] DAS J, HOLLA A, MOHPAL A, et al. Quality and accountability in health care delivery: audit - study evidence from primary care in India [J]. Am econ rev, 2016, 106 (12): 3765 - 3799.

[195] DANIELS B, DOLINGER A, BEDOYA G, et al. Use of standardized patients to assess quality of healthcare in Nairobi, Kenya: a pilot, cross - sectional study with international comparisons [J]. BMJ global health, 2017, 2 (2): e000333.

[196] 李静丽, 甄天民, 赵芳, 等. 山东省医疗联合体实施现状及对策研究 [J]. 卫生软科学, 2017, 31 (9): 3 - 6.

[197] 程红群, 于莹, 孙谈珍. 谈 "以病人为中心" 与 "顾客原理" 的实现 [J]. 中国医院管理, 2003, 23 (1): 54 - 55.

[198] STEWART M, BROWN J B, DONNER A, et al. The impact of patient - centered care on outcomes [J]. Journal of family practice, 2000, 49 (9):

796 – 804.

［199］ CONSTAND M K, MACDERMID J C, LAW M, et al. Patient – centered care and distal radius fracture outcomes: a prospective cohort study analysis ［J］. Journal of hand therapy, 2014, 27（3）: 177 – 184.

［200］ 梁思园, 何莉, 宋宿杭, 等. 我国医疗联合体发展和实践典型分析 ［J］. 中国卫生政策研究, 2016, 9（5）: 42 – 48.

［201］ 林淑周. 提高基层医疗机构卫生服务能力研究综述 ［J］. 福州党校学报, 2012（1）: 26 – 31.

［202］ 甄诚. 北京市区域医疗联合体管理模式及其分级诊疗的效果分析 ［D］. 北京: 首都医科大学, 2017.

［203］ 徐宝龙, 于莉靓. 区域医疗联合体发展过程中的困难分析 ［J］. 中国医学创新, 2015（9）: 111 – 114.

［204］ WHO. Involving private medical practitioners in TB and STI control: report of an Informal Consultation Bangkok ［R］. World Health Organization Regional Office for South – East Asia, 2001.

［205］ 刘琴, 王宏, 李蕾, 等. 公立和私立医疗机构合作提供医疗卫生服务策略的描述性系统评价 ［J］. 中国循证医学杂志, 2009, 9（5）: 492 – 502.

［206］ 姚瑶, 刘斌, 刘国恩, 等. 公立医疗机构比私立医疗机构更利他吗? ［J］. 经济与管理研究, 2015, 36（4）: 94 – 103.

［207］ 郑建中, 贺鹭. 山西省公立和私立医疗机构反应性比较 ［J］. 中华医院管理杂志, 2003（9）: 62 – 65.

［208］ 贺鹭. 山西省民营和个体医疗服务的作用和范围研究 ［D］. 太原: 山西医科大学, 2002.

［209］ GAULD R, BLANK R, BURGERS J, et al. The world health report 2008 – primary healthcare: how wide is the gap between its agenda and implementation in 12 high – income health systems? ［J］. Healthcare policy, 2012, 7（3）: 38 – 58.

［210］ CYNTHIA N. Patient – centered communication ［J］. Pharmacy, 2018, 6（1）: 18 – 26.

［211］ BERTAKIS K D, FRANKS P, EPSTEIN R M. Patient – centered communication in primary care: physician and patient gender and gender concordance [J]. Journal of women's health, 2009, 18 (4): 539 –545.

[212] STARFIELD B. Is primary care essential? [J]. The lancet, 1994, 344 (8930): 1129 –1133.

[213] STARFIELD B. Primary care: balancing health needs, services, and technology [M]. Religion in America, 1998.

[214] 王芳, 刘立群. 家庭医生签约服务理论与实践 [M]. 北京: 科学出版社, 2018.

[215] SUN P, ZHANG X, SUN Y, et al. Workplace violence against health care workers in North Chinese hospitals: a cross – sectional survey [J]. International-al journal of environmental research and public health, 2017, 14 (1): 96.

[216] LI L, MIN D, SHI B W, et al. Prevalence of workplace violence a-gainst health – care professionals in China: a comprehensive meta – analysis of obser-vational surveys [J]. Trauma violence & abuse, 2020, 21 (3): 498 –509.

[217] LANCET T. Violence against doctors: Why China? Why now? What next? [J]. The lancet, 2014, 383 (9922): 1013.

[218] 毛瑛, 谢涛, 宁伟. 医疗服务质量对患者医患关系感知的影响——基于患者满意度的中介效应分析 [J]. 西安交通大学学报 (社会科学版), 2020, 40 (6): 119 –127.

[219] Regional declaration on the new orientations for primary health care (PHC): renewing primary health care in the Americas: a strategic and programmatic orientation for the Pan American Health Organization [M]. Washington, DC, Pan A-merican Health Organization, 2005.

[220] PLAKSIN J, NICHOLSON J, KUNDROD S, et al. The benefits and risks of being a standardized patient: a narrative review of the literature [J]. The patient – patient – centered outcomes research, 2016, 9 (1): 15 –25.

[221] 王青松. 我国医患沟通的现状、问题及对策研究 [D]. 南昌: 南昌大学, 2013.

[222] 冯浩. 临床路径的基本概念及其应用 [J]. 临床医药文献杂志, 2016, 3 (49): 9871.

[223] 陈丽娜，方舟，葛孟华，等. 医疗联合体内社区医院一站式服务中心的构建与成效［J］. 中国现代医生，2016，54（26）：137 – 141.

[224] 常飞飞，陈先辉，王强. 美国"以患者为中心的医疗之家"模式发展现状及对我国家庭医生服务的启示［J］. 中国全科医学，2017，20（28）：18 – 22.

[225] 赵福海. 共享经济背景下温医一院医联体建设优化探究［D］. 杭州：浙江理工大学，2020.

[226] 王宝. 黑龙江省三级公立医院分级诊疗实施效果研究［D］. 哈尔滨：东北林业大学，2021.

[227] 贾洪魁，张丽，缑永强. 浅谈我国医疗联合体的研究情况、构建模式与发展路径［J］. 临床研究，2021，29（10）：185 – 188.

[228] 宫芳芳，孙喜琢，李亚男. 建设中国特色国际一流整合型优质医疗服务体系：以深圳市罗湖医院集团为例［J］. 中国全科医学，2021，24（19）：2408 – 2411，2417.

[229] 薛谭."医联体"模式下基层卫生人才培养机制研究［D］. 扬州：扬州大学，2020.

[230] 吴建南，刘遥. 公众如何感知公立医院和私立医院的绩效差异？——基于一项调查实验的比较研究［J］. 2021（6）：99 – 113.

[231] 于广军，高解春. 公立医院改革的国际比较研究［J］. 中国医院院长，2007（9）：39 – 42.

[232] HUNTINGTON D, SULZBACH S. Public policy and franchising reproductive health: current evidence and future directions［R］. World Health Organization, 2007.

[233] SHEIKH K, PORTER J, KIELMANN K, et al. Public – private partnerships for equity of access to care for tuberculosis and HIV/AIDS: lessons from Pune, India［J］. Transactions of the royal society of tropical medicine and hygiene, 2006, 4（100）：312 – 320.

[234] MALMBORG R, MANN G, THOMSON R, et al. Can public – private collaboration promote tuberculosis case detection among the poor and vulnerable?［J］. Bulletin of the World Health Organization, 2006, 9（84）：752 – 758.

［235］SCHWARTZ J B, BHUSHAN I. Improving immunization equity through a public – private partnership in Cambodia ［J］. Bulletin of the World Health Organization, 2004, 82（9）: 661 – 667.

［236］PATEL A, RAMANI K V, MAVALANKAR D V, et al. Implementing a public private partnership model for managing urban health in ahmedabad ［J］. Research and publications, 2007: 1 – 77.

［237］THALDORF C, LIBERMAN A. Integration of health care organizations using the power strategies of horizontal and vertical integration in public and private health systems ［J］. The health care manager, 2007, 26（2）: 116 – 127.

［238］谢春艳, 施莉莉, 何达, 等. 私立非营利性医疗机构发展条件探讨 ［J］. 中国卫生政策研究, 2014, 7（4）: 14 – 18.

［239］李文敏, 方鹏骞, 江世虎. 我国民办非营利性医院监管机制的研究综述 ［J］. 中国卫生事业管理, 2012, 29（6）: 433 – 435.

［240］胡善联. 营利性与非营利性医院的界定 ［J］. 中国卫生资源, 2000, 3（2）: 53 – 54.

附 录

附录1 不稳定型心绞痛标准化病人社区卫生服务中心就诊情况表

（一）医务人员调查结束后，调查员与标准化病人访谈填写

序号	问题	选项/单位	答案
Q1 标准化病人报告信息			
1	您估计给您看病的医务人员的年龄大概是多少？	1 = 小于30岁； 2 = 30~40岁； 3 = 40~50岁； 4 = 50岁以上	
2	给您看病的医务人员的性别？	1 = 男；2 = 女	
3	给您看病的医务人员的姓名？	文字说明，如果知道继续填第4题，如果不知道写999【跳到第7题】	
4	标准化病人报告的医务人员姓名是否和照片上（照片指的是社区卫生服务中心医务人员简介上的照片）的姓名一致？	1 = 是； 2 = 否； 3 = 没有照片，无法确认； 4 = 有照片，标准化病人不能识别看病的医务人员	
5	您是如何知道医务人员姓名的？（可多选，选项之间用逗号隔开）	1 = 桌牌； 2 = 胸牌； 3 = 处方单； 4 = 外面公示牌； 5 = 听别人叫医务人员的名字； 6 = 其他，请说明	

序号	问题	选项/单位	答案
6	您有多大把握确认您报告的就诊医务人员的姓名和照片是完全正确的?	%（填写 0 ~ 100，其中认为完全正确填 100，认为完全错误填 0）	
7	您就诊的医务人员在第几个办公室?【非常重要】	根据医务人员办公室布局图上的编码填写	
8	您就诊的医务人员所在办公室一共几张桌子?	根据医务人员办公室内部结构图上的编码填写	
9	您就诊的医务人员在第几张桌子出诊?【从左往右；从前往后】	根据医务人员办公室内部结构图上的编码填写	

Q2 就诊信息

序号	问题	选项/单位	答案
1	挂号时，是否填写个人背景信息?	1 = 是；2 = 否	
2	医务人员是否询问具体背景信息（包括家住哪里/工作等个人信息）	1 = 是；2 = 否	
3	调查当天，您的身体是否出现异常?	1 = 是（请用文字具体描述症状）；2 = 否	
4	当您进入医院时就诊医务人员有多少患者在等待就诊?	人	
5	当您离开医院时就诊医务人员有多少患者在等待就诊?	人	
6	您是在什么情况下结束的看病?	1 = 拒绝接诊（医务人员没有任何问诊行为）后结束； 2 = 正常看病后结束； 3 = 拒绝做侵入性检查后结束（请用文字具体说明是做什么侵入性检查）； 4 = 医务人员怀疑我是假病人； 5 = 其他，请说明	
7	医务人员有没有一边诊治一边开处方或拿药?	1 = 有；2 = 没有	
8	医务人员在给您看病过程中有没有因为其他事或患者中断?	1 = 有；2 = 没有	
9	总的来讲，您是否喜欢这个医务人员?	1 = 是；2 = 否	
10	如果您下次要看病，您是否想再找这个医务人员看?	1 = 是；2 = 否	

序号	问题	选项/单位	答案
Q3 医学检查（调查员需要根据记录再次确认）			
	医务人员是否让您做或者建议您做任何检查？	1 = 是； 2 = 否【跳到 Q4 部分】	
1	脉搏	1 = 是；2 = 否	
2	血压	1 = 是；2 = 否	
3	胸前听诊	1 = 是；2 = 否	
4	背面听诊	1 = 是；2 = 否	
5	喉咙检查	1 = 是；2 = 否	
6	用体温计量体温	1 = 是；2 = 否	
7	用手触摸判断体温	1 = 是；2 = 否	
8	心电图检查	1 = 建议在本中心做，并做了； 2 = 建议在本中心做，但没做； 3 = 建议到上级医院检查； 4 = 没有	
9	心电图运动负荷试验检查（也叫动态心电图）	1 = 建议在本中心做，并做了； 2 = 建议在本中心做，但没做； 3 = 建议到上级医院检查； 4 = 没有	
10	X 光片检查	1 = 建议在本中心做，并做了； 2 = 建议在本中心做，但没做； 3 = 建议到上级医院检查； 4 = 没有	
11	彩超检查	1 = 建议在本中心做，并做了； 2 = 建议在本中心做，但没做； 3 = 建议到上级医院检查； 4 = 没有	
12	血常规检查	1 = 建议在本中心做，并做了； 2 = 建议在本中心做，但没做； 3 = 建议到上级医院检查； 4 = 没有	
13	血糖检查	1 = 建议在本中心做，并做了； 2 = 建议在本中心做，但没做； 3 = 建议到上级医院检查； 4 = 没有	

序号	问题	选项/单位	答案
14	血脂检查	1 = 建议在本中心做，并做了； 2 = 建议在本中心做，但没做； 3 = 建议到上级医院检查； 4 = 没有	
15	心肌酶检查	1 = 建议在本中心做，并做了； 2 = 建议在本中心做，但没做； 3 = 建议到上级医院检查； 4 = 没有	
16	医务人员还有没有让您做的或建议您做的其他检查？	1 = 有；2 = 没有	
17	检查一	请文字说明检查名称	
18	上述检查（检查一）医务人员建议您去哪里检查？	1 = 建议在本中心做，并做了； 2 = 建议在本中心做，但没做； 3 = 建议到上级医院检查； 4 = 没有	
19	检查二	请文字说明检查名称	
20	上述检查（检查二）医务人员建议您去哪里检查？	1 = 建议在本中心做，并做了； 2 = 建议在本中心做，但没做； 3 = 建议到上级医院检查； 4 = 没有	
21	检查三	请文字说明检查名称	
22	上述检查（检查三）医务人员建议您去哪里检查？	1 = 建议在本中心做，并做了； 2 = 建议在本中心做，但没做； 3 = 建议到上级医院检查； 4 = 没有	
23	检查四	请文字说明检查名称	
24	上述检查（检查四）医务人员建议您去哪里检查？	1 = 建议在本中心做，并做了； 2 = 建议在本中心做，但没做； 3 = 建议到上级医院检查； 4 = 没有	
25	检查五	请文字说明检查名称	

序号	问题	选项/单位	答案
26	上述检查（检查五）医务人员建议您去哪里检查？	1 = 建议在本中心做，并做了； 2 = 建议在本中心做，但没做； 3 = 建议到上级医院检查； 4 = 没有	
27	上述所有检查，有没有侵入性的检查？	1 = 有； 2 = 没有【跳到 Q4 部分】	
28	上述侵入性检查是否有医务人员建议在本中心做但是患者没有做的检查？	1 = 有； 2 = 没有【跳到 Q4 部分】	
29	如果有侵入性检查并要求在本中心做的，拒绝进行侵入性检查的理由是什么？	请文字说明	
Q4 费用			
1	看病的实际总费用	元【填 0 跳到第 6 题】	
2	总费用是否能区分开诊疗费用和药品费用？	1 = 是； 2 = 否【跳到第 6 题】	
3	一般诊疗费用	元	
4	检查费用	元	
5	药品费用	元	
6	是否有医务人员推荐您在该机构做的检查您没有做？	1 = 是； 2 = 否【跳到第 8 题】	
7	如果有检查您没有做，这些检查的总费用是多少？【非常重要，如果有检查没有做，也需要询问该检查的价格】	元（不知道，填 999）	
8	是否有医务人员推荐您在该机构买的药品您没有买？	1 = 是； 2 = 否【跳到 Q5 部分】	
9	如果有药品您没有买，这些药品的总费用是多少？【非常重要】	元（不知道，填 999）	
Q5 综合评价（标准患者是否认同以下说法）			
1	医务人员让您感觉比较轻松，您愿意向他描述您的症状和表达您的担忧	1 = 非常同意； 2 = 比较同意； 3 = 不确定； 4 = 比较不同意； 5 = 非常不同意	

序号	问题	选项/单位	答案
2	医务人员对不稳定型心绞痛疾病的了解程度	1 = 非常了解； 2 = 比较了解； 3 = 不确定； 4 = 比较不了解； 5 = 非常不了解	
3	总体来说，医务人员在就诊过程中给予了您充分的解释和说明	1 = 非常同意； 2 = 比较同意； 3 = 不确定； 4 = 比较不同意； 5 = 非常不同意	
4	医务人员对您的治疗方案（包括药品处方、转诊、医嘱等）给予了充分的解释和说明	0 = 没有治疗方案； 1 = 非常同意； 2 = 比较同意； 3 = 不确定； 4 = 比较不同意； 5 = 非常不同意	

（二）调查员根据记录填写部分（整理录音后填写）

Q6 就诊时间【非常重要，通过整理录音计算得出结果】

1	进入医院的时间点【按实际时间】	
2	离开医院的时间点【按实际时间】	
3	进入医院到问诊之间的时间长度【通过整理录音计算得出】	
4	问诊时间长度【通过整理录音计算得出】	
5	检查时间长度（包括走路和等待的时间）【通过整理录音计算得出】	
6	开处方时间长度（包括开处方和给出治疗方案的时间）【通过整理录音计算得出】	
7	拿药时间长度（从给患者处方开始，如果没有处方，从有拿药动作开始）【通过整理录音计算得出】	
8	中间被打断的时间长度（若医务人员有其他事情中途打断就诊）【通过整理录音计算得出】	

Q7 症状及病情询问

序号	问题	医务人员是否询问了以下问题 1 = 是（跳到下一行）；2 = 否	如果没有，您是否告诉了医务人员这一问题的答案中提供的信息 （1 = 是；2 = 否）
1	疼痛的类型（闷着疼/隐痛，针刺痛）		
2	什么时候开始疼的？		
3	每次疼多长时间？（发作频率）		
4	疼痛位置		
5	疼痛程度		
6	胸疼的时候吸气或呼气时疼痛感觉会变化吗？		
7	放射性疼痛（疼痛扩散）		
8	有没有后背疼？		
9	白天疼的时候多还是晚上疼的时候多？		
10	之前有没有类似的疼痛？（既往史）		
11	之前是在什么情况下疼痛的？		
12	从什么时候开始有这种疼痛症状的？		
13	现在多长时间疼一次？		
14	疼痛是否因为您的一些行为加重或缓解？		
15	疼痛变化吗？会不会因为什么事而加重？		
16	以前多长时间疼一次？		
17	以前疼的时候怎么办？		
18	吃药了吗？		
19	心慌		
20	气短		
21	恶心、呕吐		

序号	问题	医务人员是否询问了 以下问题 1 = 是（跳到下一行）；2 = 否	如果没有，您是否 告诉了医务人员这 一问题的答案中提 供的信息 （1 = 是；2 = 否）
22	身体出虚汗（多汗）		
23	身体乏力		
24	以前身体乏力		
25	感觉到头晕		
26	以前感到头晕吗?		
27	日常活动能否正常进行?		
28	腹泻		
29	便秘		
30	腹痛		
31	大便正常		
32	胃酸/反酸打嗝相关问题		
33	发烧		
34	咳嗽		
35	您平常吃什么?		
36	吃盐重不重?		
37	有无其他疾病?		
38	血糖高不高?		
39	血糖高是什么时候开始的?		
40	有没有吃降糖药?		
41	吃的什么降糖药?		
42	降糖药是什么样子的?		
43	吃了多久的降糖药?		
44	其他病史		
45	是否抽烟?		
46	是否喝酒?		
47	职业/工作		
48	是否有医保?		
49	为什么来这里看病?		

序号	问题	医务人员是否询问了以下问题 1＝是（跳到下一行）；2＝否	如果没有，您是否告诉了医务人员这一问题的答案中提供的信息 （1＝是；2＝否）
50	您的兄弟、姐妹、父母是否有类似疾病？		
51	他（她）现在怎么样了？		
52	他（她）有没有心脏病？		
53	您以前胸痛去医院看过吗？		
54	患者年龄		
55	血压高不高？		
56	血脂高不高？		
57	什么时候查的血脂？		
58	家庭经济状况		

序号	问题	选项/单位	答案

Q8 治疗

序号	问题	选项/单位	答案
1	是否建议转诊？	1＝是； 2＝否【跳到第4题】	
2	医务人员有没有明确建议您立即转诊？	1＝有；2＝没有	
3	如果医务人员建议转诊，请写出建议转诊去的医院级别	1＝二级医院； 2＝三级医院； 3＝专科医院； 4＝其他	
4	医务人员有没有要求患者住院？	1＝有；2＝没有	
5	医务人员有没有要求打肌肉针？	1＝有； 2＝没有【跳到第7题】	
6	如果有，准备用什么药？	用文字描述，不知道填999	
7	医务人员有没有要求输液？	1＝有； 2＝没有【跳到第9题】	
8	如果有，准备用什么药？	用文字描述，不知道填999	
9	医务人员有没有开中草药？	1＝有；2＝没有	
10	医务人员有没有开中成药？	1＝有；2＝没有	

序号	问题	选项/单位	答案
Q9 复诊			
1	医务人员有没有要求复诊？（如果有，是哪些情况下？）	1＝是；2＝否【跳到 Q10 部分】	
2	情况 A：感觉病情没有改善	1＝有；2＝没有	
3	情况 B：药吃完了再来买药	1＝有；2＝没有	
4	情况 C：完成了医务人员要求去其他医疗机构做的检查	1＝有；2＝没有	
5	情况 D：其他	1＝有；2＝没有	
Q10 诊断结果			
1	医务人员有没有告诉您诊断结果？	1＝医务人员主动告诉；2＝医务人员没有主动告诉但是患者问到了；3＝医务人员没有主动告诉并且患者忘记问了；【跳到第 3 题】4＝医务人员没有主动告诉，患者问了，但医务人员仍然没有告诉【跳到第 3 题】	
2	医务人员给出的诊断结果是什么？	用文字描述	
3	医务人员是否给出医嘱？（除了吃药外的医嘱）	1＝有（用文字描述）；2＝没有	
Q11 其他问题			
1	有没有因为紧张等给医务人员说错了的信息？（包括答错了医务人员的问题和主动给出了医务人员没问的题目的答案）	1＝是；2＝否【跳到 Q12 部分】	
2	医务人员的问题（题号见 Q7）	医务人员的问题（文字描述）	你的答案（文字记录）
3			
4			
5			
6			

Q12 患者视角"以患者为中心"医疗卫生服务质量评估量表（PPPC – RC）

序号	问题	选项/单位	答案
1	您前往就诊的主要问题在何种程度上得到了讨论？	1 = 完全； 2 = 大部分； 3 = 一点点； 4 = 完全没有	
2	您是否认为医务人员知道这（指第一题中的主要问题）是您今天前来就诊的主要原因之一？	1 = 是； 2 = 可能； 3 = 不确定； 4 = 否	
3	医务人员在多大程度上了解这个问题对您的重要性？	1 = 完全； 2 = 大部分； 3 = 一点点； 4 = 完全没有	
4	您觉得今天在交流中，医务人员有多了解您？	1 = 非常了解； 2 = 了解； 3 = 有些了解； 4 = 完全不了解	
5	就您问题的讨论，您的满意度如何？	1 = 非常满意； 2 = 满意； 3 = 有点满意； 4 = 不是很满意	
6	医务人员在多大程度上向您解释了您的问题？	1 = 完全； 2 = 大部分； 3 = 一点点； 4 = 完全没有	
7	您在多大程度上认同医务人员对您问题的看法？	1 = 完全； 2 = 大部分； 3 = 一点点； 4 = 完全没有	
8	您有多少提问的机会？	1 = 非常多； 2 = 有一些； 3 = 一点儿； 4 = 根本没有	

序号	问题	选项/单位	答案
9	对于您的治疗目标，医务人员询问到了什么程度？	1 = 完全； 2 = 大部分； 3 = 一点点； 4 = 完全没有	
10	医务人员对您的治疗解释到了什么程度？	1 = 完全； 2 = 大部分； 3 = 一点点； 4 = 完全没有	
11	医务人员在多大程度上探讨了这种治疗对您的可行性？	1 = 完全； 2 = 大部分； 3 = 一点点； 4 = 完全没有	
12	在多大程度上您和医务人员讨论了你们各自的角色（谁负责决定以后您治疗和照顾的方方面面由谁负责?)	1 = 完全； 2 = 大部分； 3 = 一点点； 4 = 完全没有	
13	医务人员在多大程度上鼓励您在自己的治疗和照顾中扮演您想要的角色？	1 = 完全； 2 = 大部分； 3 = 一点点； 4 = 完全没有	
14	您认为，医务人员是否关心您这个人？	1 = 非常多； 2 = 大部分； 3 = 一点点； 4 = 根本不	
15	医务人员在多大程度上了解您的家庭生活？	1 = 完全； 2 = 大部分； 3 = 一点点； 4 = 完全没有	
16	当您和医务人员讨论关于您健康的个人问题的时候，您有多自在？	1 = 完全自在； 2 = 比较自在； 3 = 有一点儿自在； 4 = 不是很自在	

序号	问题	选项/单位	答案
17	医务人员在多大程度上尊重您的信仰、价值观和习惯？	1 = 完全； 2 = 大部分； 3 = 一点点； 4 = 完全没有	
18	医务人员多大程度上会考虑您的想法和感受？	1 = 完全； 2 = 大部分； 3 = 一点点； 4 = 完全没有	
19	医务人员在多大程度上对您表示了同情（或感同身受）？	1 = 完全； 2 = 大部分； 3 = 一点点； 4 = 完全没有	
20	医务人员在多大程度上会认真地倾听您想说的话？	1 = 完全； 2 = 大部分； 3 = 一点点； 4 = 完全没有	
21	您在多大程度上信任您的医务人员？	1 = 完全； 2 = 大部分； 3 = 一点点； 4 = 完全没有	

附录2　不稳定型心绞痛剧本

背景故事

王军强/赵凤，男性/女性，50 岁，销售

就诊原因：胸口疼

就诊状态：精神稍萎靡，有胸口疼痛的表现

主诉：间断性胸口疼 1 年，最近 1 周加重

（1）王军强，男，50 岁，1967 年 3 月 23 日生，家住×雁塔区×街道，电话号码是×××××××××××。

（2）妻子赵凤，50 岁，1967 年 9 月 12 日生，家住×雁塔区×街道，电话号码是×××××××××××。

（3）王军强平常生活不规律，吃饭睡觉都没个正点，遇到忙的时候，就完全没时间吃饭，只睡几个钟头。平常就喜欢抽烟，一天一包烟，抽了 8 年。跟朋友一起出去吃饭的时候喜欢喝酒，喝了 5 年（上述症状是 SP 为男生的描述，如果 SP 为女生则不抽烟，但因为工作性质经常喝酒）。

（4）渐渐地，王军强感觉自己的身体有些吃不消了。一年前，偶尔在干活和生气时会出现胸口疼，大概一两个月一次，不过休息上三五分钟，慢慢就不疼了。

（5）但最近一个星期三四天疼一次，休息的时候也发作。疼的时候有头晕、出汗、乏力、喘不上气的感觉，现在每次疼痛要 20 分钟才能逐渐缓解。就在两天前，他休息的时候胸闷和胸口疼痛剧烈发作，因为这次疼得厉害，所以他准备去看病。

（6）王军强除了血糖有点高，身体没有别的疾病。平时吃饭口味较重，吃盐较多。

（7）大哥有过类似症状。家里其他人身体健康。

开场白：医生，我最近 1 周胸口疼

一、问诊

医务人员可能要问的问题：	患者答案：
1	怎么样的疼法？	胸口感觉憋、胸闷，好像有重东西压在胸口
2	有没有针刺/刀割一样的疼？	没有
3	在什么情况下开始疼的？	突然就开始疼了
4	每次疼多长时间？	20 分钟
5	这次具体是什么地方疼？	（指左胸部，从胸骨到左乳头中间处，约一手掌大小）就这一片地方都疼，具体也分不清楚是哪里
6	疼得厉害吗？	最近 1 周很疼
7	胸疼的时候呼气或吸气时疼痛感觉会变化吗？	没有变化
8	还有别的地方疼吗？	有，有时候左胳膊也疼
9	左胳膊是怎么疼的？	胸疼的时候左胳膊也抽着疼
10	有没有后背疼？	没有
11	白天疼的时候多还是晚上疼的时候多？	记不清，差不多
12	以前有没有这样疼过？	也有
13	那是（以前）什么情况下会疼？	原来是干活和生气的时候疼
14	有胸痛的情况到现在一共有多久了？	一年多了吧
15	现在多长时间疼一次？	三四天疼一次
16	每次疼的时候，你怎么缓解的？	大概要 20 分钟就缓解了
17	以前多长时间疼一次？	以前一两个月大概能有一次
18	以前疼的时候怎么办？	以前疼的时候歇上三五分钟，就慢慢不疼了
19	吃药了没？	没有吃药
20	有没有心慌？	胸疼的时候有，胸不疼的时候慢慢地就好了
21	有没有气短？	胸疼的时候有，胸不疼的时候慢慢地就好了
22	你有恶心或呕吐吗？	没有

	医务人员可能要问的问题：	患者答案：
23	你疼的时候有出汗吗？	有，当我胸疼的时候，有时我会出汗；最近疼得严重时还会出很多汗
24	感觉到没劲吗？	疼得厉害的时候会觉得没力气
25	以前感觉到没劲吗？	没有
26	感觉到头晕吗？	疼得厉害的时候会头晕
27	以前感觉到头晕吗？	没有
28	你有没有感觉到便秘、腹泻、腹胀腹痛、嘴里酸（反酸）的感觉？	没有
29	有没有发热、咳嗽？	没有
30	你平常都吃什么？	都吃，我爱吃肉，菜吃得少
31	吃盐重不重	比较重
32	你有其他什么病没有？	有，我的血糖有点高
33	血糖有多高？	记不清楚了
34	血糖高是什么时候开始的？	一年以前
35	那你吃降糖药了吗？	以前吃过，但现在不吃了
36	吃的什么降糖药？	记不清了
37	吃的什么样的降糖药？	片状的
38	吃降糖药吃了多久？	记不清了
39	你吸烟吗？	吸，一天一包
40	你做什么工作？	销售
41	你家里的其他人（母亲、父亲，兄弟、姐妹）有没有这种病？	我大哥以前也有这种情况
42	他（她）现在怎么样了？	还可以，没有加重
43	他（她）有没有心脏病？	没有吧，不清楚
44	你以前胸疼去医院看过没？	没有
45	你今年多大了？	50 岁了
46	血压高不高？	不高
47	血脂高不高？	不高
48	什么时候查的血脂？	以前查过，没啥问题
49	还有没有其他症状？	没太注意，你说的具体是指哪些方面？

二、检查

	医务人员可能提出的要求：	患者答案：
1	先做个心电图	可以（病人去做心电图检查）
2	侵入性检查（X光、彩超、血液检查等）	那先给我开个检查清单吧
		我到底是什么病？ （问完后离开医务人员办公室，并到收费室（挂号室）问清楚检查一共需要多少钱，然后离开医院）
3	医务人员要求非侵入性检查和侵入性检查一起做	先和医务人员商量"我能不能先做××（非侵入检查），把结果拿来你看看，然后再做××（侵入性检查)?"
		征得医务人员同意后，做非侵入性检查，再回来找医务人员
		如果医务人员不同意，就拿到检查清单，问医务人员"我到底是什么病?" （问完后离开医务人员办公室，并到收费室（挂号室）问清楚检查一共需要多少钱，然后离开医院）
4	先给你打一针吧?	医生，您要给我打什么药？
5	打的是×××药	医生，我晕针 （拒绝打针后离开）
6	输液	医生，您要给我输什么药？
7	输的是××药	我先买药，但是我还有点事，晚一会儿来输液 （拒绝输液后离开）
8	住院	我这两天有点事，过几天再来

若就诊结束医务人员没有给出诊断结果，向医生提问：医生，我得的是什么病？
如果医务人员还不说，再追问"医生，我可能是什么病?"
如果医务人员仍然不说，患者就结束看病。

	医务人员可能要问的问题或做的事：	患者答案：
1	其他地方还有什么不舒服？	具体是指哪里不舒服？
2	问到剧本中没有提及的症状是否有异常	没有这种症状或者正常
3	问到剧本没有提及的与疾病无关的问题	不清楚或者不知道

续表

	医务人员可能要问的问题或做的事：	患者答案：
4	问到医保问题	参加了，没带医疗本（卡）
5	问到家庭经济问题	一般
6	因侵入性检查中断看病，在离开前	先询问医务人员"我还需要做什么其他的检查"； 再问医务人员"我是什么病"
7	如果医务人员说"检查后才能确认疾病，现在不好说"一类的话	要追问医务人员"我大概是什么病？"
8	你看要不要给你开点药？	听你的
9	如果看病过程中医务人员说话声音太小	重复医务人员的问题，问医务人员"你说的是＋"医务人员的话"，对吗？
10	如果看病过程中没有听清楚医务人员说的话	对医务人员说"医生，你说什么？我没听清楚"

后 记

　　强基层是一项长期而艰巨的任务，我国优质医疗卫生资源总量不足、结构不合理、分布不均衡，特别是仍存在基层医疗卫生人才缺乏的短板，已成为保障人民健康和深化医改的重要制约。医疗联合体作为一种政策工具，在合理配置医疗卫生资源、提升基本医疗卫生服务公平性和可及性方面发挥着不可替代的重要作用。

　　本书努力结合中国医药卫生体制改革的背景，紧紧围绕医疗联合体改革的具体实践，运用理论导向下的实证社会科学研究方法，研究医疗联合体及其模式对基层医疗服务质量的影响；在此基础上进一步分析影响基层医疗服务质量的因素，即基层医疗卫生机构的性质及"以患者为中心"的医疗服务模式对基层医疗服务质量的影响；最后提出进一步改善基层医疗服务质量、完善医疗联合体建设的政策建议。

　　本书能顺利完成，首先要感谢培养我的母校西安交通大学、多伦多大学及内蒙古大学。此外，本书是在我的博士学位论文基础上修改完成的。因此，谨以最诚挚的敬意感谢我的导师——西安交通大学周忠良教授。感谢您将我引入博士学习生涯，在与我博士毕业论文相关的课题申请与实施中给予我充分的信任和全力的支持，在我博士论文选题、构思及行文的全过程中反复推敲，与您的每一次讨论我都有很大的收获。您严谨的科研态度、渊博的知识和开阔的眼界及为人处世的风格也深深地影响着我。我更加感谢您推荐我到多伦多大学交流学习，海外留学经历开阔了我的眼界，提高了科研能力，为今后的科研生涯奠定了坚实的基础。在此，衷心地感谢周忠良教授。

　　其次，感谢我在加拿大多伦多大学公共卫生学院的合作导师魏晓林教授。魏教授不仅在论文写作、研究设计、研究方法、数据分析等方面给予我毫无保留的指导，也为我以后的科研道路和人生规划提出了诸多宝贵的意见，还在生活上给予我无私的帮助，让我在异国他乡也能时刻感受到温暖。魏教授国际化的研究背景、严谨的科研态度和淡定自若的处事风格深深地影响着我。在此，对魏晓林教授表示深深的感谢。

此外，我要感谢我的硕士导师薛秦香副教授。感谢您将我引入硕士学习生涯，开启了社会医学与卫生事业管理学习的大门，找到了人生的兴趣和方向。在读硕士期间，我们一起讨论、一起做课题、一起写文章、一起出差、一起聊天的一幕幕时常在我脑海里浮现，感谢您给我的启蒙和美好的回忆。在此，对薛秦香副教授表示深深的感谢。同时，我要感谢我的研究生张莛乐同学为本书所作出的努力。

本书能顺利出版还受益于中国经济出版社的大力支持，在此表示衷心的感谢。此外，本书只是对医疗联合体及其模式的一个初步探索，尚存很多错误和局限，加之作者水平有限，书中难免存在不足之处，敬请广大读者批评指正。

本书献给我深爱的父亲苏来和母亲乔凤梅，感谢他们的辛勤培育；献给深爱的丈夫李朝格图，感谢他对我默默的理解、支持与付出；献给我亲爱的弟弟苏杰，感谢他的支持；最后献给我的女儿李玥瑶，祝她平安健康快乐地长大。

苏 敏

2022 年 10 月 20 日

于呼和浩特市